R. Breuer (Hrsg.)

Arbeitsbuch Altenpflege Heute

Roland Breuer (Hrsg.)

Arbeitsbuch Altenpflege Heute

Unterricht begleiten – Prüfung vorbereiten

1. Auflage

Unter Mitarbeit von:
Julia Frommelt, Esslingen; Uta Hixson, Ebersbach; Stefanie Hollich, Esslingen; Sybille Rommel, Schwaikheim;
Catrin Schmid, Fellbach; Daniela Weis-Krebs, Elsenfeld; Stephanie Winkelmann, Kerpen

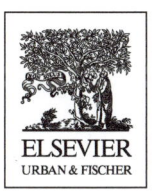

ELSEVIER
URBAN & FISCHER

URBAN & FISCHER München

Zuschriften an:
Elsevier GmbH, Urban & Fischer Verlag, Hackerbrücke 6, 80335 München
E-Mail: pflege@elsevier.de

Wichtiger Hinweis für den Benutzer

Die Erkenntnisse in Pflege und Medizin unterliegen laufendem Wandel durch Forschung und klinische Erfahrungen. Herausgeber und Autoren dieses Werkes haben große Sorgfalt darauf verwendet, dass die in diesem Werk gemachten therapeutischen Angaben (insbesondere hinsichtlich Indikation, Dosierung und unerwünschter Wirkungen) dem derzeitigen Wissensstand entsprechen. Das entbindet den Nutzer dieses Werkes aber nicht von der Verpflichtung, anhand weiterer schriftlicher Informationsquellen zu überprüfen, ob die dort gemachten Angaben von denen in diesem Werk abweichen und seine Verordnung in eigener Verantwortung zu treffen.
Für die Vollständigkeit und Auswahl der aufgeführten Medikamente übernimmt der Verlag keine Gewähr.
Geschützte Warennamen (Warenzeichen) werden in der Regel besonders kenntlich gemacht (®). Aus dem Fehlen eines solchen Hinweises kann jedoch nicht automatisch geschlossen werden, dass es sich um einen freien Warennamen handelt.

Bibliografische Information der Deutschen Nationalbibliothek
Die Deutsche Nationalbibliothek verzeichnet diese Publikation in der Deutschen Nationalbibliografie; detaillierte bibliografische Daten sind im Internet über www.d-nb.de abrufbar.

Um den Textfluss nicht zu stören, wurde bei Patienten und Berufsbezeichnungen die grammatikalisch maskuline Form gewählt. Selbstverständlich sind in diesen Fällen immer Frauen und Männer gemeint.

Planung: Regina Papadopoulos, München
Projektmanagement und Redaktion: Dagmar Wiederhold, München
Redaktionelle Mitarbeit: Anna-Marie Seitz, München
Herstellung: Gabriele Lange, München
Satz: abavo GmbH, Buchloe/Deutschland; TnQ, Chennai/Indien
Druck und Bindung: Printer Trento Srl, Trento/Italien
Umschlaggestaltung: SpieszDesign, Neu-Ulm
Titelfotografie: © LUMIERES – Fotolia.com, © Tyler Olson – Fotolia.com, © bilderbox – Fotolia.com *(von links)*

ISBN Print   978-3-437-28506-6
ISBN e-Book 978-3-437-16862-8

Aktuelle Informationen finden Sie im Internet unter **www.elsevier.de** und **www.elsevier.com**

Vorwort

Das *Arbeitsbuch Altenpflege Heute* soll Lust und Laune machen, sich mit dem großen Lehrbuch *Altenpflege Heute* auseinanderzusetzen und mit ihm gewinnbringend zu arbeiten. Die Autoren – allesamt erfahrene Lehrkräfte aus der Pflegeausbildung – haben die Inhalte des Referenzwerks in Form von verschiedenartigen Aufgaben aufbereitet. Dabei wird in der Regel die Abfolge **Grundlagen – Vertiefung – Transfer** eingehalten, um vom Einfachen zum Komplexen zu gelangen und den Transfer in Praxissituationen zu berücksichtigen. Alle Kapitel wurden proportional zu ihrem Umfang in die Aufgabenstellungen einbezogen. Dabei wurde zur besseren Orientierung die Kapitelstruktur von *Altenpflege Heute* beibehalten.

Die Aufgabenstellungen gehen zumeist auf den Inhalt von *Altenpflege Heute* zurück; an manchen Stellen wird allerdings ausdrücklich angeregt, über die Inhalte des Lehrbuchs hinauszugehen und – im Sinne des Konzepts vom lebenslangen Lernen – selber weiter zu suchen.

Das Arbeitsbuch eignet sich vornehmlich zur Wiederholung, Vertiefung, Nachbearbeitung und Prüfungsvorbereitung. Es ist weniger konzipiert für Lehrkräfte, die ihren Unterricht vorbereiten wollen. Zur Selbstkontrolle sind daher auch am Ende des Buches die Lösungen in Kurzform hinterlegt.

Die Autoren wünschen Ihnen beim Gebrauch des Arbeitsbuches viel Erfolg und Freude. Falls Sie Anregungen und Verbesserungsvorschläge haben, freuen wir uns, wenn Sie diese dem Verlag mitteilen.

Hinweise zur Benutzung

Die Bearbeitung der einzelnen Aufgaben sollte in engem Zusammenhang mit *Altenpflege Heute* erfolgen. Dabei ist es sinnvoll, das Buch greifbar zu haben bzw. sich die wichtigsten Inhalte der jeweiligen Kapitel noch einmal zu vergegenwärtigen. Ein Notizheft zur Ergänzung des Arbeitsbuchs kann dabei eine effektive Arbeitshilfe sein. Damit der Zugriff auf das Lehrbuch schnell gelingt, steht an jeder Frage das dazugehörige Kapitel in *Altenpflege Heute*.

Die verschiedenartigen Aufgabenarten sollen das Lernen kurzweilig machen. Dafür finden in den Aufgabenstellungen vier unterschiedliche Kastenformate Verwendung:

Fallbeispiel

Angelehnt an die bewährten Basisbeispiele von *Altenpflege Heute,* werden Inhalte anhand eines kleinen Fallbeispiels aufgearbeitet.

Recherchieren Sie!

Aktuelles Zusatzwissen soll mit Hilfe der angegebenen Quellen ermittelt werden. Es werden also sozusagen kleine Forschungsaufträge angeregt.

Knifflig!

Dieser Kasten verweist auf kompliziertere Fragestellungen, die beim Lernen Schwierigkeiten bereiten können. Diese Fragen sollen – in einem spielerischen Sinn – eine Herausforderung darstellen.

TIPP!

Wissenswertes wird hier in Form von kleinen Hinweisen als Zusatznutzen angeboten und lockert so die Struktur des Arbeitsbuches auf.

Hinweis für die Kreuzworträtsel:
Beim Ausfüllen werden die Umlaute als ä, ö bzw. ü eingetragen.

Die Autoren

Roland Breuer: Altenpfleger, Lehrer für Pflegeberufe, Lehrkraft an mehreren Altenpflegeschulen sowie bei integrativen Pflegeausbildungen und Weiterbildungen; Mitarbeit bei diversen Veröffentlichungen im Bereich Pflege

Julia Frommelt: Gesundheits- und Krankenpflegerin, Pflegepädagogin B.S., Pflegewissenschaftlerin M.A.

Uta Hixson: Gesundheits- und Krankenpflegerin, Pflegepädagogin B.A.

Stefanie Hollich: Gesundheits- und Krankenpflegerin, Pflegepädagogin B.A.

Sybille Rommel: Altenpflegerin, Dipl.-Pflegepädagogin (FH) an der Berufsfachschule für Altenpflege des Diakonischen Instituts, Standort Lorch

Catrin Schmid: Altenpflegerin, Diplom-Pflegepädagogin (Dipl. Pflegepäd. FH) und Master of Arts (M.A.) Pflegewissenschaft, Schulleiterin am Diakonischen Institut für Soziale Berufe, Berufsfachschule für Altenpflege im Kloster Lorch, verschiedene Dozententätigkeiten in der Fort- und Weiterbildung

Daniela Weis-Krebs: Altenpflegerin, Lehrerin für Pflegeberufe, tätig in der Aus- und Weiterbildung im Pflegebereich

Stephanie Winkelmann: Krankenpflegerin, Lehrerin für Pflegeberufe, seit vielen Jahren in Fachseminaren als Dozentin für Altenpflege und Altenpflegehilfe tätig

Abbildungsnachweis

Inhaltsverzeichnis

Lernbereich I   Aufgaben und Konzepte in der Altenpflege

I/1   Alter, Gesundheit, Krankheit, Behinderung und Pflegebedürftigkeit ... 1

I/2   Konzepte, Modelle und Theorien in der Pflege 3

I/3   Pflegeforschung 6

I/4   Gesundheitsförderung und Prävention .. 8

I/5   Rehabilitation 10

I/6   Grundlagen der Ethik 12

I/7   Pflegeprozess 15

I/8   Wahrnehmung und Beobachtung 18

I/9   Pflegediagnostik 22

I/10   Biografiearbeit 25

I/11   Pflegedokumentation 28

I/12   Grundlagen der Psychologie 31

I/13   Grundlagen der Kommunikation und Gesprächsführung 32

I/14   Grundlagen der Anatomie, Physiologie, Chemie und der biologischen Alterung 36

I/15   Grundlagen der Hygiene 41

I/16   Grundlagen der Ernährungslehre 46

I/17   Unterstützung alter Menschen bei präventiven Maßnahmen 51

I/18   Mit existentiellen Erfahrungen des Lebens umgehen und sich dabei entwickeln können 58

I/19   Soziale Kontakte und Beziehungen aufrecht erhalten können 61

I/20   Unterstützung alter Menschen beim Kommunizieren 64

I/21   Unterstützung alter Menschen bei der Bewegung 68

I/22   Vitale Funktionen aufrecht erhalten 71

I/23   Unterstützung alter Menschen bei der Körperpflege und beim Kleiden 75

I/24   Unterstützung alter Menschen beim Essen und Trinken 79

I/25   Unterstützung alter Menschen beim Ausscheiden 83

I/26   Unterstützung alter Menschen beim Ruhen und Schlafen 87

I/27   Sich beschäftigen, Lernen, sich entwickeln 89

I/28   Die eigene Sexualität leben 91

I/29   Für sichere und fördernde Umgebung sorgen 93

I/30   Pflege alter Menschen mit Behinderungen 96

I/31   Case Management und Überleitungspflege 99

I/32   Grundlagen der Krankheitslehre 101

I/33   Grundlagen der medizinischen Diagnostik und Behandlung 104

I/34   Grundlagen der Arzneimittelkunde 106

I/35   Durchführung ärztlicher Verordnungen .. 108

I/36   Pflege alter Menschen mit Erkrankungen der Sinnesorgane 112

I/37   Pflege alter Menschen mit akuten und chronischen Erkrankungen 115

I/38 Pflege alter Menschen mit
Infektionskrankheiten 131

I/39 Pflege alter Menschen mit
psychischen Erkrankungen 137

I/40 Pflege alter Menschen mit
bösartigen Tumorerkrankungen 145

I/41 Pflege alter Menschen mit Schmerzen . . . 147

I/42 Erste Hilfe 149

Lernbereich II   Unterstützung alter Menschen bei der Lebensgestaltung

II/1 Altern als Veränderungsprozess 153

II/2 Demografische Entwicklung 155

II/3 Ethniespezifische und interkulturelle
Aspekte 157

II/4 Glaubens- und Lebensfragen 160

II/5 Familienbeziehungen und soziale
Netzwerke alter Menschen 162

II/6 Sexualität im Alter 164

II/7 Menschen mit Behinderung im Alter 165

II/8 Ernährung und Haushalt 167

II/9 Wohnen im Alter 169

II/10 Tagesstrukturierende Maßnahmen 171

II/11 Musische, kulturelle und
handwerkliche Beschäftigungs- und
Bildungsangebote 174

II/12 Feste und Veranstaltungen 177

II/13 Medienangebote 179

II/14 Freiwilliges Engagement alter
Menschen 181

II/15 Selbsthilfegruppen 182

II/16 Seniorenvertretungen und -beiräte 184

Lernbereich III   Rechtliche und institutionelle Rahmenbedingungen altenpflegerischer Arbeit

III/1 Systeme sozialer Sicherung 187

III/2 Träger, Dienste und Einrichtungen
im Gesundheits- und Sozialwesen 190

III/3 Vernetzung, Koordination, Kooperation . . 192

III/4 Schnittstellenmanagement
und Pflegeüberleitung 194

III/5 Rechtliche Rahmenbedingungen
altenpflegerischer Arbeit 196

III/6 Betriebswirtschaftliche
Rahmenbedingungen 199

III/7 Qualitätsmanagement und -sicherung . . . 201

Lernbereich IV   Altenpflege als Beruf

IV/1 Lern- und Arbeitsmethoden 203

IV/2 Zeitmanagement 205

IV/3 Geschichte der Pflegeberufe 207

IV/4 Berufsgesetze 210

IV/5 Professionalisierung der Altenpflege:
Berufsbild und Arbeitsfelder 212

IV/6 Berufsverbände und Organisationen
der Altenpflege 213

IV/7 Teamarbeit und Zusammenarbeit
mit anderen Berufsgruppen 214

IV/8 Ethische Herausforderungen
in der Altenpflege 217

IV/9 Konflikte und berufstypisches Befinden . . 219

IV/10 Persönliche Gesundheitsförderung 222

IV/11 Supervision und kollegiale Beratung 225

Lösungen 227

Beispielprüfung 291

I/1 Alter, Gesundheit, Krankheit, Behinderung und Pflegebedürftigkeit

Grundlagen

a) Sammeln Sie fünf Redewendungen zum Begriff **Alter.**

➤ APH I/1.1.1
➤ APH I/1.1.2
➤ APH I/1.1.3

_____

_____

_____

_____

_____

b) Sind dies **Eigenschaften des Alters** oder nicht? Kreuzen Sie Ihre Einschätzung an.

➤ APH I/1.1.1
➤ APH I/1.1.2
➤ APH I/1.1.3

Tab. I/1.1

Situation	Älterer Mensch	Jüngerer Mensch
… kann das Etikett auf der Lebensmittelpackung kaum entziffern	☒	☐
… verbringt die Hälfte seiner Zeit bei der Arbeit	☐	☒
… kann nicht mit dem Hörgerät umgehen	☒	☐
… viele Freunde sind schon gestorben	☒	☐
… denkt nicht an den Tod	☐	☒

c) Vergleichen Sie Ihre eigene Empfindung von **gesund** und **krank** mit den Definitionen der _WHO_ und des Bundessozialgerichts.

➤ APH I/1.2.1
➤ APH I/1.2.2

_____

_____

_____

d) Wer ist eigentlich **pflegebedürftig?** Arbeiten Sie die vier Eckpunkte (im Sinne des SGB XI) heraus.

➤ APH I/1.3

_____

_____

_____

Vertiefung

> APH I/1.1.3   a) Wie hat sich das **Altersbild in der heutigen Gesellschaft** im Vergleich zu früheren Zeiten verändert?

_____

_____

_____

_____

> APH I/1.2.1   b) Welche **Eigenschaften** würden Sie eher dem Oberbegriff „gesund" oder „krank" zuweisen? Ordnen Sie zu.
> APH I/1.2.2

gut – ausgeglichen – friedlich – schlecht – gereizt – heimatlos – o. k. – stark – relaxed – in Ordnung – schwach – gestresst – dünn – blass – bleich – rosig – fit – einfach – erkältet – schmerzgeplagt – hungrig – einigermaßen – fröstelnd – fröhlich

Gesund	
Krank	

> APH I/1.3   c) Schätzen Sie, wie viele Menschen mit 90 Jahren oder mehr **pflegebedürftig** sind.

A: 62 %   **B:** 78 %   **C:** 92 %

Lösung: _____

Transfer

> APH I/1.2,   Wie unterscheiden sich die **Einstellungen zum Alter** von Frau Esser und Frau Vogt im Fallbeispiel?
> Fallbeispiel

_____

_____

_____

_____

I/2 Konzepte, Modelle und Theorien in der Pflege

Grundlagen

a) Welche vier Unterbegriffe werden für das **Metaparadigma in der Pflege** vorgeschlagen?

➤ APH I/2.1.1

_____

_____

_____

_____

b) Was sind **Bedürfnismodelle?**

➤ APH I/2.1.4

_____

_____

c) Erläutern Sie, warum professionelle Altenpflege ein **Problemlösungs- und Beziehungsprozess** ist und ergänzen Sie den Text in der Abbildung.

➤ APH I/2.1.6

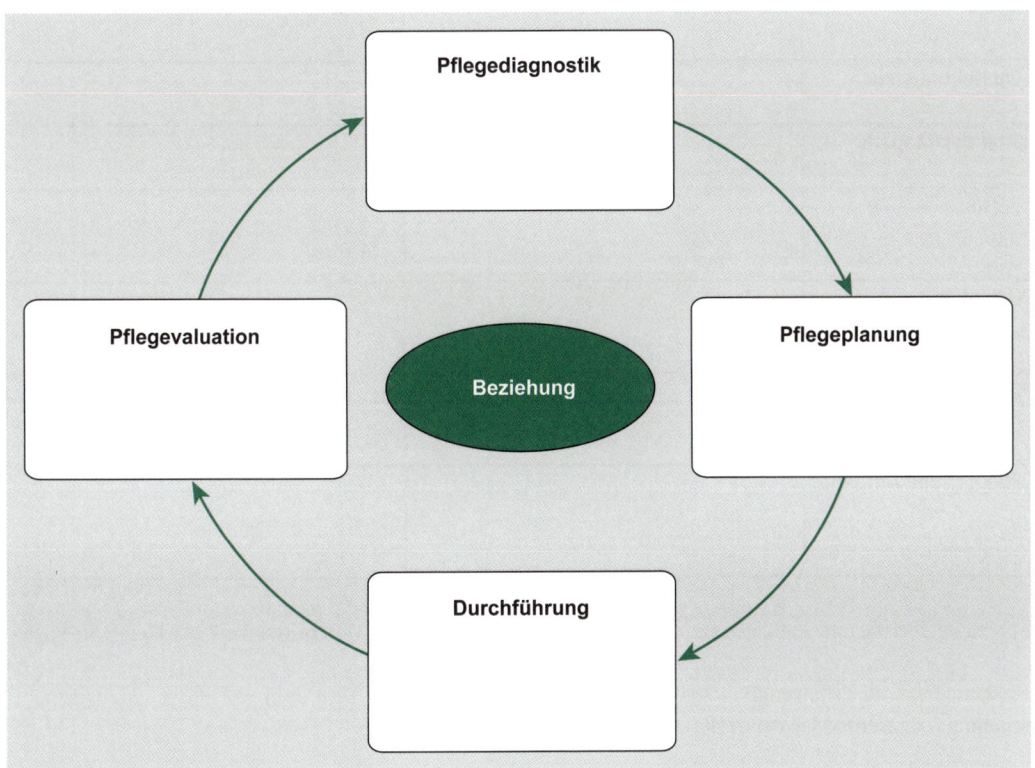

Abb. I/2.1 Pflege als Problemlösungs- und Beziehungsprozess. [L143]

Vertiefung

➤ APH I/2.1 **a)** Warum gibt es in der Pflegewissenschaft eine **Vielfalt an Meinungen**?

_____

_____

—————————————— **Knifflig!** ——————————————

➤ APH I/2.1.2 **b)** Was ist der Unterschied zwischen dem Wort „**Konzept**" im alltäglichen Sprachgebrauch und im pfle-gewissenschaftlichen Zusammenhang?

_____

_____

━━

➤ APH I/2.1.2 **c)** Warum sind **konzeptuelle Modelle für die Pflege** sinnvoll?

_____

_____

_____

➤ APH I/2.2 **d)** Wählen Sie zwei **Pflegetheoretikerinnen** aus und stellen Sie sie mit zentralen Aussagen gegenüber. Bitte vervollständigen Sie die Tabelle.

Tab. I/2.1

Stichworte	Pflegetheoretikerin 1	Pflegetheoretikerin 2
Name		
Entstehungzeit		
Titel des Modells		
Person		
Umgebung		
Gesundheitszustand		
Pflegerische Aufgabe		

➤ APH I/2.2.1 **e)** Welche Begriffe und Aussagen stammen aus dem **Pflegemodell von M. Krohwinkel?** Markieren Sie farbig.

Existenzfördernde Erfahrungen – eigennützige pflegerische Ziele – ABCDL – indirekte Pflege – Management-schulung – Phasenmodell der WHO – Ressourcen – schwierige Klienten

Transfer

Nach welchem **Pflegemodell** arbeiten Sie in Ihrer **Praxisstelle?** Woran merken Sie dies?

➤ APH I/2.2

_____

_____

_____

_____

I/3 Pflegeforschung

Grundlagen

➤ APH I/3.1.1 **a)** Ordnen Sie die folgenden Aussagen den beiden **Forschungsansätzen** zu.

A: deskriptive Forschung **B:** experimentelle Forschung

1. Hypothesen werden beschrieben.
2. Eine Intervention findet statt und das Geschehene wird beschrieben.
3. Die Personen werden in eine Untersuchungs- und eine Kontrollgruppe eingeteilt.
4. Interviews und systematische Umfragen gehören zu den typischen Methoden der Datenerhebung.

Lösung: **A:** _____ **B:** _____ **C:** _____ **D:** _____

➤ APH I/3.1.1 **b)** Vergleichen Sie **qualitative und quantitative Forschung**, indem Sie die Tabelle ergänzen.

Tab. I/3.1

Datenerhebung	Zahl der untersuchten Personen	Datenauswertung	Beispiel
Qualitativ			
Quantitativ			

➤ APH I/3.1.2 **c)** Was sind die Hauptmerkmale der **Grounded Theory?**

_____

_____

_____

Vertiefung

➤ APH I/3.1.3 **a)** Warum werden **ethische Kriterien** für die Pflegeforschung aufgestellt?

_____

_____

_____

b) Welche Strukturelemente gehören zu einem **Forschungsbericht?** Markieren Sie farbig.

➤ APH I/3.1.4

Titel – Konkret – Einleitung – Hauptgang – Ergebnisse – Dessert – Diskussion – Empathie

c) Welche **Informationsquellen** gibt es für wissenschaftliches Arbeiten in der Pflege? Nennen Sie Vor- und Nachteile von drei Quellen.

➤ APH I/3.2.2

Tab. I/3.2

Informationsquelle	Vorteile	Nachteile

Transfer

a) Welche **Fachzeitschriften** könnten im Pflegedienst „Ambulante Pflege Bogendorf" bereitliegen? Nennen Sie mindestens drei Titel.

➤ APH I/3.2.2

_____

_____

_____

b) Welche **Experten** könnten Sie zum Thema **Schluckstörungen** befragen?

➤ APH I/3.2.2

_____

I/4 Gesundheitsförderung und Prävention

Grundlagen

➤ APH I/4.1 **a)** Erklären Sie die Begriffe „**Prävention**" und „**Gesundheitsförderung**".

Prävention	
Gesundheitsförderung	

➤ APH I/4.2.2 **b)** Welche Aussage über **Präventionsarten** ist wahr bzw. falsch? Kreuzen Sie an.

Tab. I/4.1

Aussage	wahr	falsch
1. Zur Primärprävention gehören alle Maßnahmen, die das Wiederauftreten einer Krankheit verhindern.	☐	☐
2. Unter Sekundärprävention versteht man die Krankheitsfrüherkennung bzw. Früherkennung von Risikofaktoren einer Krankheit.	☐	☐
3. Tertiärprävention versucht zu vermeiden, dass eine bestehende Krankheit sich verschlimmert.	☐	☐ '

Vertiefung

_____ **Recherchieren Sie!** _____

➤ APH I/4.1 Suchen Sie im § 3 des Bundesaltenpflegegesetzes Aussagen über **Prävention/Gesundheitsförderung.**
(www.gesetze-im-internet.de/bundesrecht/altpflg/gesamt.pdf)

_____

_____

_____

Transfer

➤ APH I/4.3.1 **a)** Unterhalten Sie sich mit Kollegen über deren **individuelle Umsetzung** von gesundheitsförderlichen Verhaltensweisen. Gibt es Parallelen oder gravierende Unterschiede?

_____

_____

_____

b) Untersuchen Sie die **Pflegedokumentation** eines Bewohners und finden Sie Interventionen der Gesundheitsförderung bzw. der Prävention, die bei diesem Bewohner erfolgt sind (mögliche Schlüsselwörter: Früherkennungsmaßnahmen, Prophylaxen, Impfungen, Wissen über Erkrankungen, etc.).

➤ APH I/4.3.1
➤ APH I/4.3.2

I/5 Rehabilitation

Grundlagen

> APH I/5.1   **a)** Erläutern Sie folgende **Rehabilitationsarten.**

Medizinische Rehabilitation	
Berufliche Rehabilitation	
Frührehabilitation	

> APH I/5.1   **b)** Welche Bedeutung haben folgende Grundsätze im **Sozialrecht?**

„Vorrang der Rehabilitation vor Pflege"	
„Hilfe zur Pflege"	

Vertiefung

> APH I/5.1.4   **a)** Welches sind die Komponenten der **ICF?** Ergänzen Sie die Abbildung.

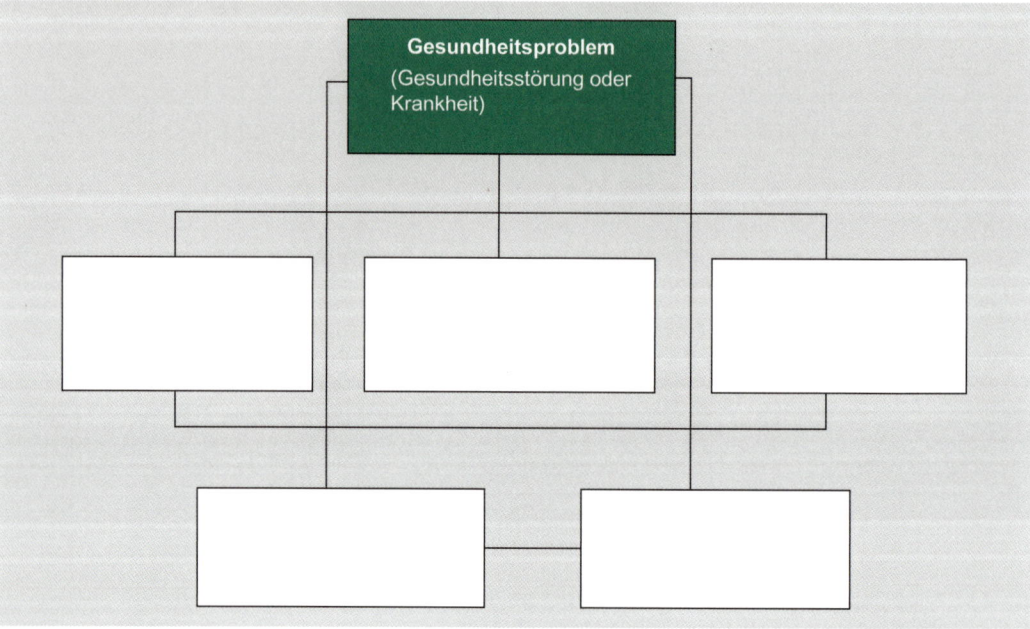

Abb. I/5.1 Komponenten der ICF.

b) Wann sind Menschen **rehabilitationsfähig?** ➤ APH I/5.1

_____

_____

c) Welche Kriterien kennzeichnen einen Menschen mit **geriatrischem Rehabilitationsbedarf?** ➤ APH I/5.2

_____

_____

d) Nennen Sie fünf zum **Rehabilitationsteam** gehörende Berufsgruppen und beschreiben Sie ihre Aufgaben. ➤ APH I/5.2

_____

_____

_____

_____

_____

Transfer

a) Wenden Sie das **Modell der ICF Teil 1** (Funktionsfähigkeit und Behinderung) und **Teil 2** (Kontextfaktoren) im Fallbeispiel an. ➤ APH I/5.2, Fallbeispiel

Körperfunktionen	
Körperstrukturen	
Aktivitäten	
Kontextfaktoren	

b) Was bedeutet **aktivierend-rehabilitative Pflege** bei Frau Rubauer im Fallbeispiel? Beschreiben Sie Grundsätze. ➤ APH I/5.2, Fallbeispiel

_____

_____

_____

I/6 Grundlagen der Ethik

Grundlagen

> APH I/6.1,
> Lern-Tipp

a) Wer außer Ihnen beurteilt **„richtig"** oder **„falsch"?** „An was?" oder „an wem?" orientieren Sie sich im Pflegealltag?

_____

_____

_____

> APH I/6.2.1

b) Erklären und unterscheiden Sie **kulturelle Primärerfahrungen** und **kulturelle Sekundärerfahrungen**.

_____

_____

_____

Vertiefung

Recherchieren Sie!

> APH I/6.1.2

a) Lesen Sie die **„Charta der Rechte hilfe- und pflegebedürftiger Menschen"**. Ordnen Sie die untenstehenden Aussagen den richtigen Artikeln zu (www.pflege-charta.de).

Jeder hilfe- und pflegebedürftige Mensch hat das Recht auf eine an seinem persönlichen Bedarf ausgerichtete, gesundheitsfördernde und qualifizierte Pflege, Betreuung und Behandlung.	Art.
Jeder hilfe- und pflegebedürftige Mensch hat das Recht, vor Gefahren für Leib und Seele geschützt zu werden.	Art.
Jeder hilfe- und pflegebedürftige Mensch hat das Recht auf Wahrung und Schutz seiner Privat- und Intimsphäre.	Art.
Jeder hilfe- und pflegebedürftige Mensch hat das Recht, seiner Kultur und Weltanschauung entsprechend zu leben und seine Religion auszuüben.	Art.

b) Vier **Kategorien von Altenpflegeeinrichtungen** werden unterschieden. In welcher Zeit wurden sie ge-
baut? Welches sind die jeweiligen Besonderheiten?

➤ APH I/6.1.3

Tab. I/6.1

Kategorie	Zeit der Erbauung	Besonderheiten
1. Generation		
2. Generation		
3. Generation		
4. Generation		

c) Zu welcher Generation zählt die Einrichtung, in der Sie selbst arbeiten? Begründen Sie.

➤ APH I/6.1.3

_____

_____

_____

d) Was wollen Sie als Pflegedienstmitarbeiter im **Gespräch mit der Familie** wissen?

➤ APH I/6.2,
Fallbeispiel

_____

_____

_____

_____

Transfer

a) Was ist im Falle von Jens B. **„normkonformes"** bzw. **„nonkonformes" Verhalten?**

➤ APH I/6.3,
Fallbeispiel

_____

_____

> APH I/6.3

b) Beantworten Sie die unten stehenden Fragen zur **eigenen Einstellung** stichwortartig spontan, am Stück und in der vorgegebenen Reihenfolge.

Welche Einstellung habe ich zu mir?	
Welche Einstellung habe ich zu meiner Arbeit?	
Welche Haltung habe ich zur Gerechtigkeit?	
Welche Haltung habe ich zur Wahrheit?	
Welchen Sinn gebe ich meinem Leben?	

> APH I/6.3.4

c) Was heißt **ethisches Handeln** unter dem Gesichtspunkt verschiedener pflegerischer Ausrichtungen? Ergänzen Sie die Tabelle.

Tab. I/6.2

Pflegerische Ausrichtung	Stichworte für ethisches Handeln
Präventive Pflege	
Kurative Pflege	
Rehabilitative Pflege	
Palliative Pflege	

TIPP!

Patientenverfügungen sind oft hilfreich im Zusammenhang mit ethischen Fragestellungen in der Pflege.

I/7 Pflegeprozess

Grundlagen

a) Planung einer Reise
➤ APH I/7.3

Sie wollen mit einer Gruppe von vier Personen verreisen. Von den vier Personen kennen Sie zwei gut. Die anderen beiden haben Sie schon einmal gesehen. Sie kennen die beiden aber nicht. Es stehen Ihnen 1.000 € für die An- und Abreise sowie für die Unterkunft pro Person zur Verfügung. Sie sollen die Reisewoche planen. Wie gehen Sie vor?

_____

_____

_____

_____

_____

_____

b) Die Planung einer Reise den **Pflegeprozessschritten** zuordnen
➤ APH I/7.3

Vergleichen Sie nun Ihre beschriebene Vorgehensweise zur Planung einer Reise mit einem Pflegeprozessmodell. Welche Schritte Ihrer Vorgehensweise können Sie den sechs Phasen des Pflegeprozesses zuordnen?

Tab. I/7.1

Schritte bei der Vorgehensweise zur Reiseplanung	Pflegeprozessschritte
1.	
2.	
3.	
4.	
5.	
6.	

c) Die Umsetzung des Pflegeprozesses zeigt sich in der **Pflegedokumentation.** In welchen Formularen werden die Schritte des Pflegeprozesses dokumentiert? Ordnen Sie die nachfolgend aufgeführten Formulare richtig zu (Mehrfachnennungen sind möglich).
➤ APH I/7.3

Stammblatt – Pflegebericht – Bradenskala – Biografiebogen – Pflegeplanungsblatt – Sturzrisikoskala – Ärztliche Verordnungen – Trinkprotokoll – Leistungsnachweis

Informationssammlung	
Pflegediagnose	
Pflegeziele	
Pflegemaßnahmen	
Durchführung	
Evaluation	

➤ APH I/7.3 **d)** Bringen Sie die **Handlungsschritte** der Informationssammlung in eine sinnvolle Reihenfolge.

- nach ABEDL® strukturieren
- Informationen dokumentieren
- pflegerelevante Informationen sammeln
- Gespräch mit Pflegebedürftigem und/oder Angehörigen führen
- Informationen vom Arzt einholen
- Pflegebedürftigen beobachten
- Gewohnheiten bei der Körperpflege erfragen
- Pflegeanamneseformular ausfüllen

Tipp: Schreiben Sie die Begriffe auf einzelne Karten und legen Sie diese entsprechend aus – so können Sie die Begriffe so lange zurechtschieben, bis Sie eine sinnvolle Reihenfolge gefunden haben.

➤ APH I/7.3 **e)** Überprüfen Sie, ob ein **Pflegeproblem** besteht. Kreuzen Sie die richtige Antwort an und begründen Sie kurz.

Tab. I/7.2

Besteht ein Pflegeproblem?	ja	nein	Begründung
1. Herr Schulz leidet unter Schwerhörigkeit auf dem linken Ohr und trägt ein Hörgerät, welches er selbstständig reinigt und einsetzt.	☐	☐	
2. Frau Beier trägt aufgrund der Schwerhörigkeit auf dem rechten Ohr ein Hörgerät. Da sie unter starken Gelenkschmerzen an beiden Händen leidet, wurde das Einsetzen des Hörgeräts zu Hause von ihrem Ehemann übernommen. Nun lebt sie im Pflegeheim.	☐	☐	
3. Herr Volland erzählt morgens bei der Körperpflege, dass er nachts nicht schlafen kann. Er steht bis zu dreimal auf, da er zur Toilette muss. Danach kann er wieder einschlafen. Morgens um 7:00 Uhr ist die Nacht für ihn vorbei, er hat, wie er sagt, ausgeschlafen. Er stand schon immer gegen 7:00 Uhr auf.	☐	☐	

f) Pflegeziele können vom Pflegebedürftigen selbst oder in Zusammenarbeit mit seinen Angehörigen und den Pflegekräften formuliert werden. Die **Pflegezielformulierung** muss bestimmten Anforderungen genügen. Ordnen Sie die Anforderungen den korrekten Erläuterungen zu.

➤ APH I/7.3.2

A: passend **B:** realistisch **C:** positiv **D:** überprüfbar

1: Es ist für den Pflegebedürftigen tatsächlich erreichbar.
2: Es enthält eine Zeitangabe, bis wann es erreicht sein soll, und darüber hinaus eine präzise Beschreibung des bis dahin erreichten Zustands, der bis dahin erreichten Verfassung oder der vom Pflegebedürftigen auszuübenden Tätigkeit.
3: Es ist auf ein Problem bezogen.
4: Es legt fest, was erreicht und was nicht erreicht und was vermieden werden soll.

Lösung: **A:** _____ **B:** _____ **C:** _____ **D:** _____

Vertiefung

a) Selbst nach über 30 Jahren, in denen der Pflegeprozess und die Pflegeplanung Einzug in die Berufsgesetze gefunden haben, sind diese von vielen Berufsangehörigen in der Pflege immer noch nicht anerkannt. Sammeln Sie **Argumente,** die für die Pflegeplanung bzw. die Umsetzung des Pflegeprozesses sprechen.

➤ APH I/7.4

_____

_____

_____

_____

_____

b) Welche (internationalen) **Klassifikationssysteme** gibt es in der Pflege? Markieren Sie die richtigen Antworten farbig.

➤ APH I/7.5

ICD – NANDA – DRG – ICNP

I/8 Wahrnehmung und Beobachtung

Grundlagen

> APH I/8.1 **a)** Erläutern Sie die Begriffe.

Wahrnehmen	
Beobachten	

> APH I/8.1 **b)** Beschreiben Sie die **Schritte des Wahrnehmungsprozesses.**

Empfinden	
Organisieren	
Interpretieren	
Einordnen	

> APH I/8.1 **c)** Wann spricht man von einer **sensorischen Deprivation?**

_____

_____

Vertiefung

> APH I/8.1 **a)** Wie können Altenpflegekräfte einer sensorischen Deprivation bei einem Pflegebedürftigen **vorbeugen?**

_____

_____

_____

_____

b) *„Es ist nicht das Auge, das sieht, und nicht das Ohr, das hört, sondern immer der ganze Mensch, der komplexe Situationen wahrnimmt."*
Erläutern Sie anhand dieser Aussage, welche Aspekte die **Wahrnehmung psychisch beeinflussen.**

➤ APH I/8.1

_____

_____

_____

_____

_____

c) Betrachten Sie die **optischen Täuschungen.** Welche zwei Bilder können Sie erkennen?

➤ APH I/8.1

_____

_____

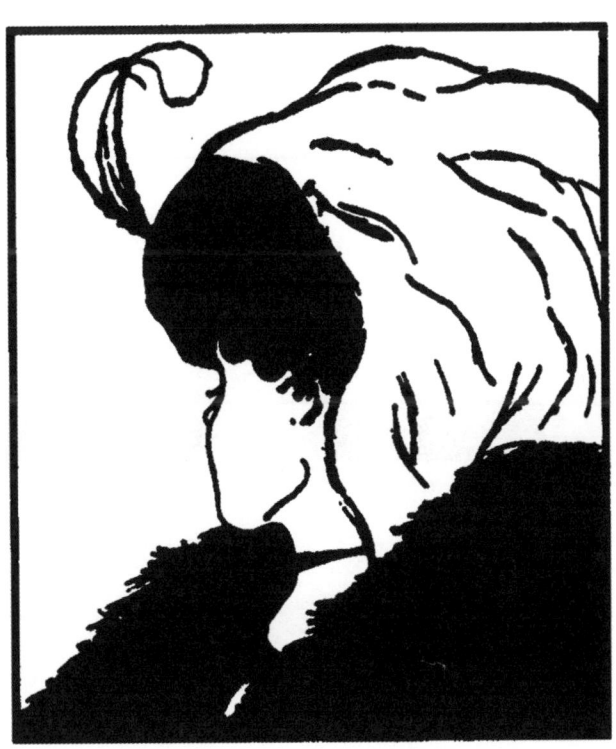

Abb. I/8.1 Zwei Bilder. [R187]

➤ APH I/8.1
d) Erläutern Sie folgende **Wahrnehmungsfehler** anhand von Beispielen.

Tab. I/8.1

Wahrnehmungsfehler	Beispiele
Kontrasteffekt	
Logikfehler	
Haloeffekt	
Mildefehler	
Projektion	
Hierarchieeffekt	
Tendenz zur Mitte	
Erster Eindruck	

➤ APH I/8.2
e) Vervollständigen Sie folgende Grafik zum **Beobachtungsprozess** anhand des Beispiels „Kopfschmerz".

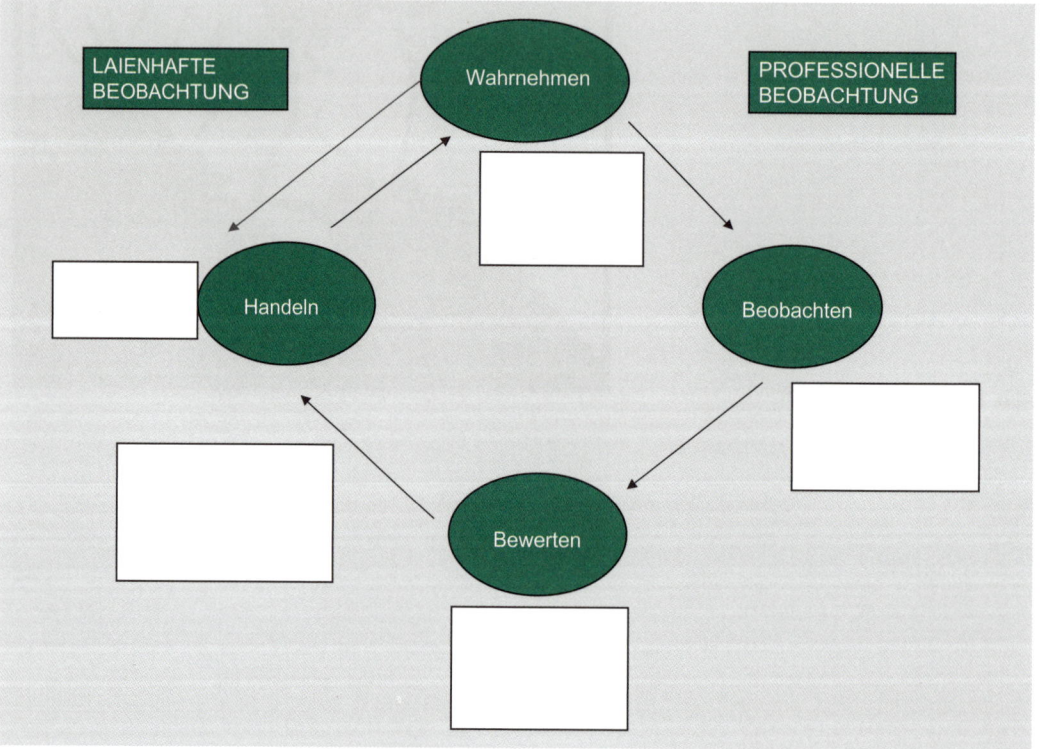

Abb. I/8.2 Beobachtungsprozess.

f) Wie kann bei einer gezielten Beobachtung eine Veränderung **nicht nur subjektiv** eingeschätzt werden? ➤ APH I/8.2

_____

_____

_____

g) Die **Beobachtung** unterliegt zunächst den gleichen beeinflussenden Faktoren wie die Wahrnehmung, da die Wahrnehmung der Beobachtung zugrunde liegt. Welche **weiteren Faktoren** beeinflussen die Beobachtung? ➤ APH I/8.2

_____

_____

_____

_____

_____

h) Nennen Sie drei Beispiele einer **messbaren** Beobachtung. ➤ APH I/8.2

_____

_____

_____

Transfer

Untersuchen Sie, welchen **Stellenwert** die Dokumentation von Beobachtungen im Dokumentationssystem Ihrer Einrichtung hat. Worauf achten Sie als Pflegekraft in der Dokumentation von Beobachtungen? ➤ APH I/8.2

_____

_____

_____

_____

I/9 Pflegediagnostik

Grundlagen

> APH I/9.1

a) Welche Möglichkeiten und **Informationsquellen** stehen dem Altenpfleger zur Verfügung, um Informationen über einen Pflegebedürftigen zu gewinnen?

_____

_____

_____

> APH I/9.1

b) Beschreiben Sie die Kriterien für eine **strukturierte Informationssammlung.**

Fokus/Thema	
Historischer Verlauf	
Zustand in Gegenwart und Zukunft	
Einschränkung/Defizit	
Ressourcen, Kompetenzen, Fähigkeiten, Motivation	
Gewohnheiten, Vorlieben	
Häufigkeit und Dauer	
Körperstelle	
Folgen/Auswirkungen	
Wahrscheinlichkeit, Risiko, Gefahr	
Medizinische Diagnosen oder Therapie	
Ursachen (bei Pflegediagnosen: beeinflussende Faktoren)	

c) Machen Sie sich mit dem vom MDK beschriebenen **PESR-Format** bei der Pflegeproblembeschreibung
vertraut (www.mdk.de/media/pdf/P42Pflegeprozess.pdf, S. 20 f.).

➤ APH I/9.3

_____

_____

_____

_____

d) Beschreiben Sie mit eigenen Worten, was ein **Assessmentinstrument** ist.

➤ APH I/9.2

_____

_____

_____

T I P P !
Die *Aktualisierung der Nationalen Expertenstandards* unterstreicht den Trend, Assessmentinstrumente zum Teil wieder
weniger oder differenzierter einzusetzen.

e) Wie ist eine **NANDA-Pflegediagnose** aufgebaut?

➤ APH I/9.3.3

1.	
2.	
3.	

Vertiefung

Was ist der Unterschied zwischen **Braden-Skala** und **RAI?**

➤ APH I/9.2

_____

_____

_____

_____

Transfer

➤ APH I/9.3

a) Ergänzen Sie jeweils zwei mögliche **generelle Pflegeprobleme.**

Fieber	
Halbseitenlähmung	
Missbrauch von Abführmitteln	

Recherchieren Sie!

➤ APH I/9.3.8,
➤ APH Tab. I/9.8

b) Befassen Sie sich mit den **KDA-Pflegediagnosen** in der Altenpflege
(www.kda.de/files/publikationen/2006-01-24poster.pdf)
und vergleichen Sie diese mit den NANDA-Pflegediagnosen.

I/10 Biografiearbeit

Grundlagen

a) Erklären Sie den Begriff **Biografiearbeit.**

➤ APH I/10

_____

_____

_____

_____

b) Welche fünf **Ziele** werden mit der Biografiearbeit in der Altenpflege verfolgt?

➤ APH I/10.1

_____

_____

_____

_____

_____

_____

_____

_____

Vertiefung

➤ APH I/10.1.2,
➤ APH I/10.1.3,
➤ APH I/10.2

Verbinden Sie mittels Linien die **Begriffe aus der Biografiearbeit** auf der linken Seite mit der jeweils korrekten Erläuterung auf der rechten Seite.

Biografiebogen	können im Pflegealltag zu Vertrautheit und Sicherheit beitragen, denn diese formelhaften Sätze sind ein wichtiger Bestandteil der Kommunikation alter Menschen.
Biografische Selbstreflexion	Gestaltung der Umgebung des Pflegebedürftigen mit dem Ziel, eine Atmosphäre zu schaffen, in der er sich heimisch fühlt und einen Bezug zu seiner Biografie findet.
Milieugestaltung	belastende Lebensereignisse, wie Krieg, Flucht, Vertreibung, körperliche Misshandlungen, sexueller Missbrauch.
Traumatische Erlebnisse	Formular zur Erhebung der Biografie.
Sprichwörter	Pflegende setzen sich mit ihrer eigenen Biografie und Zeitgeschichte auseinander.

Abb. I/10.1 Biografiearbeit. [L143]

Transfer

—————————————————— **Fallbeispiel** ——————————————————

Frau Arnold, eine mobile, leicht desorientierte Bewohnerin im „Seniorenzentrum Maxeberg", ist von Beruf Krankenschwester. Früher arbeitete sie als Dauernachtwache in einer Rehabilitationsklinik. Tagsüber ist sie meist müde, isst wenig und liegt oft in ihrem Bett. Gegen Abend wird sie munter und begleitet den Nachtdienst auf seinen Rundgängen. Bei der morgendlichen Übergabe berichtet der Altenpfleger Markus: „Frau Arnold hat mich vergangene Nacht immer wieder von der Arbeit abgehalten. Ständig hat sie mir gesagt, was ich besser machen könne. Ich war richtig genervt …"

➤ APH I/10.1.4

a) Welche **Gefühle** hat Markus angesichts des nächtlichen Verhaltens von Frau Arnold?

_____

_____

_____

b) Warum verhält sich Frau Arnold nachts so? Welche **Gefühle und Antriebe** erkennen Sie?

➤ APH I/10.1.4

_____

_____

_____

_____

c) Begründen Sie, warum es sowohl für Markus als auch für Frau Arnold wichtig ist, dass mit der Bewohnerin **biografisch gearbeitet** wird.

➤ APH I/10.1,
➤ APH I/10.1.3

Für Markus:

_____

_____

_____

Für Frau Arnold:

_____

_____

_____

d) Welche **Tipps** könnten Sie Markus geben?

➤ APH I/10.1,
➤ APH I/10.1.3

_____

_____

_____

I/11 Pflegedokumentation

Grundlagen

➤ APH I/11.1 **a)** Vervollständigen Sie den folgenden Lückentext und ordnen Sie dabei folgende Begriffe an die richtige Textstelle.

aktuellen – Berufsgruppen – Durchführung – Gesamtbild – gesetzlich – Gesundheitswesens – Grundlagen – hilfreich – Informationen – keine – Pflegedokumentation – Professionalisierungsinstrument – schriftlich – Sozialgesetzbüchern – Therapie – Transparenz – verloren

Alle _____, die über den alten Menschen in der Pflegeeinrichtung verfügbar sind, werden _____ in der Pflegedokumentation zusammengefasst. Viele Einzelinformationen in der Pflegedokumentation ergeben ein _____.
Auf diese Weise gehen _____ Informationen _____.
Alle an der Pflege und _____ beteiligten _____ können sich in der _____ über die _____ Bedürfnisse des Pflegebedürftigen informieren.
Sie ist _____ zur strukturierten Planung und _____ professioneller Pflege.
Die Pflegedokumentation ist _____ für jeden Pflegebedürftigen in jeder Einrichtung des _____ vorgeschrieben.
Gesetzliche _____ der Pflegedokumentation sind in den _____ V und XI sowie dem Krankenpflegegesetz verankert.
Die Pflegedokumentation ist ein _____ und dient der _____ pflegerischer Leistungen.

➤ APH I/11.1 **b)** Markieren Sie die richtigen Antworten.

1. Die Pflegedokumentation ist eine vertragliche Nebenpflicht, die im Behandlungsvertrag, der zwischen dem Pflegebedürftigen und der Pflegeeinrichtung geschlossen wird, verankert ist.	☐
2. Die Beweiskraft der Pflegedokumentation endet nach 10 Jahren.	☐
3. Die Durchführungsverantwortung der Pflegekraft ist mündlich nachzuweisen.	☐
4. Leistungen, die am Pflegebedürftigen durchgeführt werden, müssen schriftlich, mit Datum und Handzeichen versehen, in einem eigens dafür vorgesehenen Dokumentationssystem festgehalten werden.	☐
5. Die Pflegedokumentation dient als Nachweis, wann welche Pflegemaßnahmen bei einem Pflegebedürftigen durchgeführt werden.	☐

Vertiefung

a) Vervollständigen Sie die Übersicht zu den **Regeln der Pflegedokumentation.**

➤ APH I/11.1

Fachsprache …	
Dokumentierende Personen	
Ärztliche Anordnungen …	
Ausführlichkeit der Formulierungen …	
Einsichtsrecht in die Pflegedokumentation …	
Abkürzungen …	
Zeitpunkt der Dokumentation …	
Akute bzw. aktuelle Pflegeprobleme …	
Papiergestützte Dokumentation …	

b) Die Silben ergeben geordnet sieben Begriffe, die **Bestandteile der Pflegedokumentation** sind. Fügen Sie sie korrekt zusammen.

➤ APH I/11.2

Wund – blatt – Pfle – nach – richts – pla – Vi – ment – Ri – nung – Pfle – ta – be – weis – do – ko – assess – füh – tion – men – rungs – tal – ge – Durch – zei – ku – ge – si – blatt – blatt – Stamm – chen

_____

_____

_____

_____

_____

_____

_____

Transfer

➤ APH I/11.2,
Fallbeispiel

a) Nennen Sie **Vor- und Nachteile elektronischer Pflegedokumentationssysteme,** die Frau Özdemir vor der Umstellung abwägen muss.

Vorteile:

_____

_____

_____

_____

_____

_____

Nachteile:

_____

_____

_____

_____

_____

_____

➤ APH I/11.2

b) Wenn Sie selbst mit elektronischen Pflegedokumentationen arbeiten, was empfinden Sie selbst als die drei größten **Vorteile?**

_____

_____

_____

I/12 Grundlagen der Psychologie

Grundlagen

Welches sind die drei Grundannahmen des **Behaviourismus?**

➤ APH I/12

_____

_____

_____

Vertiefung

Frau Mayers **Verhalten** im Fallbeispiel wird ganz unterschiedlich interpretiert. Ordnen Sie die drei **psychologischen Erklärungsansätze** den Verhaltensinterpretationen zu.

➤ APH I/12, Fallbeispiel

Psychoanalytischer Ansatz – Alltagspsychologie – Lerntheorie

1. „Frau Mayer möchte sich mit ihrem Verhalten Aufmerksamkeit sichern."	
2. „Frau Mayer ist egozentrisch und verwöhnt."	
3. „Die Ursache für Frau Mayers Verhalten ist der Konflikt zwischen Mutter und Tochter."	

Transfer

Wo nützen Ihnen in Ihrer Praxis **Kenntnisse über Entwicklungspsychologie?**

➤ APH I/12

_____

_____

_____

_____

Grundlagen

➤ APH I/13.1 **a)** Nennen Sie vier Beispiele für **„Kommunikationskanäle".**

_____

_____

_____

_____

➤ APH I/13.1 **b)** Wie könnte der alte Herr in der Abbildung **reagieren,** wenn seine Tochter sprachliche Signale (Aussage, sie hätte Zeit für ihn) und nichtsprachliche Signale (Mimik und Gestik, dass sie unter zeitlichem Druck steht) sendet, die nicht übereinstimmen?

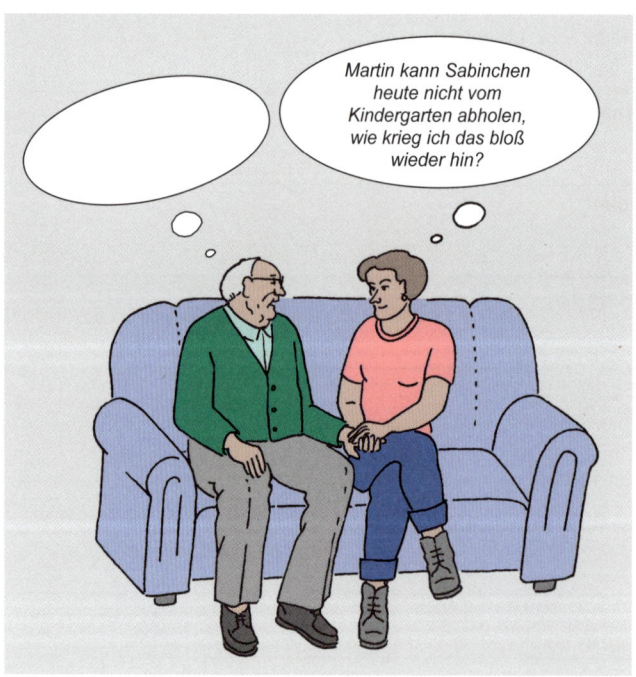

Abb. I/13.1 Folgen von Doppelbotschaften. [L119]

c) Nennen und erklären Sie die fünf **Grundannahmen** des „kommunikationstheoretischen Ansatzes" von ➤ APH I/13.1
P. Watzlawick.

Tab. I/13.1

Grundannahme	Erklärung

d) Wie heißen die drei Grundpfeiler der **Vertrauensbasis,** die für klientenzentrierte Gespräche unumgäng- ➤ APH I/13.1
lich sind?

_____

_____

_____

e) Wie könnten Sie diese Grundpfeiler im Alltag **umsetzen?** ➤ APH I/13.1

_____

_____

_____

f) Welche der folgenden Aussagen über **Anleitung** sind richtig bzw. falsch? Kreuzen Sie an. ➤ APH I/13.2

Tab. I/13.2

Aussage	richtig	falsch
1. Bei der Anleitung von Pflegebedürftigen ist das Begrüßungsgespräch zu ver- nachlässigen.	☐	☐
2. Es ist wichtig, dass alle Beteiligten von ihrer momentanen Situation berich- ten können.	☐	☐
3. Es gibt keine Besonderheiten bei älteren Angehörigen zu beachten.	☐	☐
4. Wiederholungen von Fakten sind richtig und sollten immer wieder angebo- ten werden.	☐	☐

Vertiefung

> APH I/13.1

a) Analysieren Sie die folgenden Nachrichten von Pflegebedürftigen, indem Sie die vier **Aspekte der Kommunikation** von *F. Schulz von Thun* beschreiben.

„Ist das Mittagessen schon da?"

Sachaspekt	
Appell	
Beziehung	
Selbstoffenbarung	

„Heute ist es aber warm"

Sachaspekt	
Appell	
Beziehung	
Selbstoffenbarung	

> APH I/13.2,
> Fallbeispiel

b) Notieren Sie Stichworte, die im Gespräch mit Familie Litwin **hilfreich** sein könnten.

> APH I/13.2

c) Was sollte das **Ziel** einer beratenden Altenpflegerin sein?

> APH I/13.2

d) Welche zwei **Schritte/Grundsätze** sollten Berater berücksichtigen?

> APH I/13.2

e) Was sollte die beratende Person unbedingt **vermeiden?**

> APH I/13.2

f) Was sollte eine Beratungsperson in der **Selbstreflexion** unbedingt berücksichtigen?

Transfer

a) Erstellen Sie in Ihrer Lerngruppe mithilfe einer Digitalkamera eine **Portrait-Serie,** in der fünf der folgenden Gefühlsausdrücke pantomimisch dargestellt und festgehalten werden.

➤ APH I/13.1

Beispiele für Gefühle: Freude – Zorn – Ärger – Schmerz – Trauer – Unsicherheit – Angst – Jubel – Erleichterung – Anstrengung – Unruhe – Abscheu – Begeisterung

Wie haben Sie die jeweiligen Gefühle dargestellt und wieder erkannt?

_____

_____

_____

b) Welche **Störungen,** die beim Kommunizieren auftreten können, kennen Sie aus Ihrem Alltag? Warum tauchen sie auf?

➤ APH I/13.1

_____

_____

_____

TIPP!
Holen Sie sich nach Möglichkeit ein **Feedback** in Gesprächssituationen ein.

Grundlagen

➤ APH I/14.1.1 **a)** Nennen Sie die sechs Merkmale von Lebewesen, indem Sie die Abbildung beschriften.

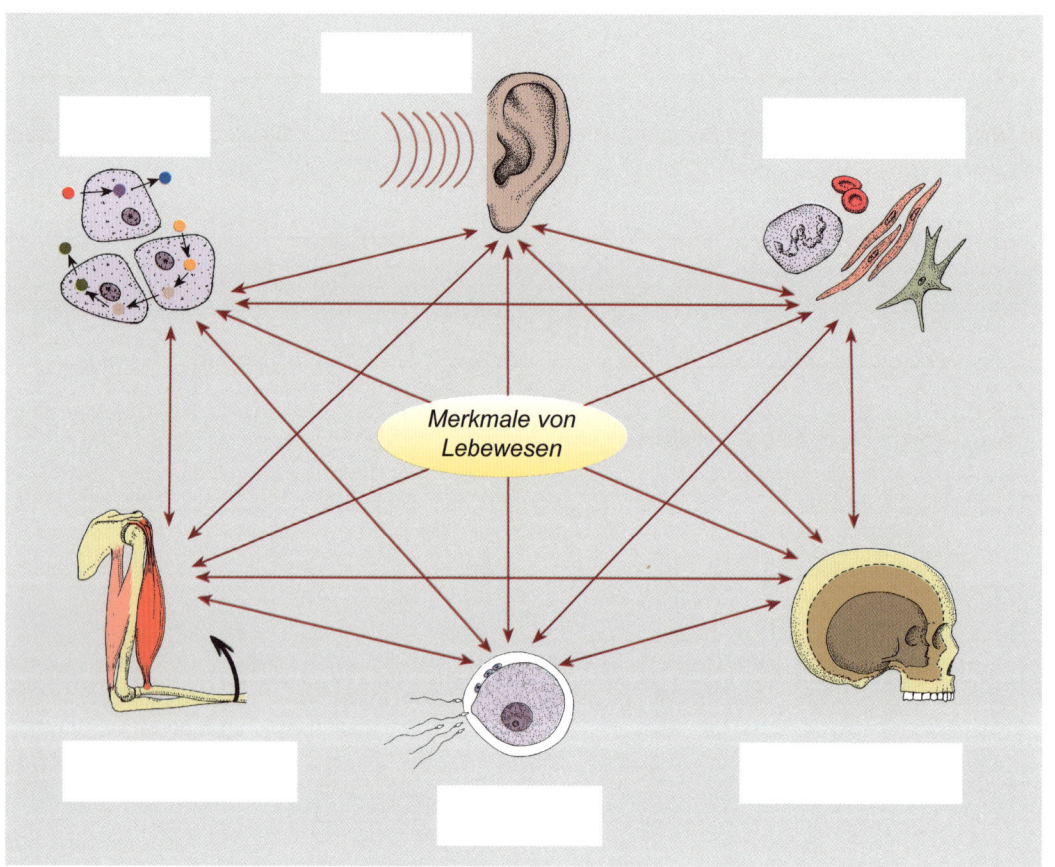

Abb. I/14.1 Die sechs Merkmale von Lebewesen. [L190]

b) Erklären Sie kurz die **Aufbauebenen** des menschlichen Körpers. ➤ APH I/14.1.2

Atome	
Moleküle	
Zellorganellen	
Zellen	
Gewebe	
Organe	
Organsysteme	

c) Nennen Sie je zwei **Beispiele** für … ➤ APH I/14.1.2

Gewebe	
Organe	
Organsysteme	

d) Erklären Sie folgende Begriffe bzw. nennen Sie den Fachbegriff zur gegebenen Erklärung. ➤ APH I/14.1.3

Kranial	
Distal	
Von der Mitte weg, seitwärts	
Temporal	
Auf das Innere des Körpers zu	
Links	
Nasenwärts	

> APH I/14.1.4 e) Welche **Zuordnung der SI-Einheiten** ist richtig? Bestätigen Sie die Zuordnung oder nennen Sie die korrekte Einheit in der rechten Spalte.

Tab. I/14.1

Physikalische Größe	Einheit	Stimmt/Korrektur
Länge	Meter [m]	
Masse	Kelvin [K]	
Zeit	Ampere [A]	
Stromstärke	Sekunde [s]	
Temperatur	Kilogramm [kg]	
Lichtstärke	Candela [Cd]	
Stoffmenge	Mol [mol]	

> APH I/14.1.4 f) Ergänzen Sie zu den Einheiten die jeweilige **physikalische Größe.**

Tab. I/14.2

Einheit	Physikalische Größe
m^2	
m^3	
kg/m^3	
V	
N	
Pa	
J	
W	
Hz	

> APH I/14.2.3 g) Welches sind **keine chemischen Elemente?** Bitte markieren Sie.

Wasser – Sauerstoff – Cadmium – Schweiß – Feuer – Schwefel – Wasserstoff – Kalium – Chlor

Vertiefung

a) Erklären Sie die **kovalente Bindung** am Beispiel von Sauerstoff (O_2).

➤ APH I/14.2.4

_____

_____

_____

b) Wasser ist ein wesentlicher Bestandteil der Zellen und des Raumes außerhalb der Zellen. Warum hat **Wasser** so eine besondere Bedeutung für alle chemischen Reaktionen und damit für alle Lebensvorgänge?

➤ APH I/14.2.7

_____

_____

_____

_____

Knifflig!

c) Welcher Stoff ist **saurer**: Magensaft oder Dünndarmsekret?

➤ APH I/14.2.8

_____

d) Nennen Sie Beispiele für **veränderte Organfunktionen** im Alter.

➤ APH I/14.5.2

Herz-Kreislauf-System	
Atmungssystem	
Nervensystem und Sinne	

TIPP!
Merken Sie sich, dass das Muskelgewebe bis ins hohe Alter _trainierbar_ bleibt!

Transfer

a) Was bedeutet es, wenn Sie in einem Arztbrief **„proximale Humerusfraktur li."** lesen? Bitte kreuzen Sie die richtige Lösung an.

➤ APH I/14.1.3

Bruch des linken Oberschenkelknochens mit Schmerzen	☐
Bruch des linken Oberschenkelknochens am körperfernen Teil	☐
Bruch des linken Oberschenkelknochens am körpernahen Teil	☐

> APH I/14.2.8   **b)** Ernährungsempfehlungen zufolge sollte man vermehrt „**mehrfach ungesättigte Fettsäuren**" zu sich nehmen. Wie sehen diese im chemischen Aufbau aus? Zeichnen oder erklären Sie.

_____

_____

_____

> APH I/14.4.7   **c)** Was bedeutet es, wenn Sie hören, dass der äußere Schließmuskel der Blase aus **quergestreifter Muskulatur** besteht?

_____

_____

———————————————— **Fallbeispiel** ————————————————

Im Seniorenzentrum Maxeberg wird überlegt, den Pflegebedürftigen als Ergänzung und für gesundes Altern eine regelmäßige Zufuhr von synthetischen Vitaminen anzubieten.

> APH I/14.5.2   **d)** Wie würden Sie zu dieser Überlegung **Stellung nehmen?**

_____

_____

_____

_____

_____

_____

I/15 Grundlagen der Hygiene

Grundlagen

a) Ergänzen Sie die Erläuterungen zu den Fachbegriffen.

➤ APH I/15.1.2

Infektion	
Nosokomiale Infektion	
Infektionsausbruch	
Kolonisation	
Flora	
Kontamination	

b) Ordnen Sie die **Mikroorganismen** den richtigen Erklärungen zu.

➤ APH I/15.1.2

A: Viren **B:** Bakterien **C:** Pilze **D:** Protozoen

1: Einzellig, krankmachende Wirkung entsteht durch Toxine, teilweise Sporenbildner, werden mit Antibiotika behandelt
2: Benötigen Wirtszelle zur Vermehrung, es können Virostatika eingesetzt werden
3: Einzeller, verschiedene Medikamente und Übertragungsformen existieren
4: Einzeller mit differenziertem Aufbau, werden mit Antimykotika behandelt

Lösung: **A:** _____ **B:** _____ **C:** _____ **D:** _____

c) Beschreiben Sie die beiden klassischen Verfahrensweisen in der **Hygiene.**

➤ APH I/15.2.3
➤ APH I/15.2.4

Desinfektion	
Sterilisation	

> APH I/15.7.1   **d)** Nennen Sie fünf Erkrankungen, die laut Infektionsschutzgesetz **meldepflichtig** sind.

_____

_____

_____

_____

_____

Vertiefung

> APH I/15.2.3   **a)** Schätzen Sie die Vor- und Nachteile verschiedener **Wirkstoffe in Desinfektionsmitteln** ein. Ergänzen Sie die Tabelle.

Tab. I/15.1

Wirkstoff	Vorteil	Nachteil
Alkohole		
Aldehyde		
Oberflächenaktive Substanzen		
Alkylamine		
Sauerstoffspalter		

> APH I/15.2.3   **b)** Welches sind Einflüsse auf die **Wirksamkeit** von Desinfektionsmitteln? Markieren Sie farbig.

Eigenschaften des Keimpotenzials – Überzeugung der Anwender – Wirkungsbeeinträchtigungen durch Verunreinigungen – Temperaturerhöhungen

> APH I/15.2.3   **c)** Nennen Sie drei **Regeln** im sachgerechten Umgang mit Desinfektionsmitteln.

_____

_____

_____

d) Erklären Sie folgende **Desinfektionsarten.** ➤ APH I/15.2.3

Händedesinfektion	
Hautdesinfektion	
Flächendesinfektion	
Schlussdesinfektion	

e) Was ist der Unterschied zwischen **Sterilisiergut** und **Sterilgut?** ➤ APH I/15.2.4

_____

_____

f) In welchen Situationen sollte folgende **persönliche Schutzausrüstung** verwendet werden? Nennen Sie Beispiele. ➤ APH I/15.4.2

Langärmelige Schutzkittel	
Flüssigkeitsdichte Schürzen	
Mund- und Nasen- schutzmaske	
Handschuhe	
Schutzbrille	
Haarschutz	

g) Beschreiben Sie die neuen Hinweise zur **Händedesinfektion** nach individuellem Vorgehen. ➤ APH I/15.4.4

_____

_____

_____

> APH I/15.4.6   **h)** Erläutern Sie die **Sofortmaßnahmen bei Stichverletzungen** (z. B. durch Recapping).

Druck	
Spülung	
Auflegen	
Aufbe-wahrung	
Meldung	

> APH I/15.6   **i)** Aussagen zur **Lebensmittel- und Küchenhygiene** – was trifft zu? Kreuzen Sie an.

Tab. I/15.2

Aussage	falsch	wahr
1. Eine physikalische Schädigung von Lebensmitteln ist z. B. Pilzbefall	☐	☐
2. Primäre Keimpotenziale entstehen z. B. durch rohe Milch	☐	☐
3. Von allen Speisen muss vorher gekostet werden, um zu prüfen, ob eine Speise verdorben ist	☐	☐
4. Alle Mitarbeiter, die mit der Verarbeitung und Verteilung von Lebensmitteln befasst sind, müssen sich beim Gesundheitsamt umfassend untersuchen lassen	☐	☐
5. Der direkte Kontakt mit Lebensmitteln – auch durch das Pflegepersonal – sollte mit Handschuhen erfolgen.	☐	☐

T I P P !

HACCP bedeutet *Hazard Analysis and Critical Control Points* und stellt ein System dar, das vorbeugend die Sicherheit von Lebensmitteln und Verbrauchern gewährleistet.

> APH I/15.7.7   **k)** Welche hygienischen Maßnahmen sind bei **Noro-Viren-Befall** angesagt? Ergänzen Sie.

Erkrankter Bewohner	
Schutzkleidung	
Kontakt mit Stuhl, Erbrochenem, …	
Erkrankte Mitarbeiter	

Transfer

a) Welche Regeln müssen Sie nennen, wenn Sie einen Kollegen in den **Umgang mit Sterilgut** einweisen sollen? ➤ APH I/15.2.4

_____

_____

_____

_____

_____

_____

_____

b) Welche Gründe für **berufsbedingte Hautirritationen** sind zu beobachten? ➤ APH I/15.4.4

_____

_____

c) Welche **Maßnahmen zur Hautpflege** führen Sie während der Pflege und welche nach dem Dienst durch? ➤ APH I/15.4.4

_____

_____

d) Welche **Regelungen** gibt es im Umgang mit folgenden Abfallarten? ➤ APH I/15.5.4

Kontaminierte Abfälle ohne Verletzungsgefahr	
Kontaminierte Abfälle mit Verletzungsgefahr	
Altmedikamente	

e) Haben Sie schon einmal Erfahrungen mit **MRSA** in der Praxis gemacht? Was macht diesen Erreger so gefährlich, welche Schutzmaßnahmen wurden in Ihrer Einrichtung ergriffen? ➤ APH I/15.7.4

_____

_____

_____

_____

I/16 Grundlagen der Ernährungslehre

Grundlagen

> APH I/16.1 **a)** Wie wird **Mangelernährung** definiert?

_____

_____

_____

> APH I/16.1.1 **b)** Nennen Sie vier **biografische Aspekte** bzw. **Gewohnheiten,** die sich auf Essen und Trinken auswirken.

_____

_____

_____

_____

> APH I/16.1.1 **c)** Um die Ernährung individuell an den Bewohner anpassen zu können, ist es wichtig, den aktuellen **Ernährungszustand** zu ermitteln. Erläutern Sie die jeweiligen ermittelbaren Werte.

Körpergröße	
Körpergewicht	
BMI	
Gewichtsverlauf	
Subjektiver Eindruck	
Laborparameter	

d) Eine wichtige Aufgabe der Ernährung ist die Zufuhr von **Energie.** Erläutern Sie die folgenden Begriffe.

➤ APH I/16.3.2

Kalorie	
Energiebedarf	
Grundumsatz	
Leistungs-umsatz	

e) Kohlenhydrate sind wichtige Energielieferanten des Organismus. Ordnen Sie die **Zuckerarten** den dazugehörigen Bezeichnungen zu.

➤ APH I/16.3.2

A: Einfachzucker **B:** Zweifachzucker **C:** Mehrfachzucker

1: Glykogen, Stärke
2: Glukose, Fruktose, Galaktose
3: Laktose, Maltose, Saccharose

Lösung: **A:** _____ **B:** _____ **C:** _____

Vertiefung

a) Warum muss mit dem **BMI-Wert** kritisch umgegangen werden?

➤ APH I/16.1.1

_____

_____

_____

_____ **Recherchieren Sie!** _____

b) Befassen Sie sich mit dem Erfassungsinstrument der Ernährungssituation **PEMU** (www.dnqp.de/PEMU.pdf). Wann wird das Screening durchgeführt? Wann ist das tiefer gehende Assessment angesagt?

➤ APH I/16.1.2

_____

_____

_____

> APH I/16.2.1   c) Die Deutsche Gesellschaft für Ernährung (DGE) hat einen **Ernährungskreis** entwickelt, der die verschiedenen Lebensmittel (einschließlich Getränke) in sieben Gruppen einteilt. Bitte ergänzen Sie die Tabelle.

Tab. I/16.1

Lebensmittelgruppe	Diese Gruppe liefert …	Beispiele für Lebensmittel
Gruppe 1		
Gruppe 2		
Gruppe 3		
Gruppe 4		
Gruppe 5		
Gruppe 6		
Gruppe 7		

> APH I/16.2.2   d) Nennen Sie vier pflegerische Maßnahmen, mit denen Sie die **Mahlzeiten** für die Bewohner so angenehm wie möglich gestalten.

_____

_____

_____

_____

> APH I/16.4.2   e) Welche **Aufgaben** haben die folgenden Fettsäuren?

Triglyzeride	
Mehrfach ungesättigte Fettsäuren	
Cholesterin	

— Knifflig! —

f) Welche Bedeutung haben folgende Begriffe? ➤ APH I/16.4.4

Biologische Wertigkeit	
Biologische Ergänzungswirkung	

g) Welche **Vitamine** wurden laut der ErnSTES-Studie (Ernährung in stationären Einrichtungen für Senioren und Seniorinnen, 2008) zu wenig, welche angemessen oder zu viel aufgenommen? ➤ APH I/16.4.6

Zu wenig	
Angemessen oder zu viel	

h) Ordnen Sie den aufgeführten Mangelerscheinungen den verursachenden **Mineralstoff** bzw. das verursachende **Spurenelement** zu. ➤ APH I/16.4.7

A: Muskelkrämpfe, Alkalose **B:** Eisenmangelanämie **C:** Dermatitis, verzögerte Wundheilung, Infektanfälligkeit **D:** Muskelkrämpfe, Parästhesien **E:** Kropf, Vergrößerung der Schilddrüse

1: Eisen **2:** Chlorid **3:** Jod **4:** Zink **5:** Magnesium

Lösung: **A:** _____ **B:** _____ **C:** _____ **D:** _____ **E:** _____

i) Nennen Sie anhand der Kategorien Gründe für eine **geringe Trinkmenge.** ➤ APH I/16.4.8

Umweltfaktoren	
Altersbedingte Veränderungen	
Biografische Gründe	
Fehlende Anpassung	
Körperliche Beeinträchtigungen	
Geistige Beeinträchtigungen	
Toilettengänge	
Soziale Gründe	

TIPP!
Kaffee wird längst nicht mehr zu den Flüssigkeitsräubern gezählt, sondern leistet seinen Beitrag zur Gesamtwasserzufuhr (vgl. www.dge.de/modules.php?name=News&;file=article&sid=463)

Transfer

> APH I/16.2

a) Welche **Kostformen** werden in Ihrer Einrichtung angeboten?

_____

_____

_____

> APH I/16.4.5

b) Finden Sie in Ihrer Einrichtung fünf Angebote, in denen ein nennenswerter Anteil an **Ballaststoffen** enthalten ist.

_____

_____

_____

_____

_____

> APH I/16.4.8

c) Führen Sie für einen untergewichtigen oder adipösen Pflegebedürftigen Ihrer Einrichtung eine **Berechnung des Flüssigkeitsbedarfs** nach den Vorgaben des MDS durch.

_____

_____

_____

_____

> APH I/16.4.8

d) Welche Maßnahmen können Sie planen, um die **Trinkmenge** von Pflegebedürftigen in Ihrer Einrichtung zu steigern?

_____

_____

_____

Grundlagen

a) Wie hängen die **Primärprävention** und die **Prophylaxen** zusammen?

➤ APH I/17.1

_____

_____

_____

_____

b) Frau Brauer spricht mit Janine von **Risikofaktoren** für das Entstehen eines Dekubitus. Ergänzen Sie bitte die folgende Tabelle.

➤ APH I/17.2, Fallbeispiel

Tab. I/17.1

Risikofaktor	Erläuterung
Verminderte Lagerungswechsel	
Eingeschränkte Wahrnehmung von Druck und Schmerz	
Durchblutungsstörungen	
Geschädigte Haut	
Längere Druckeinwirkung auf die Haut	

➤ APH I/17.2.1
c) Am Körper gibt es typische **dekubitusgefährdete Körperstellen.** Beschriften Sie diese in der Abbildung.

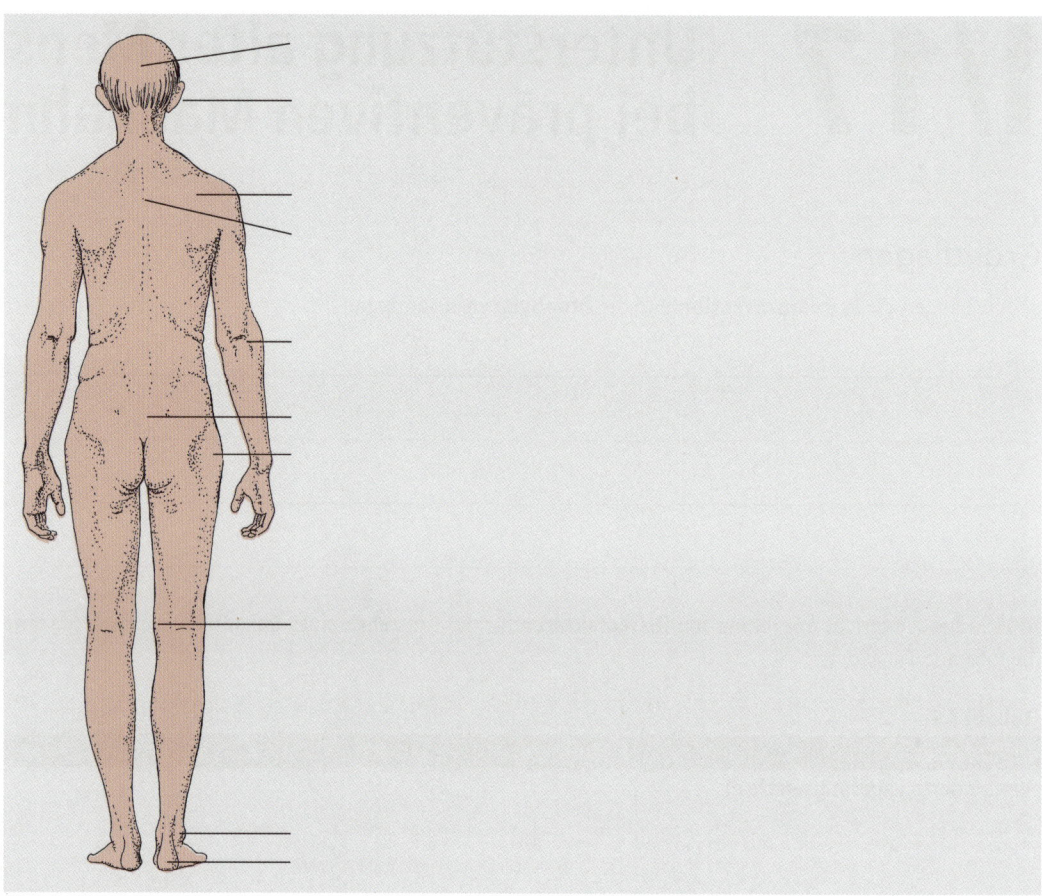

Abb. I/17.1 Dekubitusgefährdete Körperstellen. [L190]

➤ APH I/17.3.1
d) Welche Faktoren begünstigen das Auftreten von **Veränderungen der Mundschleimhaut?** Markieren Sie die richtigen Lösungen.

Verminderung der Abwehrkraft – Kaugummikauen – Fasten – unzureichende Mundhygiene – Mundspülungen – Zitronengeschmack – Atmen mit offenem Mund – übermäßiges Schlucken

➤ APH I/17.4
➤ APH I/17.4.2
e) Wie definieren Sie …

Kontraktur	
Physiologische Mittelstellung	

f) Um prophylaktische Maßnahmen individuell auf den Pflegebedürftigen abstimmen zu können, ist es notwendig herauszuarbeiten, welche möglichen **Ursachen** hinter **Stürzen** stecken. Zählen Sie zehn mögliche Ursachen für Stürze auf.

➤ APH I/17.5.1

_____

_____

_____

_____

_____

TIPP!

Der _Expertenstandard Sturzprophylaxe_ legt Wert darauf, dass sich das Sturzrisiko nicht wissenschaftlich abgesichert ermitteln lässt. Es kann lediglich das _Vorhandensein von Sturzrisikofaktoren_ überprüft werden.

g) Warum sind ältere Menschen **anfällig für Infektionen?** Ergänzen Sie je zwei Ursachen.

➤ APH I/17.6.1

Altersbedingte, körperliche Ursachen	
Psychische Ursachen	
Umgebungsbedingte Ursachen	

h) Welches sind _keine_ Zeichen für **Infektionen?** Bitte markieren Sie.

➤ APH I/17.6.1

niedrige Körpertemperatur – Mattigkeit – Schwellungen – freie Atmung – körperliche Fitness – Bettlägerigkeit

i) Was bedeutet **sekundäre Pneumonie?** Kreuzen Sie die richtige Antwort an.

➤ APH I/17.7

Eine Lungenentzündung, die nicht so schlimm ist.	☐
Atemschwierigkeiten, die bei jedem zweiten Luftholen auftreten.	☐
Eine Lungenentzündung bei Menschen mit bestehenden, zusammenwirkenden Erkrankungen.	☐

k) Der Pathologe _Rudolf Virchow_ fasste die Risikofaktoren einer Phlebothrombose zusammen zur **Virchowschen Trias.** Welche Risikofaktoren sind das?

➤ APH I/17.8.1

_____

_____

_____

➤ APH I/17.9
l) Definieren Sie das **Deprivationssyndrom.**

_____

_____

_____

Vertiefung

_____ Recherchieren Sie! _____

➤ APH I/17.2.2
a) Wie wird im **Expertenstandard Dekubitusprophylaxe** (1. Aktualisierung 2010, www.dnqp.de) ein Dekubitus definiert?

_____

_____

_____

➤ APH I/17.2.2
b) Ein wesentlicher Bestandteil der Dekubitusprophylaxe ist die **Lagerung**. Ordnen Sie den Beschreibungen für die druckentlastenden Lagerungen die passenden Begriffe zu.

Lagewechsel – Hohllagerung – Weich- bzw. Superweichlagerung

Gefährdete Körperstellen werden so gelagert, dass kein Druck auf ihnen ruht.	
Mit Hilfe spezieller Matratzen wird der Auflagedruck auf eine große Fläche verteilt.	
Die Druckverweildauer wird in regelmäßigen Zeitabständen verkürzt.	

➤ APH I/17.3.2
c) Welche Wirkung haben folgende **Mundpflegemittel?**

Pagavit®	
Glandosane®	
Hexoral®	

d) Was ist grundsätzlich bei **passiven Bewegungsübungen** zu beachten? ➤ APH I/17.4.2

_____

_____

_____

e) Welche **Maßnahmen** sind bei den folgenden Sturzrisiken sinnvoll? Ergänzen Sie. ➤ APH I/17.5.2

Lose Teppiche	
Badewanne, Dusche	
Lose Kabel	
Niedrige Toilette	
Viele Medikamente	

f) Was ist zu tun, wenn ein Gestürzter **bewusstlos** aufgefunden wird? ➤ APH I/17.5.2

_____

_____

_____

g) Was bedeuten die „**LISA**"-**Ziele im Rahmen der Pneumonieprophylaxe?** Geben Sie zu jedem Ziel eine mögliche Maßnahme an. ➤ APH I/17.7.2

Tab. I/17.2

	Bedeutung	Mögliche Maßnahmen
L		
I		
S		
A		

➤ APH I/17.7.2   **h)** Verdeutlichen Sie die Technik der **atemstimulierenden, rhythmischen Einreibung.** Zeichnen Sie mit rot und blau die Einreiberichtungen auf dem Rücken in die Abbildung ein.

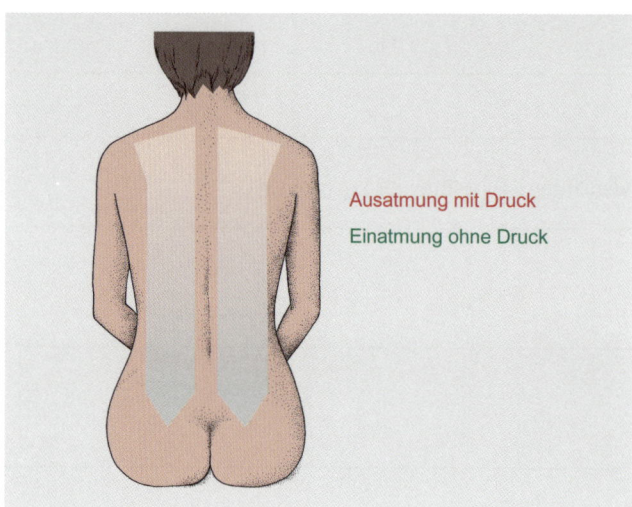

Ausatmung mit Druck

Einatmung ohne Druck

Abb. I/17.2 Atemstimulierende, rhythmische Einreibung. [L119]

➤ APH I/17.7.2   **i)** Wie tief dringen die folgenden Wirkstofftröpfchen bei **Inhalationen** ein?

Dampf	
Aerosole	
Nebel	

➤ APH I/17.8.2   **k)** Eine Altenpflegeschülerin fragt nach der Wirkungsweise von **thromboseprophylaktischen Interventionen**. Bitte ergänzen Sie diese in der Tabelle.

Tab. I/17.3

Maßnahme	Wirkung
Kompressionsstrümpfe anziehen	
Heparin spritzen	
Zum tiefen Durchatmen anleiten	
Beine hochlagern	
Bewegungsübungen	
2 Liter Flüssigkeitsaufnahme	

l) Eine Pflegekraft plant **Veränderungen** in der Umgebung und Beschäftigung eines Bewohners. Welche Maßnahmen könnten in Frage kommen?

➤ APH I/17.9

_____

_____

_____

m) Welche Punkte beachten Sie bei **Beschäftigungsangeboten?**

➤ APH I/17.9.2

_____

_____

_____

n) In der Altenpflege wurde bis jetzt noch kein Assessmentinstrument zur **Hospitalismusgefährdung** entwickelt. Welche „Hilfsmittel" dienen zur Feststellung bzw. Einschätzung der Hospitalismusgefährdung?

➤ APH I/17.9.1

_____

_____

Transfer

a) Welche **Lagerungshilfsmittel** verwenden Sie bevorzugt in Ihrer Einrichtung?

➤ APH I/17.2.2

_____

_____

_____

b) Wie wird in Ihrer Einrichtung die **Sturzgefahr** eingeschätzt?

➤ APH I/17.5.1

_____

_____

_____

c) Ein bettlägeriger Pflegebedürftiger in Ihrer Einrichtung soll regelmäßig **Atemübungen** zur besseren Belüftung durchführen. Welche Übungen könnten Sie vorschlagen?

➤ APH I/17.7.2

_____

_____

_____

Grundlagen

➤ APH I/18.1   **a)** Erklären Sie die Bedeutung der ABEDL® „**Mit existentiellen Erfahrungen des Lebens umgehen und sich dabei entwickeln können**".

_____

_____

_____

_____

_____

➤ APH I/18.1   **b)** Was ist unter dem Begriff **Selbstkonzept** zu verstehen?

_____

_____

_____

➤ APH I/18.1   **c)** Ordnen Sie die Begriffe der jeweils **richtigen Kategorie** der existentiellen Erfahrungen des Lebens zu.

Isolation – Hoffnung – lebensgeschichtliche Erfahrungen – Angst – Glaube – Trennung – Sorge – Weltanschauung – Wohlbefinden – Trauer – Ungewissheit – Schmerzen – Unabhängigkeit – Machtlosigkeit – Religionsausübung – Verlegungsstress – Freude – Misstrauen – Sterben – Integration – Abhängigkeit – Vertrauen – kulturgebundene Erfahrungen – Hoffnungslosigkeit – Zuversicht

Tab. I/18.1

Erfahrungen, die die Existenz gefährden (13 Begriffe)	Erfahrungen, die die Existenz fördern (7 Begriffe)	Erfahrungen, die die Existenz sowohl fördern als auch gefährden (5 Begriffe)

d) Welche drei **Dimensionen** ergeben das Selbstkonzept? Ergänzen Sie die Dimensionen.

➤ APH I/18.1

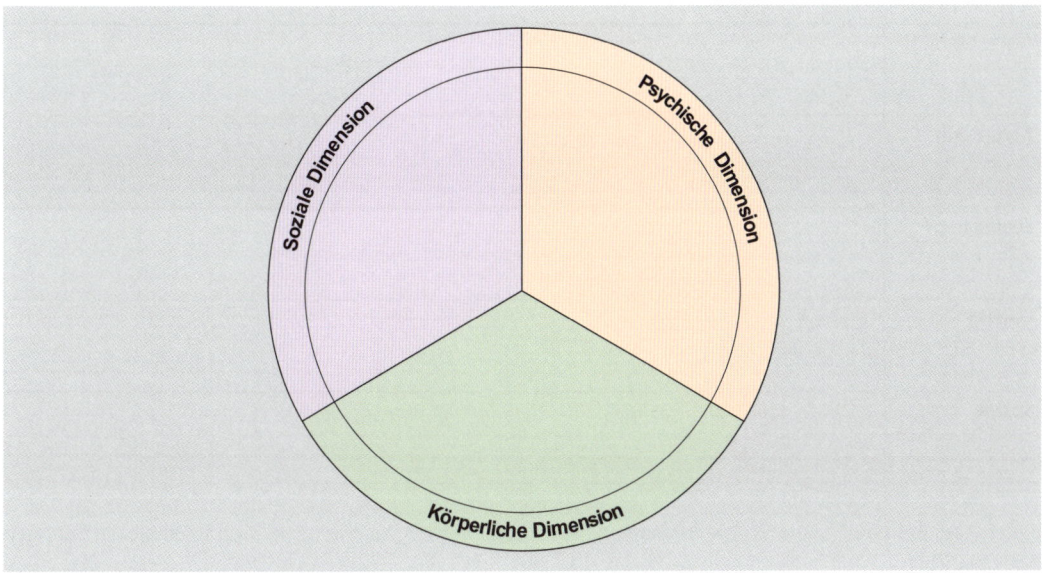

Abb. I/18.1 Dimensionen des Selbstkonzepts.

Vertiefung

a) Störungen des Selbstwertgefühls haben verschiedene **Ursachen und Einflussfaktoren.** Nennen Sie fünf Beispiele.

➤ APH I/18.3.1

_____

_____

_____

_____

_____

b) Welche **Zeichen** können im Pflegealltag darauf hindeuten, dass das Selbstbewusstsein des alten Menschen gestört ist? Nennen Sie drei Beispiele.

➤ APH I/18.3.1

_____

_____

_____

c) Welche **pflegetherapeutischen Maßnahmen** ergeben sich aus den hier genannten Folgen bei Störungen des Selbstwertgefühls für die Pflegenden?

➤ APH I/18.3.2

Selbstzerstörerisches Verhalten, Vernachlässigung der eigenen Selbstpflege	
Inaktivität, Apathie, Bewegungs- einschränkungen	

➤ APH I/18.4.1   d) **Körperbildstörungen** haben verschiedene Ursachen. Ergänzen Sie.

Altersbedingt	
Körperlich	
Seelisch	
Geistig	
Sozial	

➤ APH I/18.4.1   e) **Zeichen und Folgen** einer Körperbildstörung sind oft nicht leicht zu erkennen. Markieren Sie die richtigen Begriffe farbig.

abwertende Bemerkungen über den eigenen Körper/die eigene Leistung – befreites Lachen – Integration von Körperteilen – Nichtbeachten/Nichtberühren eines veränderten Körperteils – selbstverletzendes Verhalten – neues Knüpfen von Kontakten

Transfer

_____ **Fallbeispiel** _____

Die dreiundsiebzigjährige Frau Elbert kommt aus dem Krankenhaus zurück in das Seniorenzentrum „Maxeberg". Bei ihr ist ein Kolostoma angelegt worden. Frau Elbert ist eine sehr saubere und gepflegte Frau, schlank, modisch gekleidet und immer gut frisiert. Vor einigen Monaten begann der behandelnde Arzt eine Kortisontherapie. Durch diese änderte sich ihre äußere Erscheinung recht schnell. Sie wirkte fast adipös und wollte nicht mehr unter Leute gehen.
Bei der morgendlichen Grundpflege möchten Sie ihr beim Stomawechsel behilflich sein. Frau Elbert sagt daraufhin zu Ihnen: „Wissen Sie, jahrelang habe ich diese ekelhafte Krankheit und kämpfe mich so durch. Tun Sie, was Sie nicht lassen können, aber glauben Sie nicht, dass ich auch nur einen Blick auf den ‚Kackbeutel' werfe. Das Ding gehört nicht zu mir. Es stinkt und sieht ganz furchtbar aus – anfassen könnte ich das sowieso nicht!"

➤ APH I/18.4.1   a) Welchen **Einfluss** hat die Pflegesituation Kolostoma auf Frau Elberts Selbstwertgefühl?

_____

_____

_____

➤ APH I/18.4.1   b) Wie gehen Sie mit Frau Elbert im **pflegetherapeutischen Sinn** um?

_____

_____

_____

I/19 Soziale Kontakte und Beziehungen aufrecht erhalten können

Grundlagen

a) Was verstehen Sie unter der ABEDL® **„Soziale Kontakte und Beziehungen aufrechterhalten können"?** ➤ APH I/19.1

_____

_____

_____

_____

_____

b) Erläutern Sie die drei **Aspekte,** die nach _M. Krohwinkel_ zu der Fähigkeit gehören, „soziale Kontakte und ➤ APH I/19.1
Beziehungen aufrecht erhalten zu können".

1. In Kontakt sein und bleiben:

_____

_____

_____

2. Mit belastenden Beziehungen umgehen:

_____

_____

_____

3. Unterstützende Beziehungen erhalten, erlangen, wiedererlangen:

_____

_____

_____

Vertiefung

➤ APH I/19.1 **a)** Ergänzen Sie die Ursachen von **Einschränkungen** im Bereich „Soziale Kontakte und Beziehungen aufrecht erhalten können".

Physische Ursachen	
Psychische Ursachen	
Soziale Ursachen	

➤ APH I/19.2 **b)** Warum ist es im Bereich „Soziale Kontakte und Beziehungen aufrecht erhalten können" wichtig, die **Biografie** und die **aktuelle soziale Situation** des alten Menschen zu kennen?

_____

_____

_____

_____

_____

_____

➤ APH I/19.2 **c)** Wenn alte Menschen sich verbal nicht mehr verständigen können, wird Beobachtung besonders wichtig. Nennen Sie fünf wichtige **Beobachtungsschwerpunkte** für die ABEDL® „Soziale Kontakte und Beziehungen aufrecht erhalten können".

_____

_____

_____

_____

_____

Transfer

a) Welche **Verhaltensweisen** zeigen von sozialer Isolation betroffene alte Menschen häufig?

➤ APH I/19.3.1

_____

_____

_____

_____

_____

b) Nennen Sie **Folgen sozialer Isolation.**

➤ APH I/19.3.1

_____

_____

_____

_____

_____

c) Beschreiben Sie die wichtigsten **psychosozialen Interventionen** bei (drohender) sozialer Isolation.

➤ APH I/19.3.2

_____

_____

_____

_____

_____

I/20 Unterstützung alter Menschen beim Kommunizieren

Grundlagen

➤ APH I/20.1 **a)** Erklären Sie die folgenden Begriffe.

Kommunikation	
Wahrnehmung	
Kognitive Kompetenz	

➤ APH I/20.1 **b)** Ordnen Sie die jeweilige Sinnesfunktion dem richtigen **Sinnesorgan** zu.

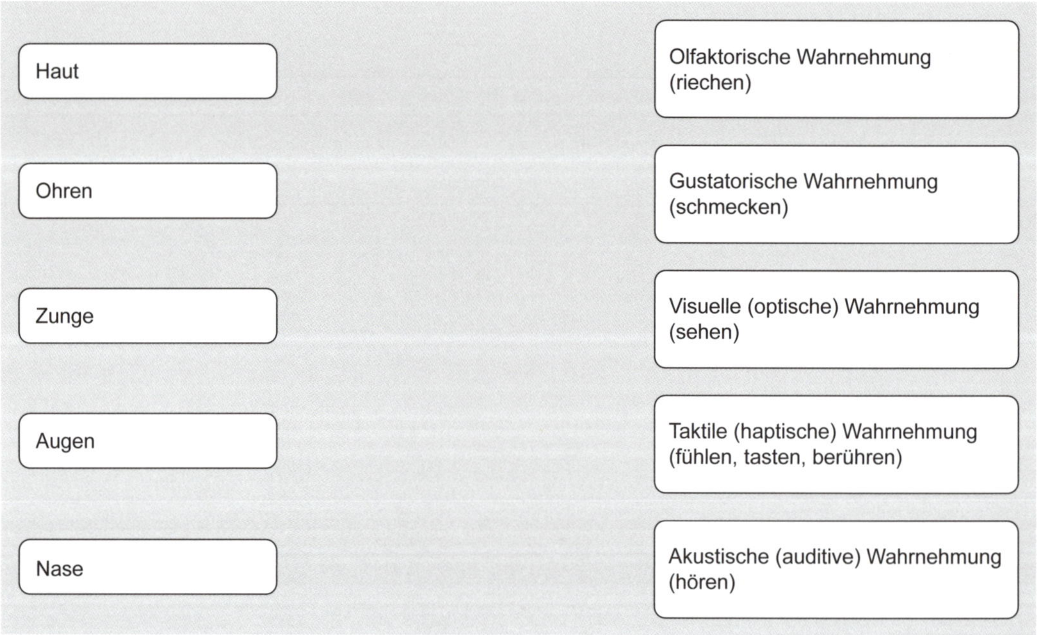

Haut		Olfaktorische Wahrnehmung (riechen)
Ohren		Gustatorische Wahrnehmung (schmecken)
Zunge		Visuelle (optische) Wahrnehmung (sehen)
Augen		Taktile (haptische) Wahrnehmung (fühlen, tasten, berühren)
Nase		Akustische (auditive) Wahrnehmung (hören)

Abb. I/20.1 Wahrnehmung (nach D. Weis-Krebs). [L143]

c) Welche **Sinnessysteme** gehören zu den in der Tabelle aufgeführten Rezeptortypen? Ergänzen Sie die Tabelle. ➤ APH I/20.1

Tab. I/20.1

Rezeptortyp	Sinnessystem
Photorezeptoren	
Thermorezeptoren	
Mechanorezeptoren	
Chemorezeptoren	
Nozizeptoren	

Vertiefung

a) Ordnen Sie die Begriffe jeweils der **verbalen** oder **nonverbalen Kommunikation** zu. ➤ APH I/20.1

Mimik – Muttersprache – lächeln – hören – Gestik – sprechen – äußere Erscheinung – Wortschatz – Körperhaltung – Stimmmodulation – Brief – intakte Sprechorgane – Körpersprache – Pflegedokumentation – Kleidung – Berührungen

Verbale Kommunikation	
Nonverbale Kommunikation	

b) Vervollständigen Sie den Lückentext. ➤ APH I/20.1

Altenpfleger sorgen für ausreichende Kompetenzen und Möglichkeiten der Wahrnehmung, Kognition und Kommunikation:

- Schwerpunkte evtl. auch auf _____ Wahrnehmungs- und Ausdrucksmöglichkeiten als die Sprache, z. B. _____ als Ausdruck von _____ zu setzen
- _____ und den Krankheitsverlauf des alten Menschen zu kennen und in den täglichen Umgang _____
- Die eigene Art des Wahrnehmens und Denkens nicht zum _____ für eine korrekte _____ zu erheben, sondern auch andere Verhaltensweisen und Interpretationen der _____ zuzulassen
- Den alten Menschen trotz seiner _____ ernst zu nehmen und ihn nicht mit einem _____ zu stigmatisieren
- Offen zu sein im Umgang mit _____ Hilfsmitteln

> APH I/20.1   c) Nennen Sie Beispiele von Informationen, die im Rahmen der Erhebung des **individuellen Pflegebedarfs** in der ABEDL® „Kommunizieren können" von Bedeutung sind.

Hören	
Sehen	
Riechen, Schmecken, Tasten	
Schmerzen	
Kognitive Kompetenz	
Sprache, Körpersprache	

Transfer

_____ **Fallbeispiel** _____

Die demenzerkrankte Frau Hohm liegt die meiste Zeit des Tages im Bett, spricht nicht mehr deutlich und gibt meistens unartikulierte Laute von sich. Sie ist sehr kurzsichtig und besitzt eine Brille, die sie aber im Bett nicht trägt. Auch das vorhandene Hörgerät trägt sie nicht mehr, seit sie es sich einmal in den Mund gesteckt hat. Ihre Bewegungsfähigkeit ist durch Kontrakturen stark eingeschränkt. Sie kann nicht mehr gehen und stehen, lediglich im Bett bewegt sie sich unruhig. Die jüngste Tochter von Frau Hohm kümmert sich um ihre Mutter. Morgens wird von Frau Zenker vom ambulanten Dienst die Grundpflege als basal-stimulierende Waschung durchgeführt. Beim Wechsel der Inkontinenzeinlage verzieht Frau Hohm das Gesicht und hält sich die Nase zu. Frau Zenker muss lachen, und Frau Hohm lacht laut mit. Danach setzt Frau Zenker Frau Hohm in den Multifunktionsrollstuhl. Da die alte Dame nicht mehr stehen kann, führt Frau Zenker einen kinästhetischen Knietransfer durch. Dabei schmiegt sich Frau Hohm an die Altenpflegerin und gibt ihr einen Kuss auf die Wange. Frau Hohms Tochter ist begeistert: „Meine Mutter scheint Sie ja richtig gern zu haben. Mir ist auch schon aufgefallen, dass sie viel ruhiger und entspannter ist, wenn sie von Ihnen versorgt wird. Wie machen Sie das denn?"

a) Welche **Ressourcen bzw. Einschränkungen** finden Sie bei Frau Hohm bezüglich der ABEDL® „Kommunizieren können"?

➤ APH I/20

Tab. I/20.2

	Ressourcen	Einschränkungen
Hören		
Sehen		
Riechen, Schmecken, Tasten		
Schmerzen		
Kognitive Kompetenz		
Sprache, Körpersprache		

b) Warum scheint Frau Hohm die Altenpflegerin Dorothee Zenker **besonders gern** zu haben?

➤ APH I/20

_____

_____

_____

_____

I/21 Unterstützung alter Menschen bei der Bewegung

Grundlagen

➤ APH I/21.1 **a)** Was verstehen Sie unter der ABEDL® **„Sich bewegen können"?**

_____

_____

_____

_____

➤ APH I/21.1 **b)** Beurteilen Sie, ob folgende Sätze richtig oder falsch sind.

Tab. I/21.1	Richtig	Falsch
1. Bewegung ist elementar für das Leben.	☐	☐
2. Sie ist Voraussetzung dafür, dass die Menschen glücklich sind.	☐	☐
3. Durch Bewegung ist der Mensch in der Lage, die tiefsten Gedanken zu fassen.	☐	☐
4. Bewegung beugt zahlreichen Erkrankungen vor.	☐	☐

➤ APH I/21.1 **c)** Was verstehen Sie unter den folgenden Begrifflichkeiten?

Geistige Beweglichkeit	
Mobilität durch Bewegung	
Bewegung als Ausdruck seelischer Stimmungslagen	
Gangbild	
Haltung	

➤ APH I/21.1 **d)** Erklären Sie – im Zusammenhang mit der Bewegung – den Satz: **„Use it or lose it".**

_____

_____

_____

Vertiefung

a) Ergänzen Sie die Tabelle zur Einteilung der **Erkrankungen,** die die Beweglichkeit und Mobilität beeinträchtigen können. Ordnen Sie diese jeweils richtig zu.

➤ APH I/21.1

Arthrose – Bewusstseinseinschränkungen – Schädigung des Rückenmarks, z. B. Querschnittlähmung – Osteoporose – Schilddrüsenfunktionsstörungen – Schwindel – Erkrankungen mit Atemnot – Lähmungen, z. B. durch Apoplexie, Hirntumoren – Chron. Polyarthritis – Depression – Erkrankungen, die den Körper schwächen, z. B. Infektionen mit Fieber – Morbus Parkinson – Starkes Über- oder Untergewicht – Morbus Bechterew – Chronische Durchblutungsstörungen der Beine – Gicht – Frakturen – Prellungen – Demenzerkrankung – Zerrungen – Amputationen – Polyneuropathie bei Diabetes mellitus – Multiple Sklerose – Erkrankungen, die mit Schmerzen einhergehen

Tab. I/21.2

Erkrankungen des Bewegungs-apparats	Erkrankungen des Nervensystems	Erkrankungen anderer Organ-systeme

b) Folgende Anhaltspunkte zur **Beobachtung** stellen für die Pflegeperson bei der Erhebung des individuellen Pflegebedarfs eine Hilfe dar. Beschreiben Sie die Punkte genauer.

➤ APH I/21.2

Gangbild	
Körperliche Verfassung	
Körpergewicht	
Krankheitsfolgen	
Hautfarbe	
Welche Anforderungen können bewältigt werden?	
Wie werden Bewegungen durchgeführt?	

➤ APH I/21.3   c) Nennen Sie vier **Zeichen,** an denen eine beeinträchtigte körperliche Mobilität zu erkennen ist.

_____

_____

_____

_____

Transfer

➤ APH I/21.3,   a) Welche **pflegetherapeutischen Möglichkeiten** finden Sie für Frau Blume in den folgenden Bereichen?
Fallbeispiel I und II

Gestaltung der Umgebung	
Technische Hilfsmittel	

➤ APH I/21.3.2   b) Beim **kinästhetischen Arbeiten** können Sie einen Pflegebedürftigen vom Sitzen zum Stehen bringen, indem Sie langsam an den Handgelenken ziehen, selbst Stück für Stück zurückgehen und beim Aufstehen die Hände langsam nach oben drehen. Können Sie diese Art des Hochziehens bei Frau Blume anwenden? Begründen Sie Ihre Antwort.

_____

_____

_____

_____

➤ APH I/21.4   c) Welche **Grenzen der aktivierenden Pflege** muss Moritz Schmitz bei der Pflegeplanung von Frau Blume beachten?

_____

_____

_____

I/22 Vitale Funktionen aufrecht erhalten

Grundlagen

a) Ergänzen Sie den folgenden Lückentext zum Lebens- und Kompetenzbereich „Vitale Funktionen des Lebens aufrecht erhalten" mit den aufgeführten Begriffen.

➤ APH I/22.1

Krohwinkel – Selbstpflegerfordernisse – Ziel – Erhaltung des Lebens – Regulierung – Atmung – Körpertemperatur – Stoffwechselvorgänge – Herz-Kreislaufsystems – nicht – „Lebensaktivitäten realisieren können" – Organismus – funktionierendes

„Vitale Funktionen aufrecht erhalten" ist der Lebensbereich, der alle _____ umfasst, die die _____ der Atmung, des _____ und der Körpertemperatur zum _____ haben, um das für alle _____ notwendige innere Milieu des _____ zu sichern.
Diese ABEDL® gehört zur ersten Kategorie _____ des Pflegemodells von Monika _____.

Die Fähigkeit, vitale Funktionen aufrecht zu erhalten, ist unabdingbar für die _____.
Ohne ausreichende _____, ohne ein _____ Herz-Kreislauf-System und ohne die Regulierung der _____ ist menschliches Leben _____ möglich.

b) Welche Folgen treten bei den unten genannten **Beeinträchtigungen der Vitalfunktionen** auf? Ergänzen Sie die Satzanfänge.

➤ APH I/22.1

Akute und massive Störungen der Vitalfunktionen ...	
Chronische bzw. weniger akute Beeinträchtigungen der Vitalfunktionen ...	

c) Unterscheiden Sie die Begriffe **Kern- und Schalentemperatur** hinsichtlich des Orts und der Temperaturwerte.

➤ APH I/22.1

Tab. I/22.1

	Ort	Temperaturwert
Kerntemperatur		
Schalentemperatur		

> APH I/22.1 **d)** Ordnen Sie die folgenden Aussagen der **Wärmebildung** bzw. der **Wärmeabgabe** zu.

erfolgt überwiegend über die Haut (90 %) – durch Muskelkontraktionen – erfolgt über die Atmung – Wärmeströmung – geschieht durch Stoffwechselvorgänge – erfolgt über die Ausscheidung von Harn und Stuhl – Wärmestrahlung – Bildung von etwas mehr als der Hälfte in der Leber in Ruhe – Verdunstung

Wärmebildung	
Wärmeabgabe	

> APH I/22 **e)** Setzen Sie die **Erkrankungen,** die Einschränkungen der Vitalfunktionen auslösen, im richtigen Organsystem ein.

akute Bronchitis – Thrombophlebitis – Herzinsuffizienz – Lungenembolie – Lungenödem – Asthma bronchiale – Koronare Herzkrankheit – Tbc – Varikosis – Hypertonie – Pneumonie – Herzinfarkt – chronische Bronchitis – Herzrhythmusstörungen – Lungenödem – Phlebothrombose – Lungenemphysem – Diabetes mellitus – Bronchialkarzinom

Atmungssystem	
Herz-, Kreislauf- und Gefäßsystem	
Andere	

> APH I/22.3.2

Knifflig!

f) Was ist **medizinischer Sauerstoff?** Kreuzen Sie die richtige Lösung an.

Ein Hilfsmittel	☐
Ein Medizinprodukt	☐
Ein Arzneimittel	☐

Vertiefung

a) Welche vier Vitalfunktionen sind im **Notfall** zu prüfen bzw. zu messen?   ➤ APH I/22.2

_____

_____

_____

_____

b) Nennen Sie die **Beobachtungskriterien** der folgenden Vitalfunktionen und geben Sie (wenn möglich) die   ➤ APH I/22.2
Normwerte an.

Tab. I/22.2

Vitalfunktion	Beobachtungskriterien	Normwerte
Atmung		
Husten		
Sputum		
Puls		
Blutdruck		
Körpertemperatur		

c) Stellen Sie die folgenden **Pulsrhythmen** zeichnerisch (mit Punkten) dar.   ➤ APH I/22.2

Regelmäßiger Puls	
Zwillingspuls	
Extrasystolen	
Absolute Arrhythmie	

Transfer

> APH I/22.2

a) Ordnen Sie die richtige **Messmethode** dem jeweils richtigen Messort der Körpertemperatur zu.

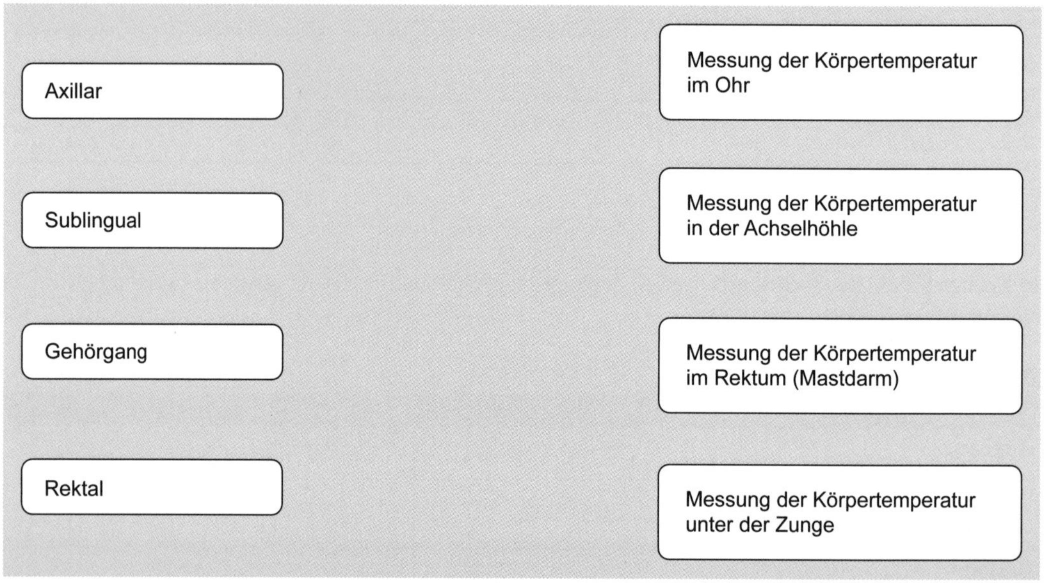

Axillar	Messung der Körpertemperatur im Ohr
Sublingual	Messung der Körpertemperatur in der Achselhöhle
Gehörgang	Messung der Körpertemperatur im Rektum (Mastdarm)
Rektal	Messung der Körpertemperatur unter der Zunge

Abb. I/22.1. Messmethoden Körpertemperatur (nach D. Weis-Krebs). [L143]

> APH I/22.7.1

b) Wie verhalten Sie sich, wenn bei einem Pflegebedürftigen Anzeichen einer **akuten Bewusstseinsstörung** vorliegen?

_____

_____

_____

_____

I/23 Unterstützung alter Menschen bei der Körperpflege und beim Kleiden

Grundlagen

a) Welche Aktivitäten werden zur ABEDL® **„Sich pflegen"** gerechnet? ➤ APH I/23.1

_____

_____

_____

_____

b) Neben der einfachen Körperreinigung sind bei der Unterstützung im Bereich „Sich pflegen" noch weitere Dimensionen anzustreben. Erläutern Sie diese in der folgenden Tabelle. ➤ APH I/23.3.2

Integration	
Möglichkeit	
Intimsphäre	
Umgebung	
Berührung	

c) Was sind **Syndets?** ➤ APH I/23.3.2

_____

_____

➤ APH I/23.3.2   **d)** Unterscheiden Sie die folgenden **Hautpflegemittel** nach Vor- und Nachteilen.

Wasser-in-Öl-Emulsionen (W/O)	Vorteile:	Nachteile:
Öl-in-Wasser-Emulsionen (O/W)	Vorteile:	Nachteile:

➤ APH I/23.3.2   **e)** Welche Maßnahmen der Teilpflege sind bei gesunden Menschen *nicht* notwendig?

Augenpflege	☐
Nasenpflege	☐
Ohrenpflege	☐

Vertiefung

➤ APH I/23.1   **a)** Erklären Sie folgende **Abweichungen** von der normalen Hautfarbe und geben Sie mögliche physiologische und pathologische Ursachen an.

Rötung	
Blässe	
Gelbfärbung	
Blaufärbung	

➤ APH I/23.3.2   **b)** Welches sind Ziele des Konzepts der Basalen Stimulation? Markieren Sie diese farbig.

Genesungsprozess forcieren – Fremdwahrnehmung verbessern – Interaktion nach außen wegen Schonung so weit wie möglich eindämmen – Eigenaktivität steigern – Wahrnehmung des geistigen Schemas unterstützen – Orientierungsmöglichkeiten wegen der Gefahr der Verwirrung abschwächen

➤ APH I/23.3.2   **c)** Warum sollte nach dem Verzehr von **säuerlichem Obst** mit der Zahnpflege ca. 30 Minuten gewartet werden?

_____

_____

d) Welche Aussage im Bereich der **Körperpflege** trifft zu? Verbessern Sie sie ggf. ➤ APH I/23.3.2

Tab. I/23.1

Aussage	Stimmt?	Ggf. Korrektur
1. Die Mundpflege sollte zuerst durchgeführt werden, sie verbessert die Wachheit des alten Menschen.	☐	
2. Pneumonie-, Kontraktur-, Thrombose-, Intertrigo- und Dekubitusprophylaxe sollten in die Körperpflege integriert werden.	☐	
3. Es spricht nichts gegen die Körperpflege morgens um fünf Uhr durch die Nachtwache.	☐	
4. Wenn möglich, sollte der Körper von oben nach unten gewaschen werden.	☐	

e) Warum sollte bei der **Intimpflege beim Mann** die Vorhaut nach dem Waschen wieder zurückgeschoben werden? ➤ APH I/23.3.2

_____

_____

f) Bei welchen Pflegebedürftigen sollte **Nagelpflege** der professionellen Nagelpflege überlassen werden? Nennen Sie zwei Beispiele mit Begründung. ➤ APH I/23.3.2

_____

_____

_____

_____

g) Nennen Sie je einen Vor- und einen Nachteil von **hinten offenen Nachthemden** (_Flügelhemden_). ➤ APH I/23.5.2

Vorteil	
Nachteil	

Transfer

a) Warum sollten in der Praxis beim **Konzept der Basalen Stimulation**® Berührungen möglichst großflächig und ohne Handschuhe gestaltet werden? ➤ APH I/23.3.2

_____

_____

_____

_____

➤ APH I/23.3.2   **b)** Überlegen Sie **Alternativen** zu der Vorgabe, dass alte Menschen jeden Tag von Kopf bis Fuß gewaschen werden sollten.

_____

_____

_____

_____

➤ APH I/23.3.2   **c)** Überlegen Sie sich für Ihre Arbeit in der Praxis Pflegemaßnahmen bei einem Pflegebedürftigen Ihrer Wahl, wo nicht die Reinigung im Vordergrund steht, sondern das **Wohlbefinden** (*Wellness*).

_____

_____

_____

_____

I/24 Unterstützung alter Menschen beim Essen und Trinken

Grundlagen

a) Warum muss man überhaupt **essen und trinken?** ➢ APH I/24.1

____

____

____

Knifflig!

b) Erklären und unterscheiden Sie die Begriffe. ➢ APH I/24.1

Appetit	
Hunger	

c) Wie sollte die Nahrung mit den Hauptbestandteilen Kohlenhydrate, Fett und Eiweiß **zusammengesetzt** sein? Ergänzen Sie die Prozentzahlen. ➢ APH I/24.1

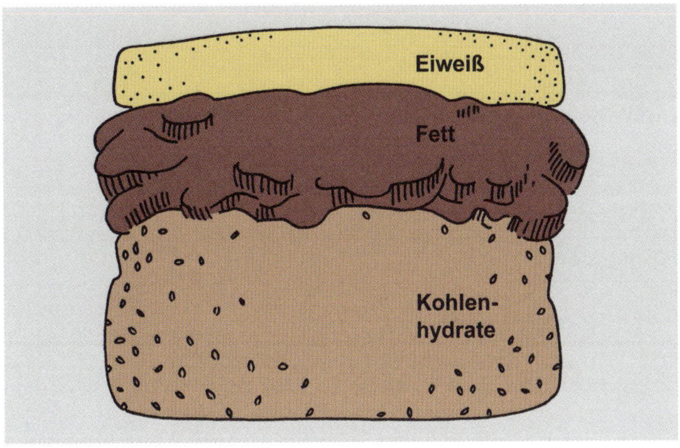

Abb. I/24.1 Hauptbestandteile der Nahrung. [L119]

d) Welche **körperlichen Parameter** können in Hinsicht auf den Ernährungszustand gemessen werden und welcher Wert wird wie daraus berechnet? ➢ APH I/24.2

____

____

____

➤ APH I/24.4   **e)** Was bezeichnet man als **Flüssigkeitsdefizit?**

_____

_____

_____

Vertiefung

➤ APH I/24.1   **a)** Welche **Krankheiten** werden durch folgende Elemente einer ungesunden Ernährung wahrscheinlicher? Geben Sie je ein Beispiel.

Zu viel Industriezucker	
Zu fettreich	
Zu wenig Ballaststoffe	

➤ APH I/24.1   **b)** Ergänzen Sie bei folgenden Stichworten **altersbedingte Veränderungen,** die Einfluss auf die Ernährung haben könnten.

Zahnverlust	
Leber	
Schlucken	
Depression	

➤ APH I/24.2   **c)** Je nach Quelle werden unterschiedliche BMI-Werte für einen **Hinweis auf Fehlernährung** gegeben. Ordnen Sie die folgenden Antwortmöglichkeiten dem jeweiligen BMI-Wert zu.

Deutsche Gesellschaft für Geriatrie – Beck & Ovesen 1998 – WHO

BMI < 18,5 kg/m^2	
BMI < 20 kg/m^2	
BMI < 24 kg/m^2	

d) Nennen Sie drei **Assessmentinstrumente** für den Ernährungszustand. ➤ APH I/24.2

_____

_____

_____

TIPP!
Der **Expertenstandard Ernährungsmanagement** empfiehlt zur Einschätzung einer Gefahr von Fehlernährung das zweistufige Instrument _„Pflegerische Erfassung von Mangelernährung und deren Ursachen"_ (PEMU), einzusehen unter: www.dnqp.de/PEMU.pdf

e) Welche der folgenden Faktoren können ein **Selbstversorgungsdefizit** bei der Ernährung verursachen? ➤ APH I/24.3
Markieren Sie farbig.

Medikamente – Lieblingsspeisen – Demenz – Bettlägerigkeit – optisch ansprechende Speisen – unpassende Zahnprothese

f) Wie beurteilen Sie **Ausdrücke** wie „Lätzchen" oder „füttern"? ➤ APH I/24.3

_____

_____

g) Mit welchem **Test** können Sie ein Flüssigkeitsdefizit bei einem alten Menschen feststellen? Kreuzen Sie den ➤ APH I/24.4.1
richtigen Test an und beschreiben Sie ihn.

Fingertest	☐	
Hautfaltentest	☐	
Kniesehnenreflextest	☐	

h) Welches ist die **Hauptgefahr** bei einer Schluckstörung? ➤ APH I/24.7.1

_____

Transfer

a) Welche Nährstoffe müssen **vermehrt** zugeführt werden, wenn einer Ihrer Pflegebedürftigen einen Dekubitus hat? ➤ APH I/24.1

_____

_____

_____

➤ APH I/24.3.2   **b)** Welche Kostform könnte sinnvollerweise in Ihrer Einrichtung zusätzlich angeboten werden? Begründen Sie.

_____

_____

_____

➤ APH I/24.3.2   **c)** Welche **technischen Hilfsmittel** empfehlen Sie bei folgenden Einschränkungen? Geben Sie je ein Beispiel.

Tremor beim Trinken	
Halbseitenlähmung	
Taubheitsgefühle in den Händen	

➤ APH I/24.3.2   **d)** Welche Interventionen können Sie durchführen, wenn ein Pflegebedürftiger in Ihrer Einrichtung häufig über **Blähungen** klagt?

_____

_____

_____

➤ APH I/24.4.2   **e)** Was sollten Sie einem Pflegebedürftigen raten, der aus **Angst vor Harninkontinenz** absichtlich zu wenig trinkt?

_____

_____

_____

I/25 Unterstützung alter Menschen beim Ausscheiden

Grundlagen

a) Welche **Arten von Ausscheidungen** stehen in dieser ABEDL® im Vordergrund, welche treten eher in den Hintergrund? ➤ APH I/25.1

Im Vordergrund	
Im Hintergrund	

b) Erklären Sie folgenden Abweichungen der **Urinausscheidung** und geben Sie je eine mögliche Ursache für die pathologischen Befunde an. ➤ APH I/25.2

Polyurie	
Trüber, flockiger Urin	
Bierbrauner Urin mit gelbem Schaum	
Azetongeruch	

c) Ordnen Sie den Erklärungen die jeweilige **Miktionsstörung** zu. ➤ APH I/25.2

Unvermögen, bei gefüllter Blase Harn zu lassen	
Häufiges Wasserlassen bei gleich bleibender Gesamtausscheidungsmenge	
Häufiges nächtliches Wasserlassen	

> APH I/25.2 **d)** Nennen Sie je eine Ursache für folgende Abweichungen der physiologischen **Stuhlproduktion.**

Verminderte Stuhlmenge/ Häufigkeit der Entleerung	
Bleistiftförmiger Stuhl	
Schwarzer Stuhl	
Frische Blutauflage	

> APH I/25.4 **e)** Wie wird **Harninkontinenz** definiert?

_____

_____

> APH I/25.6.2 **f)** Welches ist die physiologische **Stuhlganghäufigkeit** (_Frequenz_)?

_____

_____

> APH I/25.7 **g)** Nennen Sie je zwei **Ursachen** einer akuten und einer chronischen Diarrhö.

Akute Diarrhö	
Chronische Diarrhö	

> APH I/25.7.1 **h)** Welches **generelle Pflegeproblem** tritt im Zusammenhang mit einer Diarrhö auf?

_____

Vertiefung

> APH I/25.2 **a)** Wie wird eine **Flüssigkeitsbilanz** erstellt?

_____

_____

_____

_____

b) Stellen Sie folgende **Inkontinenzformen** in ihrer Symptomatik gegenüber.

➤ APH I/25.4

Stressinkontinenz	
Dranginkontinenz	

─────────────── **Knifflig!** ───────────────

c) Welche drei **Formen des Toilettentrainings** empfiehlt der „Expertenstandard Kontinenzförderung"?

➤ APH I/25.4.2

_____

_____

_____

d) Welches sind Einflussfaktoren für eine **Obstipation?** Markieren Sie farbig.

➤ APH I/25.6.1

Prüfungsstress – langes Sitzen – zu viel Trinken – verdreckte Toiletten – schwache Bauchmuskulatur – ballaststoffreiche Ernährung

─────────────── **Knifflig!** ───────────────

e) Wie können Obstipation und Harnverhalt bzw. Harninkontinenz **zusammenhängen?**

➤ APH I/25.6.1

_____

_____

_____

f) Eignet sich **Lactulose** als Abführmittel für Diabetiker?

➤ APH I/25.6.2

_____

_____

_____

g) Beurteilen Sie folgende Aussagen im Zusammenhang mit der Stuhlausscheidung. Welche Aussage stimmt? Korrigieren Sie ggf.

➤ APH I/25.6.2

Tab. I/25.1

Aussage	Stimmt?	Ggf. Korrektur
1. Ein Suppositorium sollte in der Hand angewärmt werden.	☐	
2. Die Spitze eines Klysmas sollte nie mit Vaseline eingefettet werden.	☐	
3. Die digitale Ausräumung ist das letzte Mittel der Wahl.	☐	
4. Ein Darmeinlauf wirkt nur mechanisch.	☐	

➤ APH I/25.8.2   **h)** Was tun Sie, wenn ein Pflegebedürftiger im Bett zu **erbrechen** droht und sich **nicht aufsetzen** darf?

_____

_____

Transfer

➤ APH I/25.4.2   **a)** Wirkt das **Beckenbodentraining** bei Betroffenen mit einer Überlaufinkontinenz?

_____

_____

➤ APH I/25.4.1   **b)** Führen Sie bei einem Bewohner ein **Miktionsprotokoll** über 5–7 Tage. Welche Punkte konnten Sie problemlos, welche schwieriger erfassen?

_____

_____

_____

➤ APH I/25.4   **c)** Welche Rolle spielen die im Expertenstandard dargestellten **Kontinenzprofile** in Ihrer Einrichtung?

_____

_____

_____

➤ APH I/25.6.2   **d)** Untersuchen Sie, welche Arten von **Laxanzien** bei Ihren Bewohnern verordnet sind.

_____

_____

_____

I/26 Unterstützung alter Menschen beim Ruhen und Schlafen

Grundlagen

a) Wie unterscheiden sich die **Schlaf- und die Wachphase?**

➤ APH I/26.1

_____

_____

b) Nennen Sie vier **Krankheiten,** die den Nachtschlaf stören können.

➤ APH I/26.1

_____

_____

c) Welche **Ausstattung** hat ein Pflegebett? Vervollständigen Sie die Abbildung.

➤ APH I/26.3.2

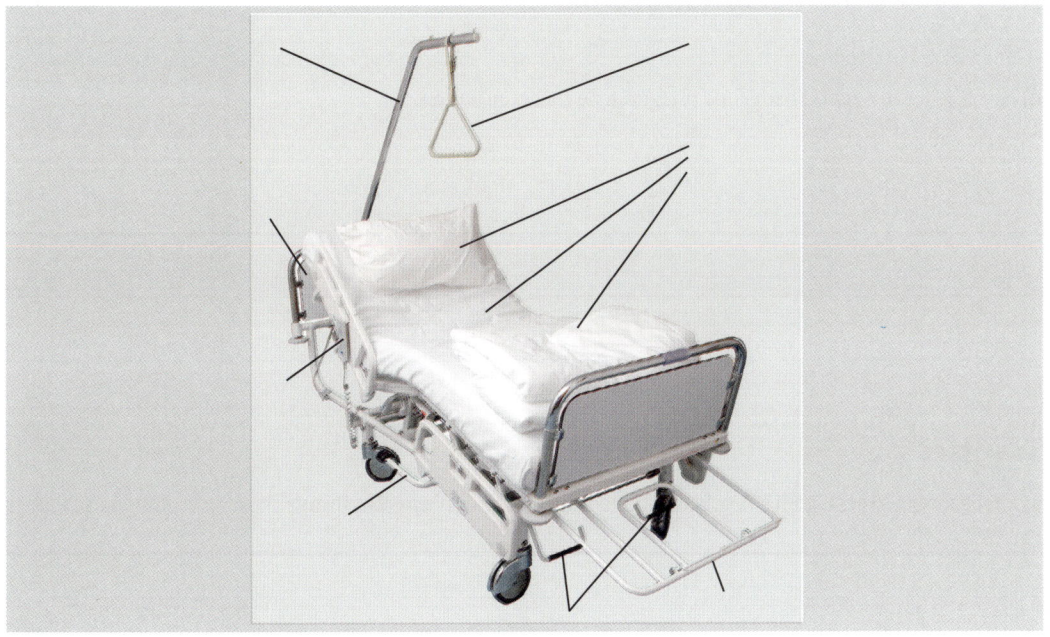

Abb. I/26.1 Beispiel eines Pflegebetts mit mechanischer Verstellmöglichkeit. [K115]

d) Nennen Sie drei Faktoren, die eine **nächtliche Lagerungsplanung** erfordern.

➤ APH I/26.3.2

_____

_____

_____

➤ APH I/26.4   **e)** Welche zwei Formen von **Schlafstörungen** werden unterschieden?

_____

_____

Vertiefung

➤ APH I/26.1   **a)** Welche Folgen können **Störungen während der REM-Phase** haben?

_____

➤ APH I/26.1   **b)** Schätzen Sie, wie viel Prozent der stationär untergebrachten alten Menschen **Schlafmedikamente** erhalten: Kreuzen Sie die richtige Lösung an.

50 %	☐
75 %	☐
90 %	☐

➤ APH I/26.3.2 **c)** Beschreiben Sie die Anwendungsmöglichkeiten der **Trendelenburglagerung.**

_____

_____

➤ APH I/26.4.2 **d)** Nennen Sie vier **schlaffördernde pflegerische Interventionen.**

_____

_____

_____

_____

Transfer

➤ APH I/26.2   **a)** Beobachten Sie bei einem Pflegebedürftigen seinen **Schlaf-Wach-Rhythmus.** Wie viele Stunden schläft er in 24 Stunden?

_____

➤ APH I/26.3.2 **b)** Welche Möglichkeit gibt es im ambulanten Bereich, einen Teil eines Doppelbetts **für die Pflege geeignet** zu machen?

_____

_____

➤ APH I/26.3.2 **c)** Welche **gesundheitsförderliche Maßnahme** berücksichtigen Sie in Ihrer Praxis beim Bettenmachen?

_____

I/27 Sich beschäftigen, Lernen, sich entwickeln

Grundlagen

a) Definieren Sie den **Lebensbereich „Sich beschäftigen, Lernen, sich entwickeln"**.

➤ APH I/27.1

_____

_____

_____

b) In welche drei Bereiche wird **Bildung** unterschieden?

➤ APH I/27.1

_____

_____

_____

c) Was wird unter einem **Beschäftigungsdefizit** verstanden?

➤ APH I/27.3

_____

_____

d) Welche vier **Phasen** müssen bei einer **Gruppenaktivität** beachtet werden?

➤ APH I/27.3.2

_____

_____

_____

_____

Vertiefung

a) Warum ist die Beachtung **des Lebensbereichs „Sich beschäftigen"** auch in der Altenpflege von Bedeutung?

➤ APH I/27.1

_____

_____

APH I/27.2

b) Erarbeiten Sie vier Themen, die Sie auf dem **Weg zur Pflegediagnose** im Lebensbereich „Sich beschäftigen" bei der Befragung des Pflegebedürftigen für wichtig halten.

_____

_____

_____

_____

APH I/27.3.2

c) Geben Sie je ein Beispiel für folgende Arten von Angeboten bei einem Beschäftigungsdefizit.

Handwerklich orientierte Beschäftigungsangebote	
Familien- und hausarbeitsorientierte Angebote	
Bildungsorientierte Beschäftigungsangebote	
Kulturorientierte Beschäftigungsangebote	
„10-Minuten-Aktivierung"	

Transfer

APH I/27.1

a) Schauen Sie auf Ihre **Bildungsbiografie** und zeichnen Sie in den Kreis die Anteile von Allgemein-, beruflicher und persönlicher Bildung jeweils farbig ein.

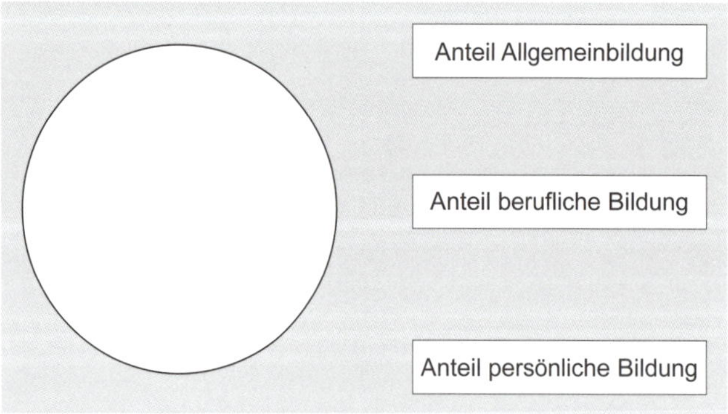

Anteil Allgemeinbildung

Anteil berufliche Bildung

Anteil persönliche Bildung

Abb. I/27.1 Anteile der Bildung in der eigenen Biografie. [L143]

APH I/27.1

b) Welche Bedeutung hatte **berufliche Arbeit** für die alten Menschen, die Sie betreuen? Stellen Sie Vermutungen an und befragen Sie Ihre Bewohner.

_____

_____

_____

I/28 Die eigene Sexualität leben

Grundlagen

a) Ergänzen Sie die Aussage zum **Lebensbereich „Die eigene Sexualität leben"**. ➤ APH I/28.1

Bei der ABEDL® „Die eigene Sexualität leben" geht es nicht nur um Geschlechtlichkeit und Sexualität, sondern …	

b) Welche Aussagen zu **Rollenbildern** in der Gesellschaft treffen zu? Kreuzen Sie die richtigen Aussagen an. ➤ APH I/28.1

1. Weibliche Angestellte erzielen durchschnittlich nur 50 % des Einkommens von Männern in vergleichbaren Positionen.	☐
2. Frauen dürfen seit 2001 uneingeschränkt Dienst in der Bundeswehr tun.	☐
3. Vergewaltigungen in der Ehe blieben bis 1997 straffrei.	☐

Vertiefung

a) Nennen Sie vier **Erkrankungen,** die einen Einfluss auf das gesunde Verhalten als Mann oder Frau haben. ➤ APH I/28.1

_____

_____

_____

_____

➤ APH I/28.3.2 **b)** Wie kann **unangemessene Nähe** auf Menschen wirken? Ergänzen Sie die Gedanken der Beteiligten.

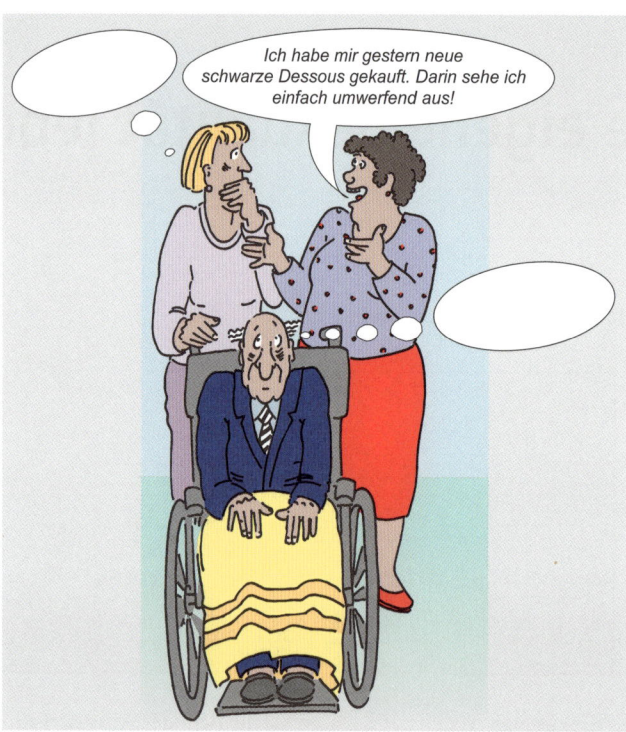

Ich habe mir gestern neue schwarze Dessous gekauft. Darin sehe ich einfach umwerfend aus!

Abb. I/28.1 Nähe und Distanz. [L119]

➤ APH I/28.4 **c)** Warum ist ein **posttraumatisches Belastungssyndrom** (*PTBS*) in diesem Lebensbereich bedeutsam?

_____

_____

Transfer

➤ APH I/28.1 **a)** Wie würden Sie reagieren, wenn Sie Opfer von **sexuellen Übergriffen** durch Bewohner wären?

_____

_____

_____

➤ APH I/28.5.2 **b)** Welche **Angebote** könnten Sie einer pflegebedürftigen Frau machen, die ihre gewohnten Rollen verloren hat? Entwickeln Sie drei Beispiele.

_____

_____

_____

I/29 Für sichere und fördernde Umgebung sorgen

Grundlagen

a) Welche Bedürfnisse stehen nach der **Maslowschen Bedürfnispyramide** an erster Stelle vor dem Sicherheitsbedürfnis?

➤ APH I/29.1

_____

_____

b) Welche vier Aspekte kennzeichnen das **Sicherheitsbedürfnis?**

➤ APH I/29.1

_____

_____

_____

_____

c) Erklären Sie kurz die **Sicherheitssysteme** des menschlichen Körpers.

➤ APH I/29.1

Haut und Schleimhäute	
Immunsystem	
Schutzreflexe	
Sinne	

d) Was bedeutet **Verwahrlosung?**

➤ APH I/29.3

_____

_____

_____

> APH I/29.3   **e)** Erklären Sie, auf welche Weise folgende **Verhaltensstörungen** bei verwahrlosten Menschen in Betracht kommen können.

Antriebsstörungen	
Ticks	
Aggressionen	

Vertiefung

> APH I/29.1   **a)** Geben Sie zu jedem **Aspekt des Sicherheitsbedürfnisses** (siehe Grundlagen, Frage b) je ein Beispiel.

_____

_____

_____

_____

> APH I/29.1   **b)** Wann entwickelt der Mensch ein Gefühl des **Urvertrauens?**

_____

_____

> APH I/29.1   **c)** Wie können Menschen mit **religiöser Grundeinstellung** Sicherheit und Geborgenheit finden?

_____

_____

_____

> APH I/29.3.2   **d)** Stellen Sie den **Unterschied** zwischen einer Vorsorgevollmacht und einer Betreuungsverfügung dar.

Vorsorgevollmacht	
Betreuungsverfügung	

Transfer

a) Welche Folgen kann eine **einseitige Abmagerungskur** für einen Menschen haben?

➤ APH I/29.1

_____

_____

_____

b) Welche **Verhaltensmaßnahmen für Notfälle** sind in Ihrer Praxisstelle beschrieben?

➤ APH I/29

_____

_____

_____

_____

_____

TIPP!
Für die Analyse von Pflegerisiken bei Pflegebedürftigen werden die verschiedenen _Assessmentinstrumente_ (z. B. Atemskala nach Bienstein) und Risikoassessmentsysteme (z. B. Risikoassessment-Center 2012 RiAs von Standard Systeme) eingesetzt.

Grundlagen

➤ APH I/30

Knifflig!

Ergänzen Sie die Begriffe im Kreuzworträtsel (➤ Abb. I/30.1).

Horizontal

1 Ursache für Sprach- und Sprechstörungen ist eine Schädigung des Sprachzentrums im Gehirn, oftmals verursacht durch einen …

4 Ein computergestütztes Gerät, das mit verschiedenen Programmen gespeist werden kann. Es imitiert die Stimme seines Besitzers.

5 Was bedeutet Amnesie übersetzt?

7 Sprache bei Heiserkeit durch eine Erkältung

8 Störungen der Mundmotorik, führen zu erschwertem Sprechen

Vertikal

2 Sprachstörung durch Schädigung des Sprachzentrums im Gehirn nach abgeschlossener Sprachentwicklung

3 Was bedeutet Ösophagus übersetzt?

6 Gerät mit Tastatur, auf dem ein Stimmloser eine Mitteilung eintippen kann

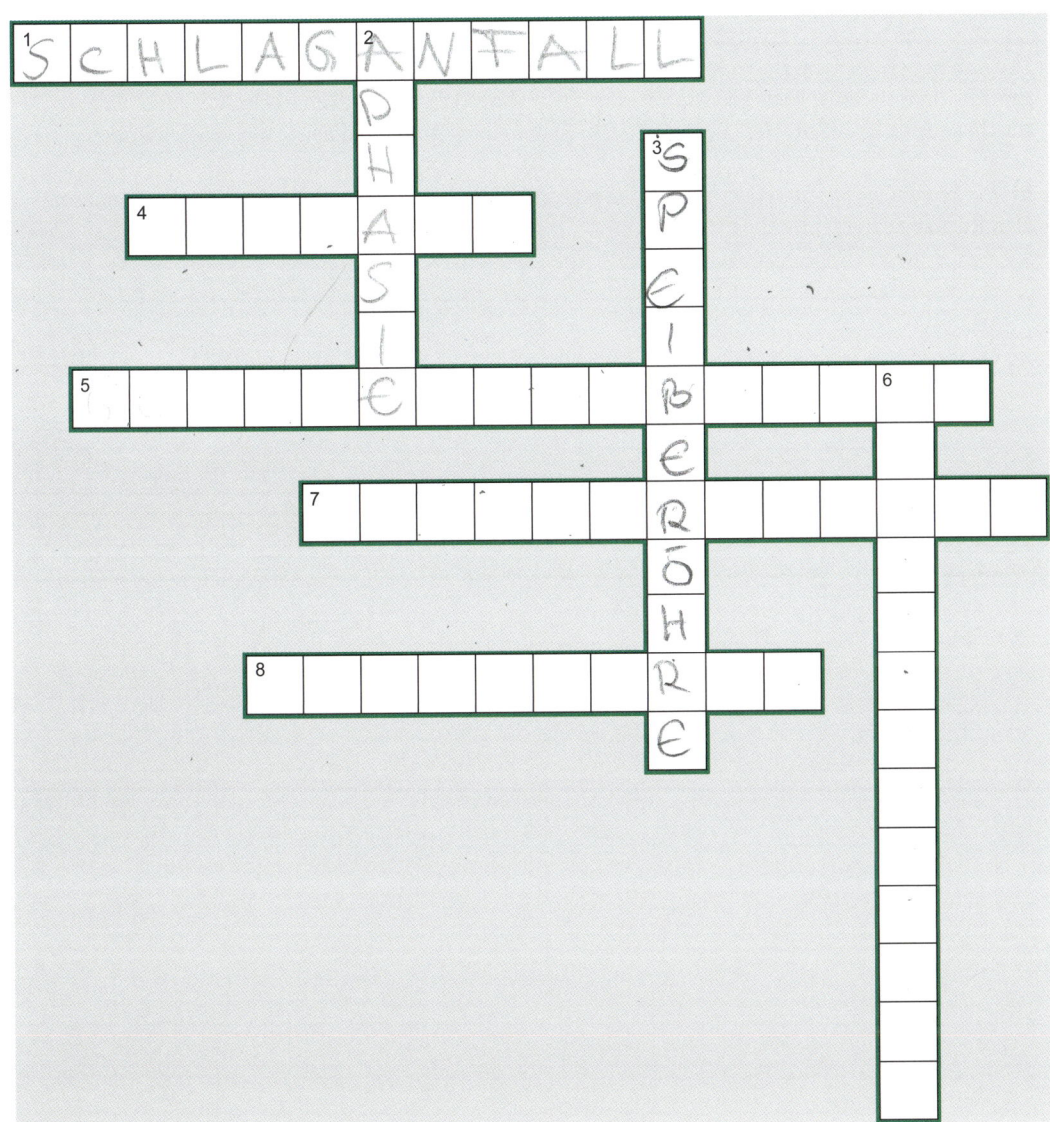

Die Kreuzworträtsel-Lösung:
1. waagerecht: SCHLAGANFALL
2. senkrecht: APHASIE
3. senkrecht: SPEIBERÖHRE

Abb. I/30.1 Kreuzworträtsel „Grundlegende Begriffe". [L143]

Vertiefung

a) Am Morgen wecken Sie einen Bewohner auf und merken, dass er ausgeprägte **Sprachstörungen** hat. Nennen Sie drei mögliche Ursachen.

➤ APH I/30.3.1

_____

_____

_____

Fallbeispiel

Der Zimmernachbar von Herrn Münsterer im „Seniorenzentrum Maxeberg", Herr Berger, hat eine ausgeprägte motorische Aphasie gepaart mit einer Dysarthrie, die sich durch eine belegte Stimme und verwaschene Sprache äußert. Herr Berger ist verzweifelt und entmutigt und neigt zum sozialen Rückzug.

> APH I/30.3.2

b) Wie können Sie Herrn Berger in seiner **Kommunikation** unterstützen und seiner **Tendenz zum sozialen Rückzug** entgegenwirken?

_____

_____

_____

_____

_____

I/31 Case Management und Überleitungspflege

Grundlagen

a) Definieren Sie **Case Management** mit eigenen Worten. ➤ APH I/31.1

_____

_____

_____

b) Was sind die **Ziele des Case Managements?** Streichen Sie die falschen Aussagen. ➤ APH I/31.1

- Bestehende Ressourcen sollten genutzt werden
- Krankenhäuser sollten optimal ausgelastet werden
- Expertenhandeln statt unvernünftiger Eigenaktionen
- Gesamtkonzept von therapeutischen und pflegerischen Hilfeleistungen
- Optimale Lebensqualität von Pflegebedürftigen.

c) Erklären Sie die **Aufgaben** der Überleitungspflege. ➤ APH I/31.3

Beratung	
Organisation	
Sicherstellung	
Dokumentation	
Herstellung	

Vertiefung

➤ APH I/31.3.1 **a)** Welche **Kriterien der Diagnosestellung** strukturieren das Assessment der Übergangspflege nach *E. Böhm?*

_____

_____

_____

_____

_____

➤ APH I/31.3.2 **b)** Welche **Funktion** hat der Nationale Expertenstandard „Entlassungsmanagement in der Pflege" für die Überleitungspflege (Beispiele)?

_____

_____

_____

TIPP!

Der *„Expertenstandard Entlassungsmanagement"* ist 2009 aktualisiert worden, die wesentlichen Aussagen sind allerdings gleich geblieben.

Transfer

➤ APH I/31.3 Schauen Sie sich den **Überleitungsbogen** im Lehrbuch (➤ APH Abb. I/31.6, nur S. 557) an und reflektieren Sie, ob der Bogen aus folgenden Perspektiven ergänzungsbedürftig ist.

Perspektive des Krankenhauses	
Perspektive des ambulanten Dienstes	
Perspektive des Pflegebedürftigen/der Angehörigen	

I/32 Grundlagen der Krankheitslehre

Grundlagen

Bitte beantworten Sie die untenstehenden Fragen stichwortartig.

a) Sind Sie im Augenblick **gesund** oder **krank?**

➤ APH I/32.1.1

_____

b) Würde Ihr bester Freund zum **gleichen Urteil** kommen wie Sie selbst? Oder Ihre Hausärztin?

➤ APH I/32.1.1

_____

c) Käme ein nach Ihrem **Gesundheitszustand** befragter Augenarzt zu einem anderen Ergebnis als Ihr Orthopäde?

➤ APH I/32.1.1

_____

_____

d) Warum fallen die Antworten oben möglicherweise **unterschiedlich** aus?

➤ APH I/32.1.1

_____

_____

Knifflig!

e) Erklären Sie die Begriffe

➤ APH I/32.2

Anamnese	
Pathogenese	
Diagnose	
Prognose	

➤ APH I/32.3   **f)** Ergänzen Sie die inneren und äußeren **Krankheitsursachen.**

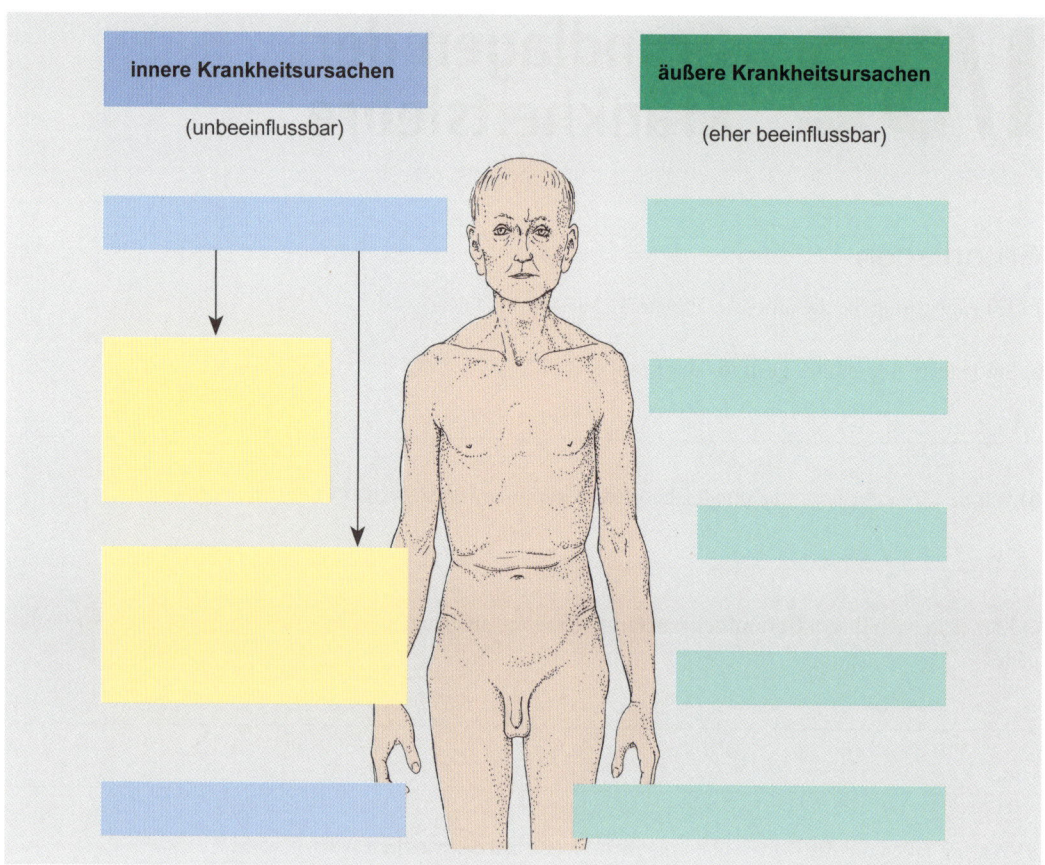

Abb. I/32.1 Innere und äußere Krankheitsursachen. [L190]

Vertiefung

➤ APH I/32.1.2   **a)** Stellen Sie das **biomedizinische** dem **salutogenetischen Modell** gegenüber, indem Sie die Tabelle ergänzen.

Tab. I/32.1		
	Biomedizinisches Krankheitsmodell	Salutogenese
Wie wird Krankheit gesehen?		
Wie wird Krankheit und/oder Gesundheit betrachtet?		
Mit welcher Frage beschäftigt sich das Modell?		

b) Welches sind die fünf **Kardinalsymptome** einer Entzündung? ➤ APH I/32.5

_____

_____

_____

_____

_____

Transfer

a) Nennen Sie je zwei Krankheiten aus Ihrer praktischen Erfahrung, die folgende **Zell- und Gewebeschäden** ➤ APH I/32.4.2
aufweisen.

Fibrose	
Degeneration	
Nekrose	

b) Woran erkennen Sie einen Bewohner mit **dekompensierter Herzinsuffizienz?** ➤ APH I/32.8

_____

_____

_____

_____

Grundlagen

> APH I/33.1.1   **a)** Welche **medizinischen Probleme** tauchen bei älteren Menschen häufig auf (*Multimorbidität*)? Vervollständigen Sie die Abbildung.

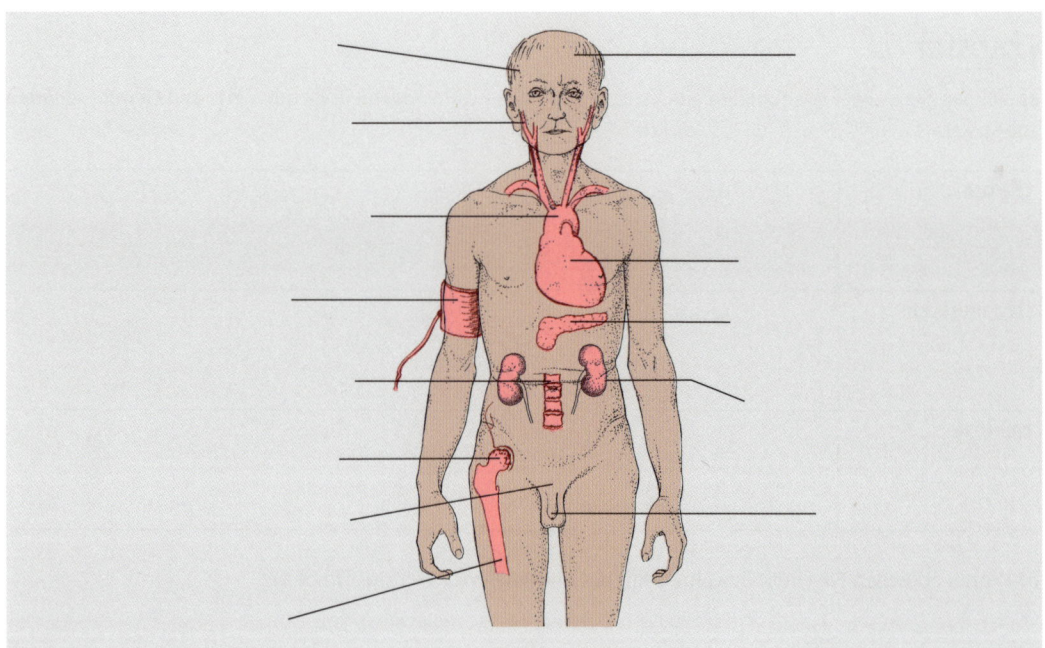

Abb. I/33.1 Multimorbidität. [L190]

> APH I/33.1.2   **b)** Was ist ein **geriatrisches Syndrom?**

_____

_____

> APH I/33.2   **c)** Erklären Sie den Begriff **Differenzialdiagnose.**

_____

_____

_____

d) Erklären Sie folgende Begriffe der **körperlichen Untersuchung.** ➤ APH I/33.3.2

Inspektion	
Palpation	
Perkussion	
Auskultation	

e) Muss eine **Sonografie** in den Röntgenpass eingetragen werden? Begründen Sie. ➤ APH I/33.2.8

_____

_____

Vertiefung

—————————— **Knifflig!** ——————————

a) Grenzen Sie die Begriffe voneinander ab. ➤ APH I/33.3.3

Physikalische Therapie	
Physiotherapie	

b) Welche Fragen/Untersuchungen gehören zum **geriatrischen Screening nach Lachs?** Kreuzen Sie an. ➤ APH I/33.2.4

1. Schätzen des Körpergewichts	☐
2. Können Sie sich selbst anziehen?	☐
3. Haben Sie Lust zum Leben?	☐
4. Konnten Sie in letzter Zeit nicht singen?	☐
5. Leiden Sie häufig unter Schmerzen?	☐

c) Warum wird ein **Belastungs-EKG** immer unter ärztlicher Aufsicht durchgeführt? ➤ APH I/33.2.6

_____

_____

Transfer

Stellen Sie für eine Ihnen bekannte Pflegebedürftige mit mehreren Diagnosen den Zustand der **Multimorbidität** in einem Mindmap dar. Verwenden Sie dafür ein Extrablatt. ➤ APH I/33.1.1

I/34 Grundlagen der Arzneimittelkunde

Grundlagen

➤ APH I/34.1.5 Um das korrekte Richten der Medikamente zu gewährleisten, muss die sogenannte **„6 R-Regel"** beachtet werden. Bitte ordnen Sie den unten stehenden Handlungsschritten die jeweilige Regel zu.

Zur Kontrolle
Regel 1 Richtige Person?
Regel 2 Richtiges Medikament?
Regel 3 Richtige Dosierung oder Konzentration?
Regel 4 Richtige Applikationsart?
Regel 5 Richtiger Zeitpunkt?
Regel 6 Richtige Dokumentation?

Richtiges Medikament in richtiger Arzneimittelverpackung?	Regel _____
Sind die Angaben in der Bewohnermappe (Medikamentenblatt) erfasst?	Regel _____
Rektal, oral?	Regel _____
Richtiges Medikamententablett, Übereinstimmung des Bewohnernamens mit der Verordnung?	Regel _____
Form = Einfach-, Depot- oder Retardform?	Regel _____
Einnahme am Morgen, Mittag oder Abend?	Regel _____
Tropfen oder Tabletten?	Regel _____
Präparatename = Verordnungsname (oft ähnliche Namen z. B. ASS oder ACC)?	Regel _____
Stärke = z. B. 2 mg, 5 mg oder 10 mg; 1 % oder 10 %?	Regel _____

Vertiefung

a) Ihnen fällt auf, dass eine Bewohnerin verschiedene Medikamente mit so genannten Namenszusätzen einnimmt wie zum Beispiel „Digimeck minor®". Bitte ordnen Sie die **Namenszusätze** den jeweiligen Bedeutungen zu, indem Sie die passenden Begriffe mit Strichen verbinden.

➤ APH I/34.1.3

Mite, minor, pico		Arzneimittel aus einer Wirksubstanz
Forte		Arzneimittel mit verlängerter oder verzögerter Wirkung
Depot, long, retard		Arzneimittel aus unterschiedlichen Wirksubstanzen
Compositum, plus		Vergleichsweise niedrigere Dosierung als das zuerst auf dem Markt erschienene Präparat
Mono		Vergleichsweise höhere Dosierung als das zuerst auf dem Markt erschienene Präparat

Abb. I/34.1 Namenszusätze bei Arzneimitteln (nach J. Frommelt). [L143]

_____ **Fallbeispiel** _____

Nach dem Stellen der Medikamente hat die Bewohnerin Frau Leydig noch eine Frage an Sie und die examinierte Kollegin. Sie berichtet, dass sie die Kapsel sehr schlecht einnehmen kann und möchte wissen, ob sie diese öffnen darf.

b) Welche Darreichungsformen dürfen **nicht geteilt** werden?

➤ APH I/34.1.6

_____

_____

c) Wie würden Sie Frau Leydig **beraten**?

➤ APH I/34.1.6

_____

_____

I/35 Durchführung ärztlicher Verordnungen

Grundlagen

➤ APH I/35.1   **a)** Ergänzen Sie den Lückentext.

Die Übernahme ärztlicher Verordnungen durch Pflegekräfte setzt ein _____ und _____ Fachwissen voraus. Bei der Delegation ärztlicher Tätigkeiten tragen die Beteiligten Verantwortungen für ihr Handeln. Der Arzt trägt die _____. Die Pflegekraft trägt die _____.

➤ APH I/35.1   **b)** Welche Angaben muss eine **ärztliche Verordnung** enthalten?

_____

_____

_____

➤ APH I/35.1   **c)** Die Anordnung muss grundsätzlich schriftlich vorliegen. Wann sind **Ausnahmen** erlaubt?

_____

_____

➤ APH I/35.1   **d)** Pflegende haben eine **Durchführungsverantwortung.** Welche Anforderungen müssen erfüllt werden?

_____

_____

_____

➤ APH I/35.3   **e)** Was versteht man unter einem **Medizinprodukt?** Unterscheiden Sie **aktive** und **nichtaktive Medizinprodukte.**

_____

_____

_____

➤ APH I/35.3   **f)** Welche **rechtlichen Grundlagen** regeln den Umgang mit Medizinprodukten?

_____

_____

g) Beschreiben Sie die Handlungskette für eine **subkutane Injektion.** ➤ APH I/35.5.2

_____

_____

_____

_____

_____

h) Erläutern Sie die **Phasen der Wundheilung.** ➤ APH I/35.7.3

Exsudationsphase	
Proliferationsphase	
Reparationsphase	

Vertiefung

a) Dürfen Pflegende sich weigern, **ärztliche Verordnungen** auszuführen? Erläutern Sie anhand eines Bei- ➤ APH I/35.1
spiels.

_____

_____

———————————— Fallbeispiel ————————————

Altenpflegerin Katja stellt beim Verteilen der Medikamente fest, dass sie die Medikamentenbecher von
Frau Schmidt und Frau Müller vertauscht hat. Beide haben die Medikamente bereits eingenommen.

b) Wie sollte Katja jetzt **handeln?** ➤ APH I/35.1.2

_____

_____

_____

➤ APH I/35.2

Knifflig!

c) Wie unterscheiden sich die Begriffe?

Freiheitsberaubung	
Freiheitsbeschränkung	
Freiheitsentziehung	

➤ APH I/35.2

d) Nennen Sie fünf **Formen von freiheitsentziehenden Maßnahmen.**

_____

_____

_____

_____

_____

➤ APH I/35.4

e) Reflektieren Sie Vor- und Nachteile der **künstlichen Ernährung.**

Vorteile	
Nachteile	

➤ APH I/35.5.1

f) Darf man einem Bewusstlosen im **Notfall** eine Injektion verabreichen, auch wenn dieser sein Einverständnis nicht geben kann?

_____

_____

Knifflig!

➤ APH I/35.7.5

g) Warum sollte bei jeder Verletzung der **Impfstatus** überprüft werden?

_____

_____

Transfer

a) Der Einsatz freiheitsentziehender Maßnahmen zur Erleichterung der Pflege ist nicht zulässig. Erstellen Sie eine **Checkliste** mit Verhaltensregeln zur Abwägung der Notwendigkeit freiheitsentziehender Maßnahmen.

➤ APH I/35.2

Checkliste zum Umgang mit freiheitsentziehenden Maßnahmen (FEM)	☑
●	☐
●	☐
●	☐
●	☐
●	☐
●	☐
●	☐
●	☐

Abb. I/35.1 Checkliste mit Regeln zum Umgang mit Freiheitsbeschränkung (nach S. Rommel). [L143]

b) Erläutern Sie anhand der folgenden Stichpunkte, was bei der Pflege von Menschen mit **künstlicher Ernährung** zu beachten ist.

➤ APH I/35.4

Gesüßte Tees, Obstsäfte	
Fehlende Kautätigkeit	
Schonatmung	

c) Prüfen Sie, welche Regelung in Ihrer Einrichtung bei der Frage der **Hautdesinfektion bei Insulininjektionen** gilt.

➤ APH I/35.5.2

_____

_____

d) Welche Aussage zur **Wundversorgung** trifft zu? Kreuzen Sie die richtigen Aussagen an.

➤ APH I/35.7.6

Tab. I/35.1	
Aussage	**Richtig?**
1. Septische Wunden werden von außen nach innen gereinigt.	☐
2. Keimfreie Wunden werden immer nach infizierten Wunden versorgt.	☐
3. Eine alkoholische Lösung ist ein mildes, gut verträgliches Wunddesinfektionsmittel.	☐
4. Der Hydrokolloidverband bindet das Wundexsudat in Gelform.	☐

Grundlagen

➤ APH I/36.2   **a)** Ergänzen Sie das Kreuzworträtsel zum Thema **Auge** (➤ Abb. I/36.1).

Horizontal

1 Welche Funktion übernehmen Augenlid und Wimpern für das Auge?
3 Wo liegt der kugelförmige Augapfel?
5 Mit dem Sehsinn erwirbt man räumliche …
6 Fachbegriff für die Anpassung der Brechkraft der Linse an die Entfernung des betrachteten Gegenstands.
8 Welche Struktur im Auge nimmt die Helligkeit auf?
10 Welches Blutgefäß versorgt das Auge mit Nährstoffen und Sauerstoff?

Vertikal

2 Welche Struktur im Auge nimmt die Farbe wahr?
4 Welcher Bereich kann von beiden Augen ohne Bewegung erfasst werden?
7 Ist die Einwärtskehrung des Augenlids physiologisch oder krankhaft?
9 Wie viele äußere Augenmuskeln gibt es?

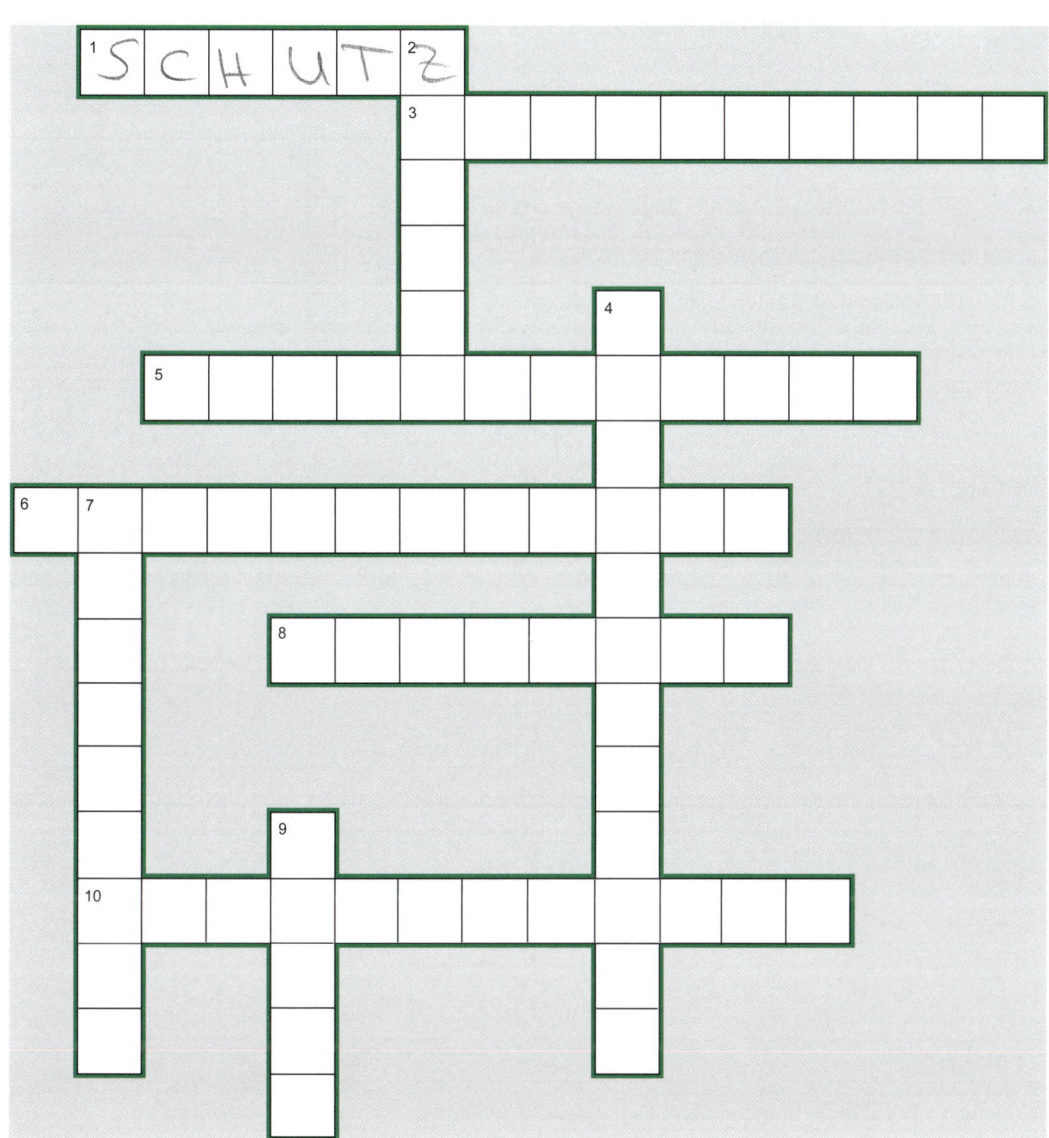

Abb. I/36.1 Kreuzworträtsel „Begriffe rund um's Auge". [L143]

b) Welches **Gerstenkorn** hat nichts mit Getreide zu tun?

➤ APH I/36.2.3

➤ APH I/36.3 c) Welche Aussagen zum **Ohr** treffen zu? Kreuzen Sie an.

1. Die Eustachische Röhre wird auch Ohrposaune genannt.	☐
2. Die Schnecke um die Cochlea ist mit Flüssigkeit gefüllt.	☐
3. Das Gleichgewichtsorgan hat drei Bogengänge und einen Vorhof.	☐
4. Die Gleichgewichtssteinchen liegen auf der Galle.	☐
5. Dauerbeschallung ist für den Menschen Stress.	☐
6. Extreme Lautstärke schädigt im Hörorgan die Lymphzellen.	☐

Vertiefung

➤ APH I/36.2.9,
➤ APH I/36.3.2

a) Versetzen Sie sich in einen alten Menschen mit **Seh- und Hörschwäche.** Welcher Sinn fehlt Ihnen mehr?

_____

➤ APH I/36.1,
Fallbeispiel Teil I
und II

b) Erarbeiten Sie **Pflegeprobleme, Ressourcen sowie Ziele** für Frau Salzach. Vergleichen Sie Ihren Entwurf mit der Planung im Buch.

_____

_____

_____

_____

Transfer

➤ APH I/36.2.9,
➤ APH I/36.3.2

Wie gehen Sie im **Pflegealltag** mit Menschen um, deren Sehen oder Hören eingeschränkt ist?

_____

_____

_____

_____

I/37 Pflege alter Menschen mit akuten und chronischen Erkrankungen

I/37.1 Erkrankungen des Bewegungsapparates

a) Nennen Sie drei mögliche medizinische **Diagnosen** als Folge von beeinträchtigter körperlicher Mobilität. ➤ APH I/37.1.1

_____

_____

_____

b) Nennen Sie die **Grobunterteilung des Skeletts** (den Fachbegriff und die deutsche Übersetzung). ➤ APH I/37.1.2

Tab. I/37.1

	Fachbegriff	Deutsche Übersetzung
1.		
2.		
3.		
4.		
5.		
6.		

c) Wie ändert sich die **Muskelmasse** im Lauf des Lebens? Wie kann man diese Änderung beeinflussen? ➤ APH I/37.1.4

_____

_____

d) Was bedeuten im Zusammenhang mit der **Wirbelsäule** diese Abkürzungen? ➤ APH I/37.1.6

C1–C7	
Th1–Th12	
L1–L5	

Knifflig!

e) Warum ist das **Schultergelenk** bei einer Halbseitenlähmung so instabil? ➤ APH I/37.1.7

_____

_____

_____

> APH I/37.1.9

f) Was ist der **Beckenboden?**

_____

_____

> APH I/37.1.11

g) Welches sind **Leitsymptome bei orthopädischen Erkrankungen?** Unterstreichen Sie.

Depression – Schmerzen – Müdigkeit – Schwellung – andauerndes Durstgefühl – Bewegungs- und Funktionseinschränkung – Glücksgefühle

Recherchieren Sie!

> APH I/37.1.12

h) Erarbeiten Sie **Kontraindikationen für Kontrakturprophylaxe** (z. B. Huhn, Siegfried: Kontrakturen. Prophylaxe auf dem Prüfstand. Heilberufe 10/2011, 26–28).

_____

_____

> APH I/37.1.13

i) Nennen Sie (bezogen auf die aufgeführten Stichworte) **Vorsichtsmaßnahmen** bei der Pflege von Menschen mit **Hüft-TEP.**

Rotation und Adduktion	
Sitzhöhe	
Hüftbeugung	

> APH I/37.1.15

k) Welche drei **Pflegeschwerpunkte** sind bei Menschen mit **Osteoporose** sinnvoll?

_____

_____

> APH I/37.1.20

l) Welches sind **sichere** bzw. **unsichere Frakturzeichen?** Kreuzen Sie die richtige Aussage an.

Tab. I/37.2

Frakturzeichen	sicher	unsicher
Schwellungen	☐	☐
Durchgespießtes Knochenfragment	☐	☐
Störungen der Beweglichkeit	☐	☐
Krepitation	☐	☐
Schmerzen	☐	☐
Hämatome	☐	☐
Fehlstellung der Knochen	☐	☐
Abnorme Beweglichkeit	☐	☐

I/37.2 Erkrankungen von Haut und Hautanhangsgebilden

a) Nennen Sie drei Beispiele für **Hautreinhaltung** und **Hautstabilisierung** im Zusammenhang mit Dermatitis- und Intertrigoprophylaxe.

➤ APH I/37.2.1

_____

_____

_____

b) Welche **Hautanhangsgebilde** gibt es und welche **Funktion** haben sie?

➤ APH I/37.2.4

c) Beschreiben Sie mit eigenen Worten eine **Rhagade.**

➤ APH I/37.2.5

_____

_____

_____

d) Beurteilen Sie die Aussage: *„Bei der Dekubitusentstehung spielen die Faktoren Druck und Zeit die entscheidende Rolle.".* Welcher Faktor muss ebenfalls berücksichtigt werden?

➤ APH I/37.2.6

_____

_____

_____

e) Warum sollte ein **Furunkel im Gesichtsbereich** nicht ausgedrückt werden?

➤ APH I/37.2.7

_____

_____

f) Ordnen Sie der jeweiligen **Hauterkrankung** die passende Ursache zu.

➤ APH I/37.2.7

A: Herpes simplex **B:** Pedikulose **C:** Erysipel **D:** Mykose

1: bakteriell **2:** viral **3:** pilzbedingt **4:** parasitär

Lösung: **A:** _____ **B:** _____ **C:** _____ **D:** _____

I/37.3 Endokrine, stoffwechsel- und ernährungsbedingte Erkrankungen

➤ APH I/37.3.2 **a)** Welches sind **grundlegende Funktionen von Hormonen?**

_____

_____

_____

_____

_____

➤ APH I/37.3.3 **b)** Nennen Sie **Wirkungen** der folgenden Hormone.

TSH	
ADH	
STH/HGH	

➤ APH I/37.3.5 **c)** Bei einer stressauslösenden Situation kommt es zu einer **Stressreaktion.** Beschreiben Sie die Wirkungen der ausgeschütteten Hormone.

Tab. I/37.3	
Glukokortikoide	**Adrenalin und Noradrenalin**

➤ APH I/37.3.6 **d)** Welche Wirkung hat Insulin **nicht?** Markieren Sie farbig.

Steigerung von Fett- und Eiweißabbau – Senkung des Blutzuckerspiegels – Erhöhung des Zuckerspiegels im Urin – Neubildung von Glukose aus Aminosäuren – gesteigerte Aufnahme von Glukose in die Zellen

➤ APH I/37.3.11 **e)** Interpretieren Sie folgende **BZ-Werte.**

50 mg/dl	
140 mg/dl	
180 mg/dl	

f) Ergänzen Sie zu den Insulinarten den **Wirkungsbeginn** und die **Wirkungsdauer.**

➤ APH I/37.3.11

Tab. I/37.4

Insulin	Wirkungsbeginn	Wirkungsdauer
Normalinsulin		
Intermediärinsulin		
Langzeitinsulin		
Mischinsulin		

g) Unterscheiden Sie **differenzialdiagnostisch** den hypoglykämischen Schock vom diabetischen Koma. Ergänzen Sie die Tabelle.

➤ APH I/37.3.11

Tab. I/37.5

Beobachtung	Hypoglykämischer Schock	Diabetisches Koma
Beginn		
Leitsymptome		
Muskulatur		
Haut		

h) Welche **diabetischen Spätschäden** können auftreten? Beschriften Sie die Abbildung.

➤ APH I/37.3.11

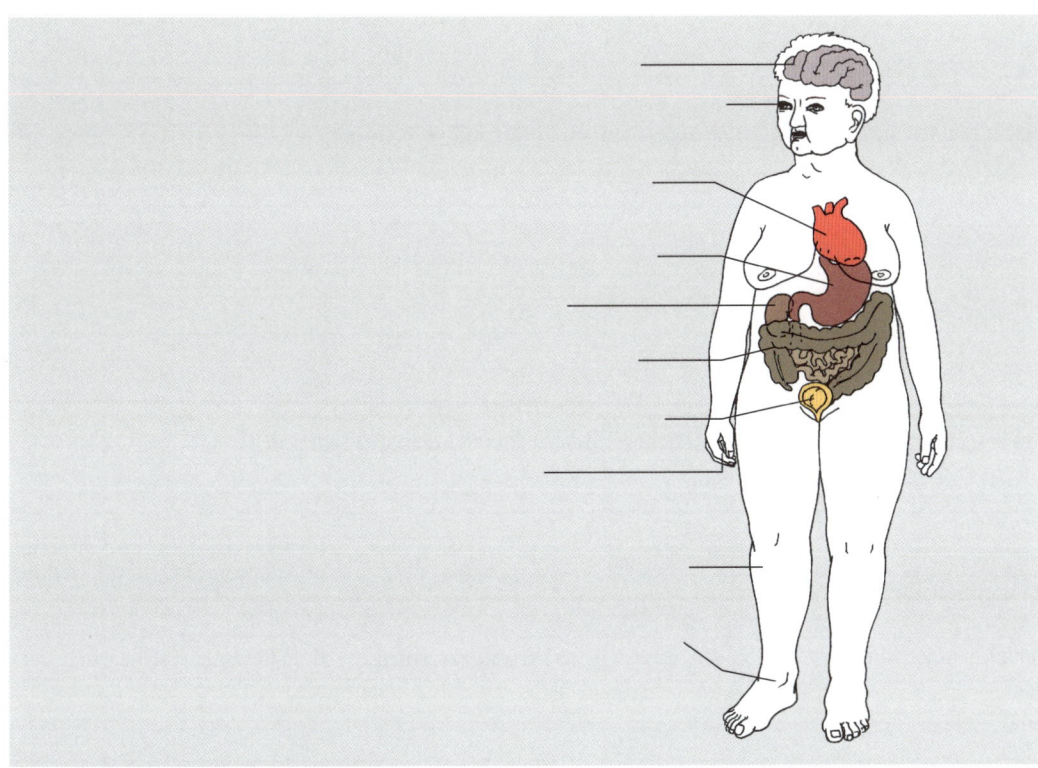

Abb. I/37.1 Diabetische Spätschäden. [L215]

I/37.4 Erkrankungen des Blutes und des lymphatischen Systems

➤ APH I/37.4.1   **a)** Nennen Sie fünf mögliche Risikofaktoren bei bestehendem **erhöhten Risiko einer Blutung** im Alter.

_____

_____

_____

_____

➤ APH I/37.4.2   **b)** Erklären Sie folgende **Funktionen des Blutes.**

Transportfunktion	
Abwehrfunktion	
Wärmeregulationsfunktion	
Abdichtung	
Pufferfunktion	

➤ APH I/37.4.5   **c)** Welche Aufgabe haben **weiße Blutkörperchen?**

_____

_____

_____

➤ APH I/37.4.7   **d)** Wie können Sie pflegerisch einen Menschen mit **Blutarmut** unterstützen?

_____

_____

_____

Knifflig!

➤ APH I/37.4.8   **e)** Warum ist die **Bluterkrankheit (Hämophilie)** bei älteren Menschen sehr selten?

_____

_____

➤ APH I/37.4.9   **f)** Welche unerwünschten Wirkungen müssen beim **Thrombozytenaggregationshemmer ASS** beachtet werden?

_____

_____

I/37.5 Herzerkrankungen

a) Wie wirken sich Herzerkrankungen im Alter auf die Todesursachenstatistik aus?

➤ APH I/37.5.1

_____

_____

_____

b) Nennen Sie sechs Symptome bei **reduzierter Herzleistung,** die Sie bei der Pflegeanamnese wahrnehmen oder erfragen.

➤ APH I/37.5.1

_____

_____

_____

_____

_____

_____

Knifflig!

c) Warum ist bei eingeschränkter Herzleistung häufig eine **Reduktion der Flüssigkeitsmenge** angesagt, obwohl die reduzierte Flüssigkeitszufuhr zu einer Verlangsamung der Fließgeschwindigkeit des Blutes führt?

➤ APH I/37.5.3
➤ APH I/37.5.4
➤ APH I/37.5.5

_____

_____

_____

d) Markieren Sie, ob folgende Aussagen über das **Herz** zutreffen oder nicht.

➤ APH I/37.5.3
➤ APH I/37.5.4
➤ APH I/37.5.5

Tab. I/37.6

Aussage	Wahr	Falsch
1. Die linke Segelklappe sieht aus wie eine Bischofsmütze.	☐	☒
2. Die Herzscheidewand trennt den großen vom kleinen Kreislauf.	☒	☐
3. Die vier Lungenvenen transportieren sauerstoffarmes Blut in den linken Vorhof.	☒	☐
4. Das Herz ist aus Endokard, Myokard und dem Herzbeutel aufgebaut.	☐	☒
5. Das Herz schlägt im mittleren Lebensalter in Ruhe in 24 Stunden über 100.000 Mal.	☒	☐
6. Der Radialispuls ist genau doppelt so schnell wie der Herzschlag.	☐	☒

e) Was ist der Unterschied zwischen **KHK** und einem **Herzinfarkt?**

➤ APH I/37.5.10

_____

_____

> APH I/37.5.11   **f)** Nennen Sie die Leitsymptome der **Rechtsherzinsuffizienz** und der **Linksherzinsuffizienz.**

Rechtsherzinsuffizienz	
Linksherzinsuffizienz	

I/37.6 Erkrankungen des Kreislauf- und des Gefäßsystems

> APH I/37.6   **a)** Nennen Sie je zwei **aktuelle bzw. Risikopflegediagnosen** bei Erkrankungen des Kreislauf- und Gefäßsystems.

Aktuelle Pflegediagnosen	
Risikopflegediagnosen	

> APH I/37.6.2   **b)** Was ermöglicht die „**Windkesselfunktion**"?

_____

_____

> APH I/37.6.8   **c)** Worauf weisen folgende Arten von **Beinschmerzen** hin?

Akute Beinschmerzen	
Langsam einsetzende Beinschmerzen	

> APH I/37.6.9   **d)** Wie wird **Hypertonie der Stufen 1, 2 und 3** differenziert?

Stufe 1	
Stufe 2	
Stufe 3	

> APH I/37.6.9   **e)** Nennen Sie drei **Spätkomplikationen** der Hypertonie.

_____

_____

_____

f) Welche Aussagen sind Bausteine der Thromboseprophylaxe? Markieren Sie farbig.

➤ APH I/37.6.18

konsequente 30°-Lagerung zur Vermeidung von Druck – Streichung der Venen herzwärts bei Stauungs-schmerzen – Mobilisation und Kompressionsverbände zur Unterstützung der Venenfunktion – leichte Fin-gergymnastik zur Vermeidung von Überanstrengung – Heparinisierung

I/37.7 Erkrankungen des Atmungssystems

a) Welche drei **Schutzfunktionen der Atmung** sind nicht gewährleistet, wenn Luft durch ein Tracheostoma eingeatmet wird?

➤ APH I/37.7.1

_____

_____

_____

b) Beschriften Sie die Abbildung.

➤ APH I/37.7.2

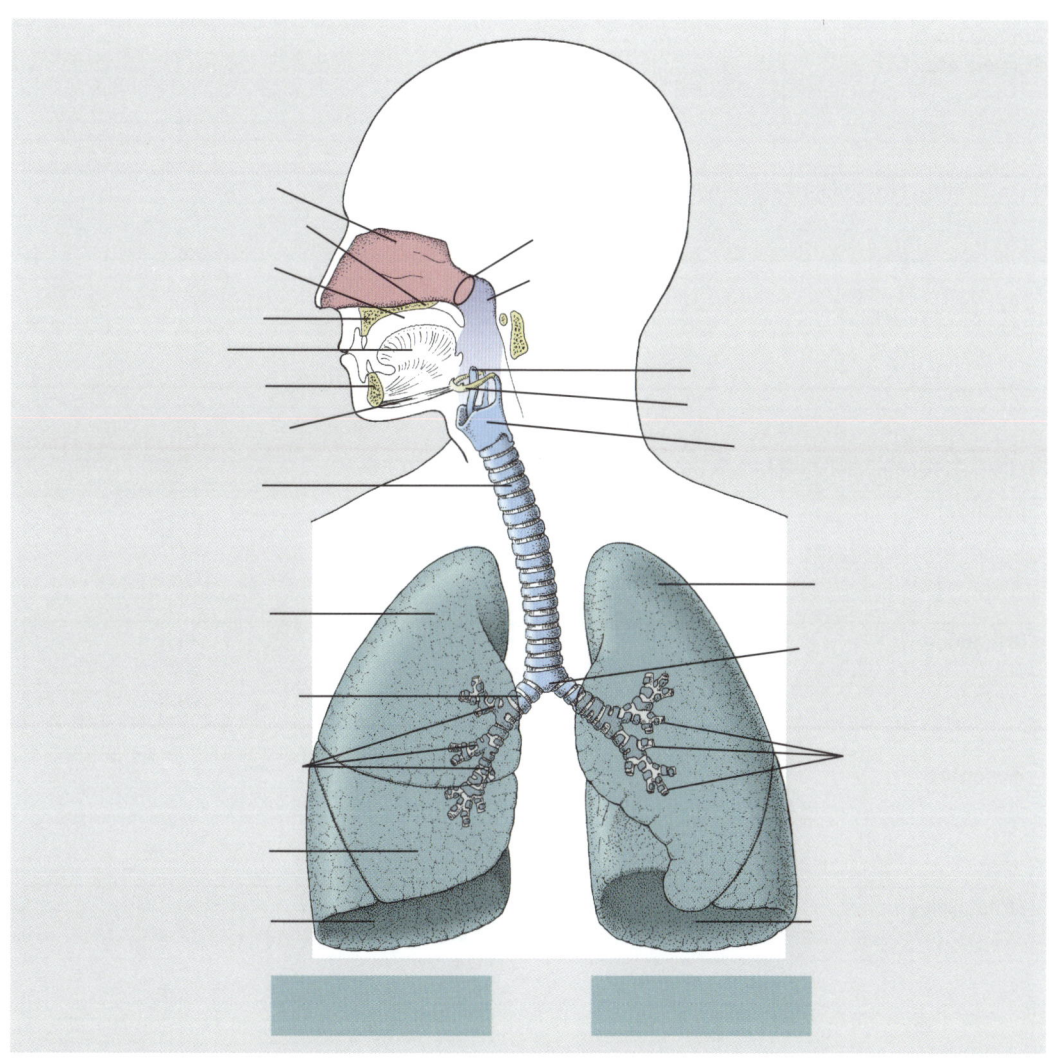

Abb. I/37.2 Das Atmungssystem. [L190]

➤ APH I/37.7.3 **c)** Warum gibt es die **Gefahr der Aspiration** im Rachenraum? Kreuzen Sie die richtige Antwort an.

1. Weil man am Tag viel Luft schluckt.	☐
2. Weil sich im Rachenraum die Wege der Atem- und der Luftaufnahme kreuzen.	☐
3. Weil sich im Alter kleine Knorpelreste aus dem Kehlkopf lösen und tiefer rutschen.	☐

➤ APH I/37.7.10 **d)** Erläutern Sie die Faktoren, durch die die **Atmung reguliert** wird.

Mechanisch-reflektorische Atemkontrolle	
Atmungskontrolle durch die Blutgase	
Beeinflussung der Atmung durch Schmerz etc.	

➤ APH I/37.7.11 **e)** Beschreiben Sie die Erstmaßnahmen, die bei **akuter Atemnot** wichtig sind.

_____

_____

_____

_____

━━━━━━━━━━━━━━━ **Knifflig!** ━━━━━━━━━━━━━━━

➤ APH I/37.7.11 **f)** Unterscheiden Sie folgende Begriffe.

Dyspnoe	
Orthopnoe	
Hämoptoe	
Schlafapnoe	

g) Zeichnen Sie die **pathologischen Atemmuster** ein.

➤ APH I/37.7.11

Tab. I/37.7

Bezeichnung	Atemmuster
Normale Ruheatmung	_____
Kussmaul-Atmung	_____
Cheyne-Stokes-Atmung	_____
Biot-Atmung	_____
Schnappatmung (agonale Atmung)	_____

h) Beschreiben Sie die **Merkmale** einer typischen bzw. einer atypischen Pneumonie.

➤ APH I/37.7.12

Typische Pneumonie	
Atypische Pneumonie	

TIPP!
Untersuchen Sie, ob die *Bienstein-Atemskala* bei den Assessmentinstrumenten Ihrer Einrichtung vorgehalten wird.

i) Kreuzen Sie an, welche Maßnahmen bei einem **Asthmaanfall** richtig und welche falsch sind.

➤ APH I/37.7.13

Aussage	richtig	falsch
1. Während des Anfalls laut auf den Pflegebedürftigen einsprechen	☐	☐
2. Atemerleichternde Position einnehmen lassen	☐	☐
3. Bedarfsmedikation inhalieren lassen	☐	☐
4. Schmerzmittel geben (z. B. ASS)	☐	☐
5. Fenster absolut geschlossen halten (Vergiftungsgefahr)	☐	☐
6. Vitalzeichenkontrolle	☐	☐

I/37.8 Erkrankungen des Verdauungssystems

a) Was ist eine typische pflegerische Komplikation bei **Diarrhö?**

➤ APH I/37.8.1

_____

_____

> APH I/37.8.3
> APH I/37.8.4
> APH I/37.8.5
> APH I/37.8.6
> APH I/37.8.7
> APH I/37.8.8

b) Unterscheiden Sie folgende **Abschnitte des Verdauungstrakts** nach Menge des Verdauungssekretes und Verdauungsfunktion.

Tab. I/37.8

Verdauungsabschnitt	Menge des Verdauungssekrets	Verdauungsfunktion
Mund		
Magen		
Dünndarm		
Gallenwege		

> APH I/37.8.12

c) Nennen Sie drei Störfaktoren, die das Entstehen eines **Mundsoors** begünstigen.

_____

_____

_____

> APH I/37.8.12

d) Warum muss eine **Streptokokken-Angina** dringend antibiotisch behandelt werden?

_____

_____

> APH I/37.8.13

e) Beschreiben Sie Ursache und Folge der **Refluxkrankheit.**

_____

_____

_____

> APH I/37.8.14

f) Finden Sie die richtigen **Ursachen für Übelkeit und Erbrechen** außerhalb des Magen-Darm-Trakts. Kreuzen Sie die richtigen Lösungen an.

Herzinfarkt	☐
Ekel	☐
Gähnen	☐
Vergiftungen	☐
Orientierungsstörungen	☐
Diabetes	☐

g) Beschreiben Sie Symptome/Folgen und Maßnahmen im ambulanten Bereich, wenn eine **akute Magenblutung** vorliegt.

➤ APH I/37.8.14

Symptome/Folgen	
Maßnahmen	

_____ Recherchieren Sie! _____

h) Erarbeiten Sie die Definition der **chronischen Verstopfung** nach den _Rom III-Kriterien_ (www. reizdarm.net/verstopfung/verstopfung-symptome.htm).

➤ APH I/37.8.15

_____

_____

_____

i) Erklären Sie die Wirkweise folgender **Laxanzien** und geben Sie je ein Beispiel.

➤ APH I/37.8.15

Tab. I/37.9

Laxanzien	Wirkweise	Beispiel
Quellmittel		
Osmotische Laxanzien		
Schleimhautreizende Laxanzien		

k) Welche Hygienemaßnahmen sind bei **Hepatitiserkrankungen** angeraten?

➤ APH I/37.8.18

_____

_____

_____

l) Warum ist das **akute Abdomen** ein Notfall?

➤ APH I/37.8.20

_____

_____

I/37.9 Erkrankungen des Harnsystems und Störungen des Wasser- und Elektrolythaushalts

➤ APH I/37.9.2
➤ APH I/37.9.3

a) Wahre und falsche Aussagen zum **Harnsystem.** Kreuzen Sie die richtigen Aussagen an!

1. Die Zahl der Nephrone nimmt im Alter um 50 % ab.	☐
2. Beim gesunden jungen Erwachsenen liegt die Primärharnmenge pro Tag bei 175 Liter.	☐
3. Die zwei Harnleiter sind 25–30 cm lang.	☐
4. Die zwei Harnröhren sind beim Mann ca. 25 cm lang.	☐
5. Die Harnblase fasst maximal 800 ml.	☐
6. Der äußere Schließmuskel der Harnblase gehört zum Beckenboden.	☐

—————————————— Recherchieren Sie! ——————————————

➤ APH I/37.9.5

b) Was ist die so genannte **Wasservergiftung?**

_____

_____

_____

➤ APH I/37.9.8

c) Was sind die Gemeinsamkeiten und Unterschiede bei **Anurie** und **Harnverhalt?**

Gemeinsamkeiten	
Unterschiede	

➤ APH I/37.9.12

d) Nennen Sie vier Symptome der **chronischen Niereninsuffizienz.**

_____

_____

_____

I/37.10 Erkrankungen der Geschlechtsorgane

➤ APH I/37.10.6

a) Nennen Sie Ursachen für folgende **Leitsymptome** bei Erkrankungen der weiblichen Geschlechtsorgane.

Ausfluss	
Juckreiz der Vulva	
Blutungen nach der Menopause	

b) Nennen Sie vier Maßnahmen der **Lymphödemprophylaxe** nach einer Mammakarzinom-OP.

➤ APH I/37.10.8

_____

_____

_____

_____

c) Welche Beschwerden treten bei einer **benignen Prostatahyperplasie** auf?

➤ APH I/37.10.9

_____

_____

_____

I/37.11 Erkrankungen des Nervensystems

a) Nennen Sie drei Ziele des **Bobath-Konzepts.**

➤ APH I/37.11.1

_____

_____

_____

b) Erklären Sie mit eigenen Worten die **Plastizität des Gehirns.**

➤ APH I/37.11.1

_____

_____

_____

TIPP!

Das Bobath-Konzept wird ständig _aktualisiert,_ so wird die bilaterale Armführung wie auch die klassische Zimmergestaltung inzwischen differenzierter betrachtet (vgl. z. B. Lay, Reinhard: Therapeutische Pflege. Was gibt es Neues im Bobath-Konzept? In: Die Schwester Der Pfleger 46. Jahrg. 06/07, 488–494)

c) Ordnen Sie folgende Begriffe den Erklärungen zu.

➤ APH I/37.11.11

A: Parese **B:** Paralyse **C:** Parästhesie **D:** Hyperalgesie

1: subjektive Missempfindung **2:** unvollständige Lähmung **3:** gesteigerte Schmerzempfindung **4:** vollständige Lähmung

Lösung: **A:** _____ **B:** _____ **C:** _____ **D:** _____

> APH I/37.11.11   **d)** Welcher dieser Begriffe beschreibt eine **Störung, die bei neurologischen Erkrankungen** auftritt? Kreuzen Sie die zutreffenden Störungen an und erklären Sie diese.

Tab. I/37.10

Aussage	Zutreffend	Erklärung
1. Aphasie	☐	
2. Anosothie	☐	
3. Akothie	☐	
4. Anämie	☐	
5. Alexie	☐	
6. Apraxie	☐	

> APH I/37.11.12   **e)** Nennen Sie vier Symptome, die bei einem **Schlaganfall** auftreten können.

_____

_____

_____

_____

> APH I/37.11.12   **f)** Was ist eine **TIA?**

_____

> APH I/37.11.14   **g)** Wieso wird die **Multiple Sklerose** auch die *„Krankheit mit den 1.000 Gesichtern"* genannt?

_____

_____

> APH I/37.11.15   **h)** Ordnen Sie die **Phasen eines Grand-mal-Anfalles** in der richtigen Reihenfolge und ergänzen Sie die zutreffenden pflegerischen Interventionen.

Terminalschlaf – tonische Phase – klonische Phase

1.	
2.	
3.	

I/38 Pflege alter Menschen mit Infektionskrankheiten

Grundlagen

Testen Sie Ihr Wissen – erklären Sie die folgenden Begriffe.

➤ APH I/38

Immunsystem	System, welches für die Gesundheit zutreffend ist.
Immunglobulin	
Aktivimpfung	
Passivimpfung	
Infektion	
Infektionskrankheit	
Mikroorganismen	
Epidemie	
Pandemie	Wenn zu einer bestimmten Zeit mehr Kranke und Todesfälle sind als in den Jahren zuvor *erheblich*
Endemie	
Kontamination	

Sepsis	Vergiftung
Inkubationszeit	Ansteckungszeit bis Ausbruch
Nosokomiale Infektion	
Legionärskrankheit	
Antibiotika	
Antitoxin	
Multiresistente Keime	
Virostatika	
Candidose	
Antimykotika	
Hospitalismus	
Antiinfektiva	
Parasit	

Vertiefung

a) Wie entsteht **Fieber** und was passiert dabei im Körper?

➤ APH I/38.1

_____

_____

_____

b) Wann spricht man von **Fieber?**

➤ APH I/38.1
➤ APH I/22.6

_____

c) Wie wird die **Körpertemperatur** gemessen und worauf ist beim Ergebnis zu achten?

➤ APH I/38.1
➤ APH I/22.6

_____

_____

d) Worin besteht ein **häufiges Problem** bei älteren Menschen mit Fieber?

➤ APH I/38.1
➤ APH I/22.6

_____

_____

_____

e) Welche **Maßnahmen** sind bei pflegebedürftigen Menschen mit Fieber unbedingt durchzuführen?

➤ APH I/38.1
➤ APH I/22.6

_____

_____

_____

_____

f) Kreuzen Sie die richtigen Antworten an.

➤ APH I/38.2

Das **Immunsystem** besteht aus…

Knochenmark	☐
Thymus	☐
Epithelzellen	☐
Lymphatischem Rachenring mit Rachen-, Gaumen- und Zungenmandeln	☐
Leberzellen	☐
Lymphatischem Gewebe des Darms	☐
Lymphknoten, Milz	☐
Abwehrzellen im Blut und fast allen Organen	☐
Langerhanssche Inselzellen	☐

➤ APH I/38.2.1   **g)** Äußere Schutzbarrieren des menschlichen Organismus sind das erste Hindernis für eindringende Krankheitserreger. Welche **Schutzbarrieren** sind gemeint? Beschriften Sie die Abbildung.

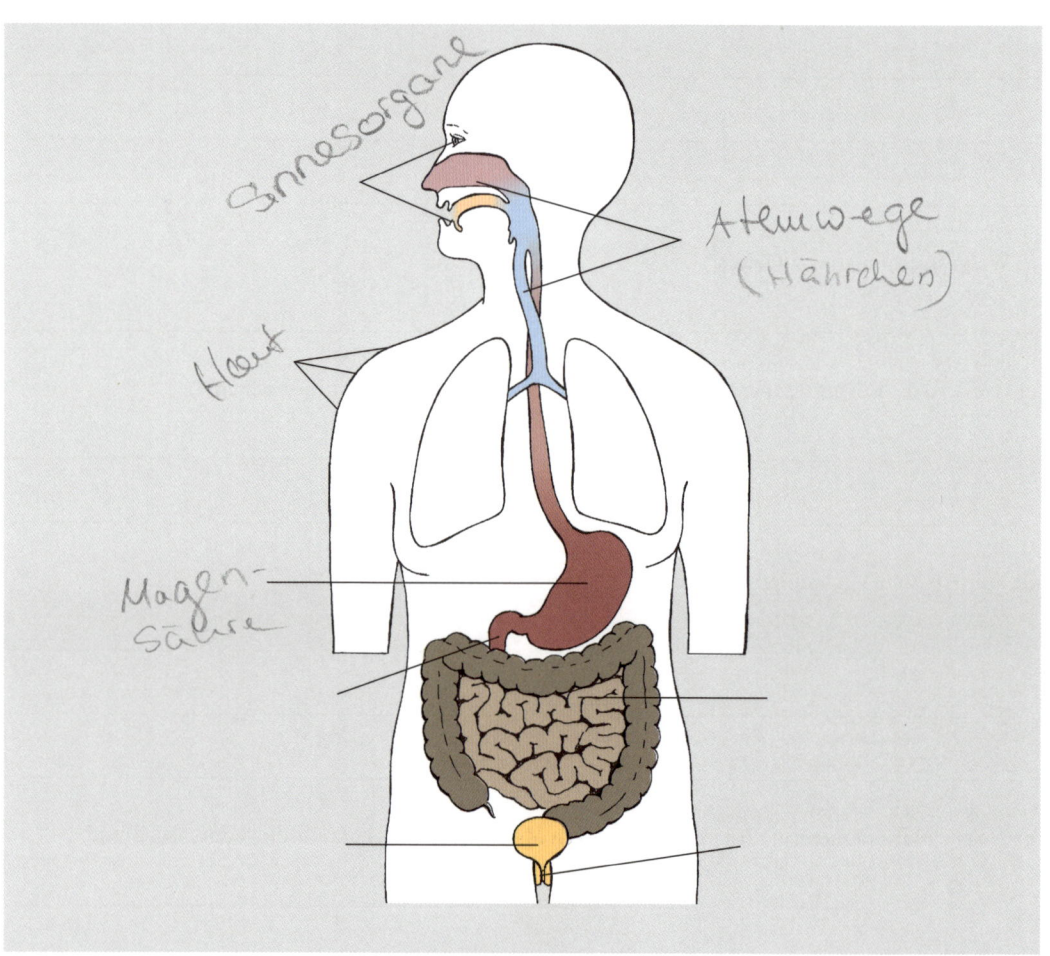

Sinnesorgane

Atemwege (Härchen)

Haut

Magen-säure

Abb. I/38.1 Äußere Schutzbarrieren des menschlichen Körpers. [L190]

➤ APH I/38.2.2   **h)** Wie heißen die vier Teilsysteme der menschlichen **Abwehr?**

_____

_____

_____

_____

➤ APH I/38.3.2   **i)** Nennen Sie jeweils zwei Beispiele für **belebte** und **unbelebte Infektionsquellen.**

belebte Infektions-quellen	
unbelebte Infektions-quellen	

k) Nennen Sie einen weiteren Faktor neben der Ein- und Austrittspforte, der die Übertragung eines Erregers mit bestimmt.   ➤ APH I/38.3.2

_____

_____

_____

_____

_____

l) Welches sind die für den Heim- und Pflegebereich bedeutendsten **Übertragungswege?**   ➤ APH I/38.3.2

_____

_____

m) Kreuzen Sie die richtige Aussage an.   ➤ APH I/38.3.2

Besonders häufige **Ursachen der Keimverschleppung** in pflegerischen und medizinischen Einrichtungen sind…

die Hände des Personals	☐
das mangelnde Wissen über den Erreger	☐
eine unzureichende medizinische Behandlung	☐

Transfer

a) Eine mangelnde Hygieneeinhaltung in pflegerischen Einrichtungen begünstigt nosokomiale Infektionen. Von welchen Infektionsquellen können **nosokomiale Infektionen** ausgehen?   ➤ APH I/38.3.5

_____

_____

_____

_____

_____

b) Beschreiben Sie, wie in Ihrer Einrichtung die **Infektionsvermeidung** bei einem liegenden transurethralen Dauerkatheter realisiert wird.   ➤ APH I/38.3.5

_____

_____

_____

➤ APH I/38.3.2
➤ APH I/35.5.4

c) Sie haben sich beim Aufziehen einer Ampulle mit der Kanüle in den Finger gestochen. Wie sind die Vorschriften für **Erstmaßnahmen** in Ihrer Einrichtung?

_____

_____

_____

_____

_____

I/39 Pflege alter Menschen mit psychischen Erkrankungen

I/39.1 Ruheloses Umhergehen

a) Welche Faktoren beeinflussen das **ruhelose Umhergehen?**

➤ APH I/39.1

Veränderte …	
Kognitive …	
Reiz …	
Trennung …	
Tages …	
Hirnorganische …	

b) Nennen und begründen Sie fünf **Maßnahmen,** die bei ruhelosem Umhergehen von Bewohnern generell angebracht sind, wenn Sie an spezifische Gefährdungen denken. Ergänzen Sie die Tabelle.

➤ APH I/39.1

Tab. I/39.1

Maßnahme	Begründung

I/39.2 Leitsymptome und Diagnostik bei psychischen Erkrankungen

➤ APH I/39.2   **a)** Unterscheiden Sie die Begriffe.

Orientierungsstörung	
Verwirrtheit	
Delir	

➤ APH I/39.2   **b)** Unterscheiden Sie die **qualitativen Bewusstseinsstörungen** nach Definition und Symptomatik.

Tab. I/39.2		
Bewusstseinsstörung	Definition	Symptomatik
Bewusstseins-eintrübung		
Bewusstseins-einengung		
Bewusstseins-verschiebung		

➤ APH I/39.2   **c)** Was muss unbedingt beachtet werden, wenn ein **Delir** auftritt?

_____

_____

— Knifflig! —

➤ APH I/39.2   **d)** Wie **unterscheiden** sich Denkstörungen (z. B. Wahn) von Wahrnehmungsstörungen (z. B. Halluzinationen), da bei beiden etwas Ähnliches erlebt werden kann?

_____

_____

I/39.3 Behandlung psychischer Erkrankungen

a) Nennen Sie zwei gängige **Vorurteile gegenüber Psychopharmaka** und widerlegen Sie diese.

➤ APH I/39.3

Tab. I/39.3

Vorurteil	Widerlegung

b) Wie heißen die fünf großen **Gruppen von Psychopharmaka?**

➤ APH I/39.3.1

_____

_____

_____

_____

_____

c) Unter den vielen **psychotherapeutischen Verfahren** haben zwei Verfahren eine besonders große Bedeutung. Wie heißen diese und wie „wirken" sie?

➤ APH I/39.3.2

Tab. I/39.4

Psychotherapeutisches Verfahren	Wirkungsweise

I/39.4 Demenzen

a) Ist die Demenz eine **normale Erscheinung des Alters?** Begründen Sie.

➤ APH I/39.4

_____

_____

b) Welche **Störungen** kennzeichnen die Symptomatik einer Demenz?

➤ APH I/39.4.1

_____

_____

c) Beschreiben Sie, wie sich eine **mittelschwere Demenz** bei einem Pflegebedürftigen auswirkt.

➤ APH I/39.4.1

_____

_____

> APH I/39.4.2
> APH I/39.4.3

d) Was sind die **Unterschiede** bei der Alzheimer- und der vaskulären Demenz in Bezug auf Ursache und Verlauf? Ergänzen Sie die Tabelle.

Tab. I/39.5

Demenzform	Ursache	Verlauf
Demenz vom Alzheimer-Typ		
Vaskuläre Demenz		

I/39.5 Pflege bei Demenz

> APH I/39.5

a) Für die Pflege Demenzerkrankter gibt es Grundsätze. Kreuzen Sie richtig oder falsch an.

Tab. I/39.6

Aussage	Richtig	Falsch
1. Demenzerkrankte Menschen dürfen nicht gefordert werden.	☐	☐
2. Große Beziehungsstabilität beeinflusst günstig die Unsicherheit demenzerkrankter Menschen.	☒	☐
3. Biografie spielt hier eine untergeordnete Rolle.	☐	☒
4. Spontane Angebote am Tag sind eine willkommene Abwechslung.	☐	☒
5. Der Krankheitsprozess bei Alzheimerpatienten lässt sich nicht aufhalten.	☒	☐

> APH I/39.5

b) Suchen Sie Gemeinsamkeiten und Unterschiede in den Betreuungskonzepten der **Milieugestaltung** und des **ROT**.

_____

_____

TIPP!
Wertvolle Informationen zur Pflege Demenzerkrankter finden Sie in der Reihe „_Türen öffnen zum Menschen mit Demenz_" des Kuratoriums Deutscher Altershilfe (KDA): www.kda.de/files/plakatdemenz.pdf.

I/39.6 Affektive Störungen

> APH I/39.6

a) Spielt die **Depression im Alter** bzw. im Pflegeheim überhaupt eine Rolle? Begründen Sie.

_____

_____

> APH I/39.6.1

b) Nennen Sie drei Ihnen wichtig erscheinende Fragen aus der **Geriatric Depression Scale (GDS)?**

_____

_____

_____

c) **Antidepressiva** – welche Aussage ist richtig? Markieren Sie diese.

➤ APH I/39.6.1

Tab. I/39.7

Frage	Antwortmöglichkeiten		
1. Wie lange brauchen Antidepressiva, bis sie wirken?	24–36 Stunden ☐	3–5 Tage ☒	10–14 Tage ☐
2. Wie hoch ist das Abhängigkeitspotenzial von Antidepressiva?	Sehr hoch ☒	Mittel ☐	Unbedeutend ☐
3. Bei welchen Beschwerden können Antidepressiva zusätzlich gegeben werden?	bei starken Schmerzen ☒	bei Schluckauf ☐	bei chronischer Obstipation ☐

d) Wie beurteilen Sie die Aussage (an einen depressiv Erkrankten gerichtet): „Alles wird wieder gut!"?

➤ APH I/39.6.1

_____

_____

e) Welches sind Leitsymptome bei einer **Manie?**

➤ APH I/39.6.2

_____

_____

f) Welche Wirkungen haben **Benzodiazepine?**

➤ APH I/39.6.2

_____

_____

_____

I/39.7 Erkrankungen des schizophrenen Formenkreises

a) Beschreiben Sie die charakteristischen Merkmale der folgenden schizophrenen Störungen.

➤ APH I/39.7

Formale Denkstörungen	
Inhaltliche Denkstörungen	

b) Wie reagieren Sie, wenn ein Pflegebedürftiger Ihnen gegenüber eine **Wahnwahrnehmung** äußert (z. B. dass er vom Geheimdienst verfolgt wird)?

➤ APH I/39.7

_____

_____

_____

➤ APH I/39.7.1 **c)** Wie werden **Neuroleptika** unterteilt?

Tab. I/39.8	
1.	a)
	b)
	c)
2.	

I/39.8 Persönlichkeitsstörungen und -änderungen

➤ APH I/39.8 **a)** Geben Sie mit eigenen Worten eine **Definition** von Persönlichkeitsstörungen wieder.

_____

_____

_____

➤ APH I/39.8.1 **b)** Welches Pflegesystem ist für die Pflege von **Menschen mit Persönlichkeitsstörungen** geeignet und welche Grundsätze sind für den Umgang mit Bewohnern, die an Persönlichkeitsstörungen leiden, zu beachten?

_____

_____

_____

I/39.9 Angst-, Zwangs-, Belastungs- und somatoforme Störungen

➤ APH I/39.9 **a)** Welche **Folgen** hat Angst im Körper?

… auf das Blut	
… auf den Verdauungsprozess	
… auf den Fortpflanzungstrieb	

➤ APH I/39.9.1 **b)** Beschreiben Sie die folgenden **Angststörungen.**

Phobien	
Panikstörungen	
Generalisierte Angststörungen	

c) Wie wird die **Entstehung einer Zwangsstörung** erklärt? ➤ APH I/39.9.2

_____

_____

_____

_____

d) Können Altenpfleger Menschen mit einer Zwangsstörung **therapieren?** Begründen Sie. ➤ APH I/39.9.2

_____

_____

_____

I/39.10 Psychosomatische Störungen

a) Welche sieben Krankheiten galten **in den 1950er Jahren** als psychosomatisch? ➤ APH I/39.10

_____

_____

_____

_____

_____

_____

—————————————— **Knifflig!** ——————————————

b) Wie wird heute die **Grenze** zwischen somatischen und psychosomatischen Krankheiten gezogen? ➤ APH I/39.10

_____

_____

_____

I/39.11 Abhängigkeitssyndrome

a) Nennen Sie drei Beispiele von psychotropen Stoffen mit **Abhängigkeitspotenzial.** ➤ APH I/39.11

_____

_____

_____

> APH I/39.11   **b)** Welche weiteren Erscheinungsbilder/Syndrome können neben dem Abhängigkeitssyndrom bei der **Einnahme von psychotropen Substanzen** eintreten?

_____

_____

_____

_____

> APH I/39.11   **c)** Warum ist Abhängigkeit eine **chronische Erkrankung?**

_____

_____

> APH I/39.11.2   **d)** Beschreiben Sie die Symptome des **Alkoholentzugssyndroms (AES).**

Prädelir	
Bei stärkerer Ausprägung des Prädelirs	
Delir	
Komplikationen des AES	

I/39.12 Suizidalität

> APH I/39.12   **a)** Zahlen im Zusammenhang mit **Suizidalität.** Kreuzen Sie die richtigen Zahlen an.

Tab. I/39.9			
Frage	**Antwortmöglichkeiten**		
1. Wie groß war in Deutschland die Anzahl der Selbsttötungen 2006?	5.000 ☐	10.000 ☐	13.000 ☐
2. Um wie viel war die Suizidrate bei Männern höher als bei Frauen?	3 × ☐	5 × ☐	7 × ☐
3. Welchen Anteil hatte die Altersgruppe der über 50-jährigen Frauen an allen vollendeten Suiziden?	35,5 % ☐	54,8 % ☐	65,3 % ☐

> APH I/39.12   **b)** Welche **Grundregel** gilt im Zusammenhang mit Suizidankündigungen?

_____

_____

I/40 Pflege alter Menschen mit bösartigen Tumorerkrankungen

Grundlagen

a) Die Entstehung bösartiger Tumore kann viele **Ursachen** haben. Markieren Sie die zutreffenden Aussagen. ➤ APH I/40

1. Etwa 5 % aller Krebserkrankungen sind vermutlich erblich bedingt.	☐
2. UV-Strahlung hat keinen nachweisbaren Zusammenhang zum Auftreten von Krebs.	☐
3. Viren können zwar Erkrankungen hervorrufen, aber keine Krebserkrankungen.	☐
4. Chemische Stoffe (z. B. PAK im Zigarettenrauch) sind an der Entstehung von Krebserkrankungen beteiligt.	☐
5. Medikamente (z. B. Zytostatika) können an der Entstehung von Krebserkrankungen beteiligt sein.	☐
6. Übermäßiger Zuckerkonsum kann Krebs hervorrufen.	☐

─────────────── **Fallbeispiel** ───────────────

b) Altenpflegeschülerin Janine soll in dieser Woche den Bettnachbarn von Herrn Maier betreuen. Dieser leidet an einem Lungenkarzinom und wird im Bereich des Brustkorbs bestrahlt. Sie fragt sich, was sie bei der Pflege der bestrahlten Haut berücksichtigen soll. ➤ APH I/40.4.3

_____

_____

_____

c) Welche Pflegehinweise gibt es für andere Organe, die im Bestrahlungsfeld liegen? ➤ APH I/40.4.3

Mundschleimhaut	
Speiseröhre	
Magen-Darm-Trakt	
Schädel/Gleichgewichtssinn	

Vertiefung

➤ APH I/40.4.4   Ergänzen Sie die Pflegemaßnahmen bei **Nebenwirkungen einer Chemotherapie.**

Haarausfall	
ANE-Syndrom	
Läsionen der Mundschleimhaut	
Leukozytopenie	
Thrombozytopenie	

Transfer

➤ APH I/40.5   Beschreiben Sie die Pflegehinweise, die bei Menschen mit Tumorerkrankungen in Ihrer Einrichtung beachtet werden müssen (z. B. durch eine **hausinterne Leitlinie**).

Essen und Trinken	
Sich bewegen	
Soziale Kontakte aufrecht erhalten	

I/41 Pflege alter Menschen mit Schmerzen

Grundlagen

Bitte bearbeiten Sie in Bezug auf Ihre **persönlichen Schmerzerfahrungen** folgende Fragen:

a) Was **wünschen** Sie sich von Ihrem Umfeld, wenn Sie Schmerzen haben?

➤ APH I/41

_____

_____

_____

_____

_____

b) Haben Sie schon einmal **Einschränkungen** in Ihrem Alltag durch Schmerzen erlebt und wenn ja welche?

➤ APH I/41

_____

_____

_____

_____

Vertiefung

a) Im nationalen Expertenstandard „Schmerzmanagement in der Pflege" wird **Schmerz** als ein **„subjektives Phänomen"** beschrieben. Was bedeutet diese Aussage für Ihre tägliche Arbeit und den Umgang mit Menschen, die unter Schmerzen leiden?

➤ APH I/41

_____

_____

_____

➤ APH I/41.2

_____ **Recherchieren Sie!** _____

b) Tragen Sie die Aussagen des Expertenstandards „Schmerzmanagement in der Pflege" zum Schmerz-assessment (DNQP 2011, S. 44–49) in einer Tabelle mit den Kriterien **Schmerzlokalisation, Schmerz-intensität, Schmerzqualität und den Schmerzverlauf** zusammen. Welche Bedeutung hat das jeweilige Kriterium und welche Methoden/Instrumente können zu seiner Bestimmung genutzt werden?

Tab. I/41.1

Kriterium	Bedeutung	Methoden/Instrumente
Schmerzlokalisation		
Schmerzintensität		
Schmerzqualität		
Schmerzverlauf		

Transfer

➤ APH I/41.2

_____ **Recherchieren Sie!** _____

Vergleichen Sie das Instrument Ihrer Einrichtung zur Schmerzerfassung mit dem Instrument der Deut-schen Gesellschaft zum Studium des Schmerzes
www.dgss.org/fileadmin/pdf/12_DSF_Anamnese_Muster_2012.2.pdf.
Unterscheiden sich die Instrumente und wenn ja in welchen Bereichen?

_____

_____

_____

_____

_____

I/42 Erste Hilfe

Grundlagen

a) Welches sind häufige **Symptome bei Notfällen?** ➤ APH I/42.1

_____

_____

_____

_____

_____

b) Welche **Vitalzeichen** sollten bei einem Notfall in welcher Reihenfolge geprüft werden? ➤ APH I/42.2

1.	
2.	
3.	

c) Welche Schritte enthält das **ERC-Wiederbelebungsschema** (_merke: AHA_)? ➤ APH I/42.3

1.	
2.	
3.	
4.	

Vertiefung

a) Warum sollte bei der **Pulskontrolle an der Karotis** niemals gleichzeitig an beiden Seiten getastet werden? ➤ APH I/42.2

_____

_____

➤ APH I/42.3   **b)** Die **Mund-zu-Nase-Beatmung** gehört zu den lebensrettenden Techniken bei Notfällen. Vervollständigen Sie die Abbildung.

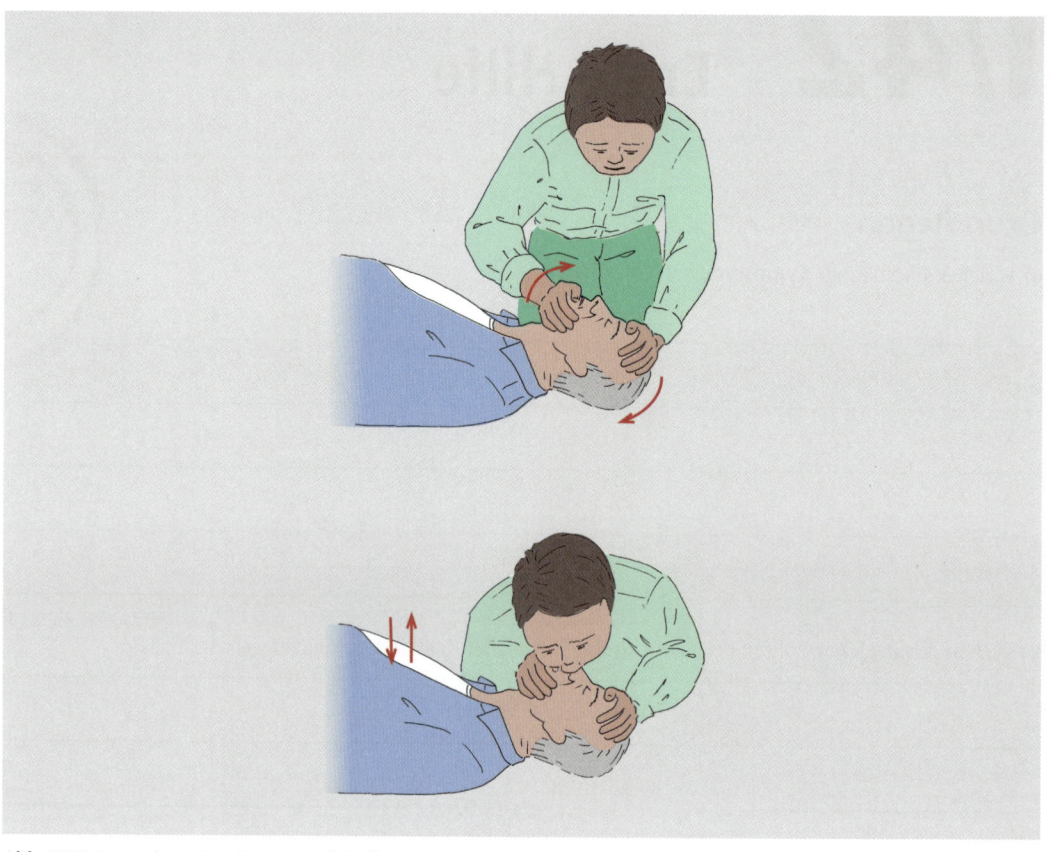

Abb. I/42.1 Mund-zu-Nase-Beatmung. [L190]

➤ APH I/42.4   **c)** Warum sind geringe Schmerzen nach einer **Verbrennung 3. Grades** ein Alarmzeichen?

_____

_____

Spezielle Situationen

➤ APH I/42.4   **a)** Welche Hinweise auf **Knochenbrüche** können nach einem Sturz auftreten?

_____

_____

_____

_____

_____

➤ APH I/42.4.9

b) Woran denken Sie, wenn ein Pflegebedürftiger mit der Hand an den Hals greift, sich nicht mehr äußert, hustet und pfeifende Atemgeräusche von sich gibt? Kreuzen Sie die richtige Lösung an.

Pneumonie	☐
Schluckauf	☐
Aspiration	☐

➤ APH I/42.4.1

c) Wenn Sie bei einer **Vergiftung** eines Pflegebedürftigen in einer Giftinformationszentrale anrufen, welche Informationen sollten Sie bereithalten? Bitte markieren Sie farbig.

Name des Betroffenen – Alter – Geschlecht – Nationalität – Hobbies – Angehörige – Art des Eingenommenen – Pflegestufe – Zeit der Einnahme – Beobachtungen – Interventionen – Einverständnis – Vorerkrankungen

II/1 Altern als Veränderungsprozess

Grundlagen

a) Erklären Sie die verschiedenen **wissenschaftlichen Disziplinen,** die sich im Zusammenhang mit dem Altern entwickelt haben.

➤ APH II/1

Gerontologie	
Gerontopsychologie	
Geriatrie	

b) Ab welchem Alter spricht man laut WHO von einem **alten Menschen?** Kreuzen Sie die richtige Lösung an.

➤ APH II/1

Ab dem 80. Lebensjahr	☐
Ab dem 70. Lebensjahr	☐
Ab dem 65. Lebensjahr	☐

c) Ab welchem Alter ist ein Patient in Deutschland ein **geriatrischer Patient?** Kreuzen Sie die richtige Lösung an.

➤ APH II/1
➤ APH II/5.2

Ab dem 80. Lebensjahr	☐
Ab dem 70. Lebensjahr	☐
Ab dem 65. Lebensjahr	☐

d) Welche **Fähigkeiten im Alter** nehmen eher ab, welche eher zu? Erläutern Sie.

➤ APH II/1

Abnahme von Fähigkeiten	
Zunahme von Fähigkeiten	

Vertiefung

➤ APH II/1   **a)** Nach Aussagen von amerikanischen Gerontologen wird Altern zu 25 % genetisch und zu 75 % verhaltens- und umweltbedingt beeinflusst. Erläutern Sie die in der Tabelle genannten **Einflüsse.**

Medikamente im Alter	
Bildung und Gesundheit	
Emotionale Intelligenz	
Psychische Veränderungen	
Ausstieg aus dem Berufsleben	
Wohnen im Alter	

➤ APH II/1   **b)** Neben dem noch immer weit verbreiteten Defizitmodell kennt die Gerontologie weitere **Alterstheorien.** Erläutern Sie die genannten Theorien kurz.

Disengagement-Theorie	
Aktivitätstheorie	

Recherchieren Sie!

➤ APH II/1   **c)** Was sagt die **Kontinuitätstheorie** aus? Welche Unterschiede bestehen zur Aktivitätstheorie?

_____

_____

_____

II/2 Demografische Entwicklung

Grundlagen

Mit der **demografischen Entwicklung** ändert sich auch die Lebenssituation der Älteren. Was ist damit gemeint? Vervollständigen Sie die Tabelle.

➤ APH II/2

Tab. II/2.1

Konzept	Konkretisierung	Erläuterung
Verjüngung	Positiver Verjüngungseffekt	
	Negativer Verjüngungseffekt	
	Neutraler Verjüngungseffekt	
Entberuflichung	Teilweise Berufsaufgabe	
	Vollständige Berufsaufgabe	
Feminisierung des Alters	Anteil der Frauen im höheren Lebensalter überwiegt	
Singularisierung	Anteil der allein stehenden Personen steigt	
Hochaltrigkeit	Bedingt oft negative Seiten des Alterns	

Vertiefung

Betrachten Sie die Kennzeichen „Feminisierung", „Singularisierung" und „Hochaltrigkeit" näher. Welche **Auswirkungen** können diese **auf die Pflege haben** …

a) hinsichtlich der **Versorgungsart?**

➤ APH II/2

_____

_____

_____

b) hinsichtlich der **Berufstätigen** in der Pflege?

➤ APH II/2

_____

_____

_____

Transfer

> APH II/2   Um den Herausforderungen der demografischen Entwicklung begegnen zu können, werden verschiedene **Lösungen in der Politik** diskutiert, z. B. sollen die Sozialversicherungsbeiträge erhöht werden, die Renten gekürzt, das Renteneintrittsalter oder die Zuwanderung erhöht werden. Überlegen Sie sich **Pro- und Kontra-Argumente** für die unterschiedlichen Abhilfen. Welche dieser Maßnahmen würden Sie heute, welche in etwa 40 bis 50 Jahren akzeptieren? Diese Aufgabe eignet sich gut zur Diskussion in einer Gruppe.

Pro	
Kontra	

Grundlagen

a) Ergänzen Sie die **Grundbegriffe** von interkultureller Pflege im Kreuzworträtsel (➤ Abb. II/3.1).   ➤ APH II/3

Horizontal

1 Bei welcher Kostform können individuelle religiöse Bedürfnisse am besten berücksichtigt werden?
7 Wenn die Pflege die Lebenshintergründe und Gewohnheiten aller Menschen berücksichtigt, nennt man sie …
8 Wie heißt der „böse Blick" auf Türkisch?
9 Anderes Wort für „Zusammenhang"

Vertikal

2 Wie wird bei Muslimen und Juden das Schlachten von Tieren nach rituellen Vorschriften genannt?
3 Eine Frau, die nach Deutschland eingewandert ist, bezeichnet man als …
4 Welches Ritual führen Muslime vor und nach jeder Mahlzeit durch? Das Waschen der …
5 Wohin sollen muslimische Gläubige einmal in ihrem Leben pilgern?
6 In welcher Weltreligion außer dem Islam verzichten streng gläubige Menschen auf Schweinefleisch?

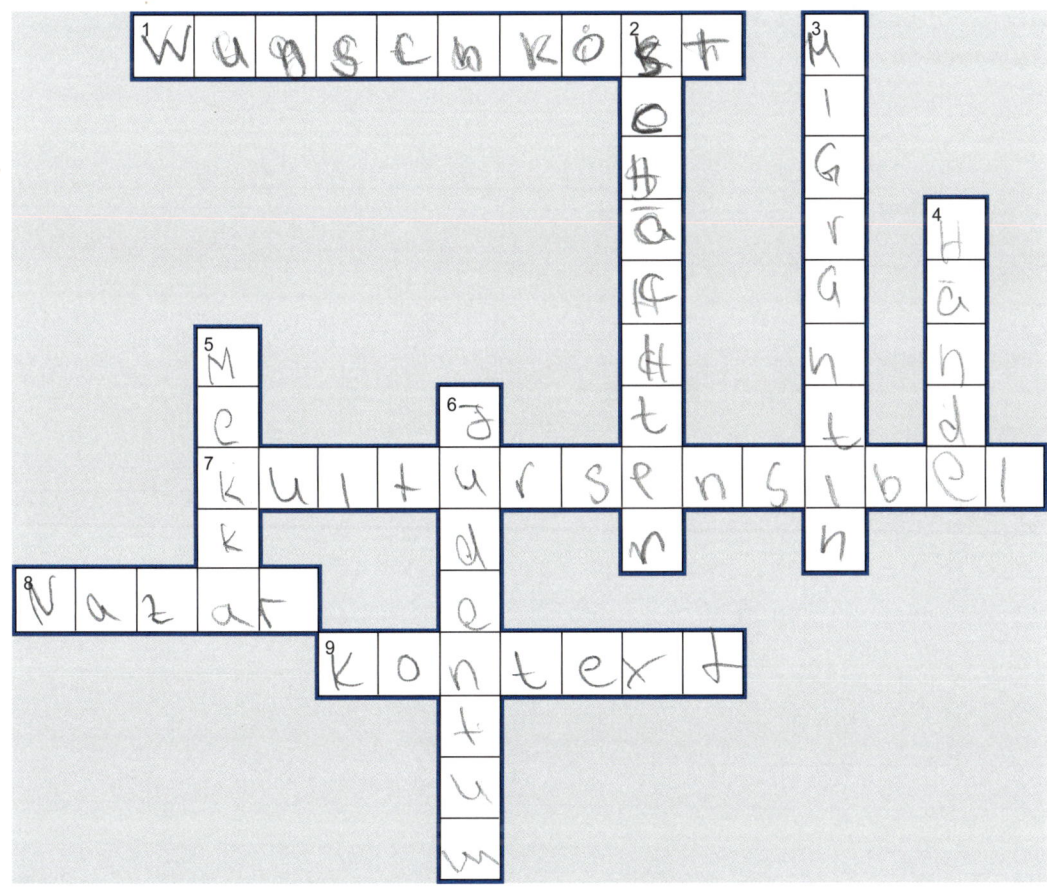

Abb. II/3.1 Kreuzworträtsel „Interkulturelle Pflege". [L143]

➤ APH II/3.5 **b)** Welche drei Arten von **Belastungsfaktoren** beeinträchtigen erfolgreiches Altern bei Migranten? Geben Sie je zwei Beispiele.

Tab. II/3.1

Belastungsfaktor	Beispiele

T I P P !

Ein beeindruckender Film zum Thema Belastungsfaktoren bei Migranten ist R. W. Fassbinders Film *„Angst essen Seele auf"* (Deutschland 1974).

Vertiefung

➤ APH II/3 **a)** Erläutern Sie die **Teilkompetenzen** bei der Pflege von älteren Migranten.

Fachkompetenz	
Sozialkompetenz	
Methodenkompetenz	
Personalkompetenz	

b) Muslimische Gläubige halten bestimmte **Regeln der Körperreinigung** ein. Ergänzen Sie die Tabelle.

➤ APH II/3.4.3

Tab. II/3.2

Anlass	Hygienische Maßnahmen	Mittel
Tägliches Gebet		
Nase putzen		
Wasser lassen oder Stuhl absetzen		
Achselhaare entfernen		
Schamhaare entfernen		
Während der Menstruation		
Nach der Menstruation		
Nach dem Geschlechtsakt		

Transfer

Haben Sie schon einmal einen **Migranten** gepflegt? Wer oder was hat Ihnen geholfen, situationsangepasst mit dem Pflegebedürftigen umzugehen?

➤ APH II/3

_____

_____

_____

_____

II/4 Glaubens- und Lebensfragen

Grundlagen

> APH II/4.2

a) Was versteht man unter dem Begriff **Religion?**

_____

_____

_____

> APH II/4.2

b) Beschreiben Sie die Begriffe **Religion** und **Ethik,** sodass die Unterschiede klar werden.

Religion	
Ethik	

> APH II/4.1

c) Bei welchen Ereignissen fangen Menschen oft an, sich mit dem **Lebenssinn** zu beschäftigen?

_____

_____

_____

Vertiefung

> APH II/4.2

a) Erklären Sie die folgenden Begriffe aus dem **Islam.**

Salat	
Saum	
Zakat	

b) Sind für **Juden** Bluttransfusionen erlaubt? Begründen Sie.

➤ APH II/4.2

_____

_____

c) Zu welcher **Religion** gehören die folgenden Aussagen? Ordnen Sie die richtige Religion zu.

➤ APH II/4.2

Tab. II/4.1

Aussage	Religion
1. Der Koran ist das unverfälschte Wort Gottes.	
2. Insekten sollten nicht getötet werden, weil die Seele eines verstorbenen Menschen darin stecken kann.	
3. In der Fastenzeit vor Ostern wird oft auf Alkohol oder Süßigkeiten verzichtet.	
4. Das irdische Leben steht im Mittelpunkt des Glaubens.	

Transfer

a) Schreiben Sie drei für Sie bedeutsame Fragen aus der **religiösen Anamnese** aus dem Lehrbuch heraus.

➤ APH II/4.2

_____

_____

_____

b) Sammeln Sie fünf Stichworte, die für Sie den **Sinn von Alter und Gebrechlichkeit** ausdrücken.

➤ APH II/4.1

_____

_____

_____

_____

c) Wie hängen **Glaubensfragen** mit dem ABEDL® der „existenziellen Erfahrungen" von _M. Krohwinkel_ zusammen?

➤ APH II/4

_____

_____

_____

_____

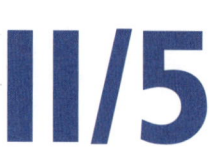

Familienbeziehungen und soziale Netzwerke alter Menschen

II/5

Grundlagen

> APH II/5   **a)** Welche Bedeutung hat **Familie** im Zusammenhang mit der Sozialisation?

_____

_____

> APH II/5   **b)** Nennen Sie drei **soziale Netzwerke** alter Menschen außer der Familie.

_____

_____

_____

Vertiefung

> APH II/5   **a)** Wie war der **Erziehungsstil** generell in den Familien in der ersten Hälfte des 20. Jahrhunderts und welche Auswirkungen hat dieser Stil auf ältere Menschen heute?

Merkmale des Erziehungsstils	
Auswirkungen	

> APH II/5   **b)** Was bedeutet der Satz von _Sigrid Daneke:_ „**Verstandene Angehörige sind verständnisvolle Angehörige**"?

_____

_____

_____

Transfer

a) Welche Einsatzmöglichkeiten für **Ehrenamtliche** kennen Sie aus Ihren Praxisstellen?

➤ APH II/5

_____

_____

_____

b) Gibt es eine Form von **Unterstützung** für die Ehrenamtlichen?

➤ APH II/5

_____

_____

_____

II/6 Sexualität im Alter

Grundlagen

➤ APH II/6   **a)** Nennen Sie vier **äußere Einflussfaktoren** auf die Sexualität alter Menschen.

_____

_____

_____

_____

➤ APH II/6   **b) Veränderungen** im Alter und **Auswirkungen** auf die Sexualität – welche Aussage stimmt? Kreuzen Sie an.

Tab. II/6.1

Aussage	wahr	falsch
1. Impotenz ist eine Folge des Alters.	☐	☐
2. Eine 60-jährige Frau ist unfruchtbar.	☐	☐
3. Männer sind im Alter sexuell aktiver als Frauen.	☐	☐
4. Nähe und Zärtlichkeit sind im Alter weniger wichtig.	☐	☐

Vertiefung

➤ APH II/6   Welche Auswirkung hatte die **Antibabypille** in den 1960-er Jahren für die Haltung gegenüber der Sexualität?

_____

_____

Transfer

➤ APH II/6   Welche Rahmenbedingungen in Pflegeeinrichtungen **erschweren** das Ausleben von Sexualität von alten Menschen?

_____

_____

_____

II/7 Menschen mit Behinderung im Alter

Grundlagen

Welche **Grundbegriffe** bei Behinderungen kennen Sie? Füllen Sie das Kreuzworträtsel aus (➤ Abb. II/7.1)! ➤ APH II/7

Horizontal

2 Blindheit, Gehörlosigkeit, Schwerhörigkeit und Taubblindheit werden mit diesem Oberbegriff zusammengefasst

3 Eine Hörbehinderung kann eine weitere Behinderung als Sekundärbehinderung nach sich ziehen. Welche?

4 Über welches Gesetz wird der Grad der Behinderung geregelt?

5 Begriff für „Teilhabe am gesellschaftlichen Leben"

6 Welcher Nachweis wird bei einem Behinderungsgrad von mindestens 50 % ausgestellt?

7 Anderer Begriff für Eingliederung, z. B. von Behinderten

Vertikal

1 Welche therapeutischen Maßnahmen sollen die Folgen der Fähigkeitsstörung und der sozialen Beeinträchtigung minimieren?

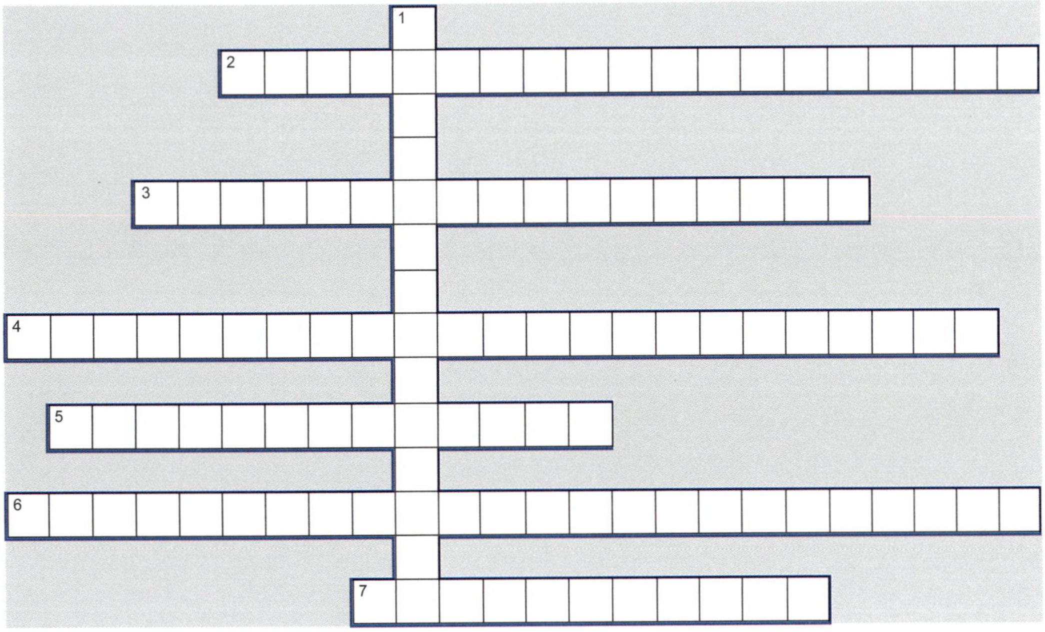

Abb. II/7.1 Kreuzworträtsel „Grundbegriffe Behinderung". [L143]

Vertiefung

➤ APH II/7.1,
Fallbeispiel

Beschreiben Sie die **Funktionseinschränkungen** (nach dem *Behindertenbegriff der WHO*) bei der Schwester von Herrn Martin.

Impairment	
Disability	
Handicap	

II/8 Ernährung und Haushalt

Grundlagen

a) Erklären Sie den Begriff **Mindesthaltbarkeitsdatum.**

➤ APH II/8.1

_____

_____

b) Nennen Sie fünf Hinweise zur sachgerechten und nährstofferhaltenden **Lagerung von Lebensmitteln.**

➤ APH II/8.2

_____

_____

_____

_____

_____

Vertiefung

Knifflig!

a) Wie **zuckerfrei** ist ein Produkt, wenn „zuckerfrei" draufsteht?

➤ APH II/8.1

_____

_____

b) Wie können Sie Kunden im ambulanten Bereich beraten, ihre Mahlzeiten **nährstofferhaltend** zuzubereiten?

➤ APH II/8.3

_____

_____

_____

> APH II/8.4   c) Erläutern und bewerten Sie folgende **Verpflegungssysteme.**

Tab. II/8.1

Verpflegungssystem	Erläuterung	Bewertung
Cook & Serve		
Cook & Chill		
Cook & Freeze		

II/9 Wohnen im Alter

Grundlagen

a) Welche Aussage findet sich bei dem ABEDL®-Modell von *M. Krohwinkel* bezüglich des **Wohnens?**

➤ APH II/9.1

_____

_____

b) Stellen Sie den Zusammenhang zwischen **altersbedingten Funktionseinschränkungen und Lebensraumgestaltung** dar. Ergänzen Sie die Tabelle.

➤ APH II/9

Tab. II/9.1

Sinn/Funktion	Funktionseinschränkung	Lebensraumgestaltung
Geistige Fähigkeiten	Orientierungsschwierigkeiten	Orientierungsfördernde Maßnahmen wie Schilder
Verminderter Sehsinn		
Tastsinn		
Bewegungsapparat		

c) Erklären Sie den Begriff **„barrierefrei"** mit eigenen Worten.

➤ APH II/9.1.3

_____

_____

Vertiefung

_____ **Recherchieren Sie!** _____

a) Welche **Beleuchtungsstärke** wird für alte Menschen empfohlen? Kreuzen Sie an.

➤ APH II/9.1.2

500 Lux	☐
650 Lux	☐
750 Lux	☐

> APH II/9.3   b) Nennen Sie drei **Wohnformen** für ältere Menschen.

_____

_____

_____

> APH II/9.3   c) In welcher der Wohnformen wird das **Heimgesetz** zur Anwendung gebracht? Kreuzen Sie die zutreffenden Lösungen an.

Betreutes Wohnen	☐
Betreute Wohngemeinschaft	☐
Seniorenresidenz	☐
Pflegeheim	☐

Transfer

> APH II/9.1   a) Beschreiben Sie kurz die **Wohnraumgestaltungskonzepte,** die Sie in Ihrer Einrichtung vorfinden.

Raumeinrichtung	
Farb- und Lichtkonzepte	
Barrierefreiheit	
Hilfsmitteleinsatz	
Weitere Versorgungsstrukturen	

> APH II/9.3.1   b) Stellen Sie bei einem Pflegebedürftigen im ambulanten Bereich Vor- und Nachteile seiner **aktuellen Versorgungssituation** gegenüber.

Vorteile	
Nachteile	

II/10 Tagesstrukturierende Maßnahmen

Grundlagen

a) Welche „drei großen Pfeiler" geben unserem Tagesablauf **Struktur?**

➤ APH II/10.1

_____

_____

_____

b) Macht regelmäßiges **Gedächtnistraining** überhaupt einen Sinn? Begründen Sie.

➤ APH II/10.4.3

_____

_____

_____

_____

_____

c) Nennen Sie drei Vorteile der **Zubereitung von Speisen** als tagesstrukturierendes Angebot.

➤ APH II/10.4.4

_____

_____

_____

Vertiefung

a) Warum sind tagesstrukturierende Maßnahmen für **Menschen mit Demenz** besonders wichtig?

➤ APH II/10.1.1

_____

_____

> APH II/10.2 **b)** Beurteilen Sie die folgenden Aussagen über die **Komponenten der Tagesstruktur** und kreuzen Sie entsprechend an.

Tab. II/10.1		
Aussage	**Richtig**	**Falsch**
1. Die Tagesstrukturierung für Senioren setzt sich im Wesentlichen aus den Komponenten Schlafen, Radiohören und Essen zusammen.	☐	☐
2. Nachtaktive Bewohner sollten in „Nachtcafés" immer ein Plätzchen finden.	☐	☐
3. Durch psychische Veränderungen kann es im Alter immer zu Einschränkungen der Alltagskompetenz kommen.	☐	☐
4. Man sollte in der Grundpflege immer kreativ sein und mit den Pflegebedürftigen neue Varianten der Pflege ausprobieren.	☐	☐
5. Eine Tischgemeinschaft kann sich positiv auf die Nahrungsaufnahme auswirken.	☐	☐
6. Es ist nicht gut, wenn die Pflegekraft mit am Tisch sitzt, sie lenkt die Bewohner zu sehr vom Essen ab.	☐	☐

> APH II/10.4.10 **c)** Warum findet sich im Lehrbuch „Altenpflege Heute" ein Extra-Kapitel **„Aktivitäten für Männer"?**

_____

_____

_____

> APH II/10.4.14 **d)** Nennen Sie vier Beispiele, wie Sie **Ehrenamtliche** oder **Angehörige** in die Tagesstruktur einbeziehen können.

_____

_____

_____

_____

Transfer

> APH II/10.1, Lern-Tipp

a) Schreiben Sie statt einem Tages- einen **Wochenplan** Ihrer Aktivitäten auf einem Extrablatt. Berücksichtigen Sie vor allem die „3 großen Pfeiler".
War Ihre vergangene Woche eher „strukturiert" oder „unstrukturiert"? Was hat der Woche eine wirksame Struktur gegeben?

_____

_____

_____

_____

b) Welche **Grundkomponenten im Tagesablauf** finden sich in Ihrer Einrichtung? Sie können zum Vergleich die Tabelle II/10.1 im Lehrbuch heranziehen. Vervollständigen Sie die Tabelle.

➤ APH II/10.2

Tab. II/10.2

	Montag	Dienstag	Mittwoch	Donnerstag	Freitag	Samstag	Sonntag
Grundkomponenten von Aktivitäten im Tagesablauf							

c) Welche Bereiche der **Aktivitäten für Senioren** von Kapitel 10.4.1–10.4.14 werden in den Aktivierungsangeboten Ihrer Einrichtung berücksichtigt?

➤ APH II/10.4

_____

_____

_____

d) Welche **Bereiche der Aktivitäten** für Senioren kommen wenig oder gar nicht in den Plänen Ihrer Einrichtungen vor?

➤ APH II/10.4

_____

_____

_____

e) Woran kann es liegen, dass einige Bereiche der Aktivitäten für Senioren **häufig,** manche eher **selten** in den Wochenplänen vertreten sind? Stellen Sie Vermutungen an.

➤ APH II/10.4

_____

_____

_____

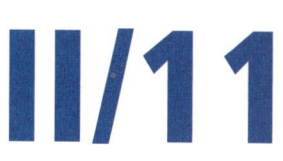

II/11 Musische, kulturelle und handwerkliche Beschäftigungs- und Bildungsangebote

Grundlagen

> APH II/11.1   **a)** Nennen Sie fünf Arten von **Spielen,** die für Senioren geeignet sind.

_____

_____

_____

_____

_____

> APH II/11.2   **b)** Warum spricht man heute vom „**lebenslangen Lernen"?**

_____

_____

> APH II/11.3   **c)** Welche hygienischen Grundsätze sollten Sie beachten, um Lebensmittelvergiftungen bei der **Zubereitung von Mahlzeiten** mit Senioren zu vermeiden?

_____

_____

> APH II/11.4   **d)** Welche Fähigkeiten werden bei Senioren durch **handwerkliche Beschäftigungsangebote** geschult und gefördert?

_____

_____

_____

> APH II/11.5   **e)** Welche vier Effekte werden beim **Tanzen mit Senioren** erreicht?

_____

_____

_____

_____

Vertiefung

a) Warum reagieren alte Menschen häufig abwehrend und ablehnend auf **Spielangebote** in der Beschäftigungstherapie?

➤ APH II/11.1

_____

_____

_____

b) Was beachten Sie bei den Spielangeboten für **bettlägerige alte Menschen?**

➤ APH II/11.1

_____

_____

c) Welche „Komplikation" sollten Sie bei **biografischen Schreib- und Erzählangeboten** berücksichtigen?

➤ APH II/11.2

_____

_____

d) Sind Kritik und Korrektur bei **familien- und hausarbeitsorientierten Beschäftigungsangeboten** angebracht? Begründen Sie.

➤ APH II/11.3

_____

_____

_____

e) Erstellen Sie einen **Zeitplan** für die Umsetzung des Werkvorschlags Holzarbeit. Wie viel Zeit benötigen Sie für die Vorbereitung und für die Durchführung, wie viele Treffen veranschlagen Sie?

➤ APH II/11.4, Praxis-Tipp Werkvorschlag Holzarbeit

Zeitbedarf Vorbereitung	
Zeitbedarf Durchführung	
Anzahl Treffen	

━━━━━━━━━━━━ **Knifflig!** ━━━━━━━━━━━━

f) Welche spezielle „**Sportart**" wird für Senioren im Rollstuhl zunehmend bedeutender?

➤ APH II/11.5

Transfer

> APH II/11.2   **a)** Tragen Sie die Seniorenangebote zu „**Bildung im Alter**" in Ihrer Stadt oder Ihrem Landkreis zusammen und notieren Sie sie hier stichwortartig.

_____

_____

_____

> APH II/11.5   **b)** Nennen Sie drei Prophylaxen, die Sie mit **bewegungsorientierten Beschäftigungsangeboten** verbinden können.

_____

_____

_____

> APH II/11   **c)** Analysieren Sie die **Beschäftigungsangebote in Ihrer Praxisstelle** nach folgenden Gesichtspunkten und finden Sie je ein Beispiel.

Tab. II/11.1

Art des Angebots	Wer führt das Angebot durch?	Welche Bewohner nehmen das Angebot wahr?	Beispiel
Geselligkeits-orientiertes Angebot			
Bildungsorien-tiertes Angebot			
Hausarbeits-orientiertes Angebot			
Handwerkliches Angebot			
Bewegungs-orientiertes Angebot			

> APH II/11.5   **d)** Welche **Berufsgruppen** können weitere Fachtipps zu bewegungsorientierten Beschäftigungsangeboten für Senioren geben?

_____

_____

II/12 Feste und Veranstaltungen

Grundlagen

a) Warum ist es sinnvoll und empfehlenswert, **Feste** zu feiern?

➤ APH II/12

_____

_____

_____

_____

b) Worüber informiert sich das Fachpersonal, wenn **Senioren aus verschiedenen Kulturen** in Pflegeeinrichtungen zusammenkommen?

➤ APH II/12

_____

_____

_____

_____

_____

Vertiefung

Nennen Sie fünf Grundregeln für die **Organisation von Festen** für Senioren.

➤ APH II/12

_____

_____

_____

_____

_____

Transfer

> APH II/12   **a)** Welche organisatorischen und einrichtungsspezifischen Probleme sehen Sie, wenn in Ihrer Praxisstelle ein **spontanes Fest** gefeiert werden sollte? Zählen Sie drei Probleme auf und überlegen Sie sich je einen Lösungsansatz.

Tab. II/12.1

Organisatorisches bzw. einrichtungs-spezifisches Problem	Lösungsansatz

> APH II/12   **b)** Sammeln Sie fünf realisierbare **Ausflugsziele** für Senioren mit Rollstühlen in der Nähe Ihrer Praxiseinrichtung.

_____

_____

_____

_____

_____

II/13 Medienangebote

Grundlagen

Nennen Sie fünf verschiedene **Medien im Pflegealltag** und ihre jeweilige Funktion.

➤ APH II/13

Tab. II/13.1	
Medien im Pflegealltag	**Funktion**

Vertiefung

a) Welche Medien mit welchen Funktionen **bevorzugen** Sie in Ihrem Alltag? Vergleichen Sie Ihr eigenes Ergebnis mit Aufgabe 1.

➤ APH II/13

_____

_____

_____

b) Sind **neue Medien** wie PC und Internet etwas für Senioren? Begründen Sie Ihre Meinung.

➤ APH II/13

_____

_____

_____

c) Welche **Anforderungen** sollten an ein **Telefon/Handy** gestellt werde, dass es für die Gruppe der Senioren passt?

➤ APH II/13

_____

_____

_____

Transfer

> APH II/13 Überprüfen Sie in Ihrer Einrichtung das **Medienangebot.** Ist es auf die Bedürfnisse der Pflegebedürftigen abgestimmt?

_____

_____

_____

_____

II/14 Freiwilliges Engagement alter Menschen

Grundlagen

a) Was bedeutet **„bürgerschaftlicher Einsatz"** bzw. **„freiwilliges Engagement"?** ➤ APH II/14

_____

_____

b) Wie erklärt sich das **wachsende öffentliche Interesse** am freiwilligen Engagement älterer Menschen? ➤ APH II/14

_____

_____

_____

Vertiefung

a) Wie hängen **Motive** für freiwilliges Engagement älterer Menschen mit ihrer sozialen Situation zusammen? ➤ APH II/14

_____

_____

b) Erklären Sie die **Formen des Ehrenamts.** ➤ APH II/14

Altes Ehrenamt	
Neues Ehrenamt	

Transfer

Überlegen Sie, wo Sie sich gerne ehrenamtlich als älterer Mensch **engagieren** würden, wenn Sie im Alter ➤ APH II/14
gesundheitlich und zeitlich nicht eingeschränkt wären?

_____

_____

_____

II/15 Selbsthilfegruppen

Grundlagen

> APH II/15   Welchen Bereichen widmen sich hauptsächlich **Selbsthilfegruppen?**

_____

_____

_____

Vertiefung

> APH II/15   **a)** Warum ist die häufigste **Rechtsform** für Selbsthilfegruppen ein eingetragener Verein?

_____

_____

> APH II/15   **b)** Welchen **Nutzen** haben Selbsthilfegruppen aus der Sicht von Angehörigen von Demenzerkrankten. Ergänzen Sie die Abbildung.

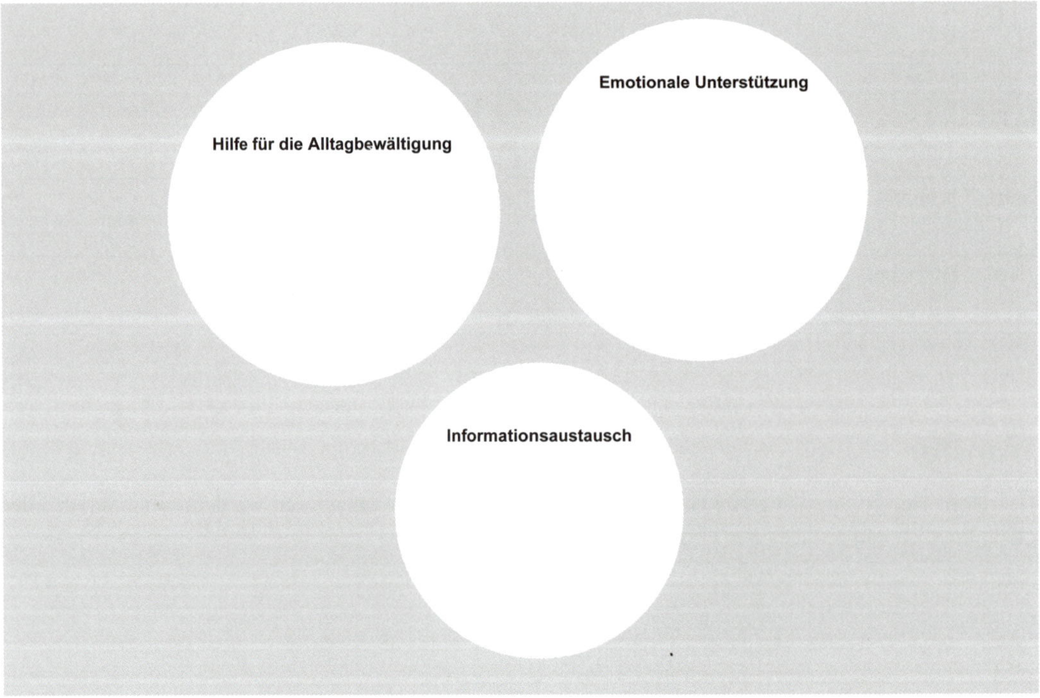

Abb. II/15.1 Nutzen einer Selbsthilfegruppe.

Transfer

Nehmen Sie Kontakt zu einer Selbsthilfegruppe in Ihrer Nähe auf (z. B. *AMSEL*) und bereiten Sie für Ihre Einrichtung einen **Informationsflyer** auf. Welche Punkte sind Ihnen wichtig, dass die Selbsthilfegruppe ausführlich dargestellt wird?

➤ APH II/15

_____

_____

_____

II/16 Seniorenvertretungen und -beiräte

Grundlagen

> APH II/16   Was genau sind **Seniorenvertretungen?**

_____

_____

Vertiefung

> APH II/16   **a)** Welches ist die **rechtliche Grundlage** für Seniorenvertretungen?

_____

_____

_____ **Knifflig!** _____

> APH II/16   **b)** Welches ist die Rechtsgrundlage für die **Seniorenmitbestimmung in Pflegeheimen?**

_____

_____

> APH II/16   **c)** Welchen **Nutzen** bieten Seniorenvertretungen? Ergänzen Sie die Begriffe mit je einem Beispiel.

Beratung	
Mitwirkung am politischen Entscheidungsprozess	
Interessensvertretung	

Transfer

➤ APH II/16

────────────────── **Recherchieren Sie!** ──────────────────

Unter welchen Namen arbeiten **Seniorenvertretungen** (z. B. Seniorenbüro, Seniorenselbstverwaltung, …) in Ihrer Stadt bzw. Ihrem Landkreis.

_____

_____

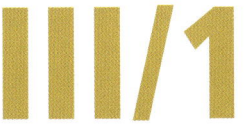

Systeme sozialer Sicherung

Grundlagen

a) Das System der **sozialen Sicherung** in Deutschland steht auf fünf „Säulen". Tragen Sie die Namen der ge- ➤ APH III/1
setzlichen Sozialversicherungen in die Säulen ein.

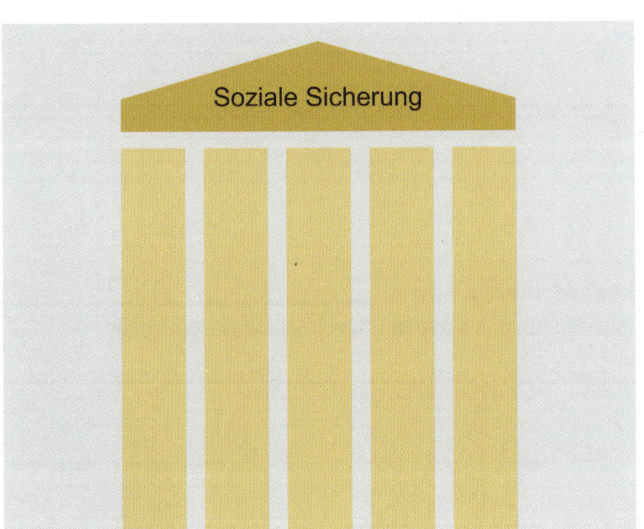

Abb. III/1.1 Soziale Sicherung.

b) Recherchieren Sie, wann die jeweiligen **Sozialversicherungen** ins Leben gerufen wurden und schreiben Sie ➤ APH III/1
das Jahr zu der entsprechenden Säule in der Abbildung III/1.1.

c) Warum ist die **Pflegeversicherung** so viel jünger als die anderen Sozialversicherungen? ➤ APH III/1

_____

_____

_____

d) Wer nimmt die **Aufgaben der Pflegekassen** wahr? ➤ APH III/1

_____

_____

➤ APH III/1   **e)** Was versteht man unter folgenden Prinzipien bei der **Sozialhilfe?**

Individualisierungsprinzip	
Nachrangigkeitsprinzip	

Vertiefung

➤ APH III/1   **a)** Welches sind die **vier Eigenschaften,** die ein Mensch erfüllen muss, wenn er im Sinne des § 14 SGB XI pflegebedürftig ist?

_____

_____

_____

_____

_____ **Recherchieren Sie!** _____

➤ APH III/1   **b)** Wie ist der Stand der Dinge bei der Diskussion um einen **neuen Pflegebedürftigkeitsbegriff?**

_____

_____

_____

_____

➤ APH III/1   **c)** Aussagen zu den **Pflegestufen** – welche Aussage stimmt, welche müssen Sie korrigieren?

Tab. III/1.2

Aussage	stimmt	Korrektur
Pflegestufe 1: Zeitaufwand: mindestens 45 Minuten, davon mehr als 30 Minuten Grundpflege	☐	
Pflegestufe 2: Mindestens drei Mal täglich zu verschiedenen Tageszeiten erforderlicher Hilfebedarf bei Körperpflege, Ernährung oder Mobilität.	☐	
Pflegestufe 3: Der Hilfebedarf muss so groß sein, dass jederzeit eine Rufanlage benutzt werden kann.	☐	
Härtefallregelung: Regelmäßig besteht ein Anspruch auf Härtefallregelung, wenn ein außergewöhnlicher Pflegeaufwand vorliegt.	☐	

d) Beschreiben Sie die finanziellen Unterstützungsmöglichkeiten, die ein Mensch mit so genannter **Pflegestufe 0** aus der Pflegeversicherung beziehen kann.

➤ APH III/1

_____

_____

_____

e) Welches ist der grundlegende Unterschied zwischen den **Sozialversicherungen** und der **Sozialhilfe?**

➤ APH III/1

_____

_____

Transfer

Welche **Leistungen** im ambulanten Bereich werden nach SGB V bzw. nach SGB XI vergütet? Geben Sie je zwei Beispiele.

➤ APH III/1

SGB V	
SGB XI	

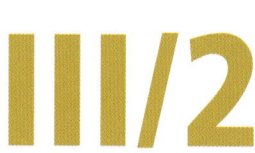

Träger, Dienste und Einrichtungen im Gesundheits- und Sozialwesen

Grundlagen

➤ APH III/2   Erklären Sie die Begriffe in eigenen Worten und geben Sie je ein Beispiel.

Wohlfahrtsorganisationen	
Private Träger	
Offene Altenhilfe	

Vertiefung

➤ APH III/2   **a)** Wie hängen **Altenhilfe** und **Altenpflege** zusammen?

_____

_____

➤ APH III/2   **b)** Was ist ein **geriatrisches Krankenhaus?**

_____

_____

➤ APH III/2   **c)** Welchen Aufgabenschwerpunkt hat ein **Hospiz?**

_____

_____

Recherchieren Sie!

d) Gehen Sie auf die Website einer der **großen Wohlfahrtsverbände** (vgl. APH Abb. III/2.2) und verschaffen Sie sich einen Überblick über dessen **Leitbild.** Fassen Sie es kurz zusammen.

➤ APH III/2

_____

_____

_____

_____

_____

_____

III/3 Vernetzung, Koordination, Kooperation

Grundlagen

➤ APH III/3.1   **a)** Welche Aufgaben hat ein **Pflegestützpunkt?**

_____

_____

_____

➤ APH III/3.1.1   **b) Pflegeüberleitung** – vervollständigen Sie den Lückentext.

abstimmt – Lücke – Pflegeüberleitung – Pflegeüberleitung – Übergang

Die _____ übernimmt eine wichtige Koordinierungsfunktion, indem sie die Versorgung des Patienten vor und bei dem _____ aufeinander _____. Die _____ schließt damit eine _____, die nach einem Kranken-hausaufenthalt entstehen kann.

Vertiefung

➤ APH III/3.2   **a)** Stellen Sie **externe** und **interne Kooperation** gegenüber.

Externe Kooperation	
Interne Kooperation	

➤ APH III/3.2.1   **b)** Welche drei Hauptfunktionen erfüllt ein **Dienstplan?**

_____

_____

_____

➤ APH III/3.2.1   **c)** Wie lange müssen Dienstpläne aufbewahrt werden? Kreuzen Sie die zutreffende **Frist** an.

5 Jahre	☐
10 Jahre	☐
30 Jahre	☐

d) Welche der folgenden Begriffe gehören zu den **Kriterien bei der Dienstplangestaltung?** Markieren Sie diese farbig. ➤ APH III/3.2.1

Summenspalte – Freiwunschbuch – Wochentage bunt markiert – Handschriftlichkeit – Lesbarkeit – Qualifikation der Mitarbeiter – Übertragungsspalte für Mehrarbeit – kein Vorname wegen Datenschutz – dokumentenechte Führung – Überklebungen bei Fehlern erlaubt – Legende für Dienstzeiten – Mehrzeilig pro Mitarbeiter

_____ **Recherchieren Sie!** _____

e) Welches sind die besonderen **Anforderungen an die Dienstplangestaltung** in Ihrem ambulanten Einsatz? ➤ APH III/3.2.1

_____

_____

_____

_____

Transfer

Welche Veränderungen müssten Sie in einem Wohnbereich vornehmen, wenn Sie **Primary Nursing** einführen wollten? ➤ APH III/3.2.2

_____

_____

_____

III/4 Schnittstellenmanagement und Pflegeüberleitung

Grundlagen

> APH III/4　**a)** Im Gesundheitssystem gibt es verschiedene **Versorgungsketten.** Ergänzen Sie die fehlenden Begriffe in der Abbildung.

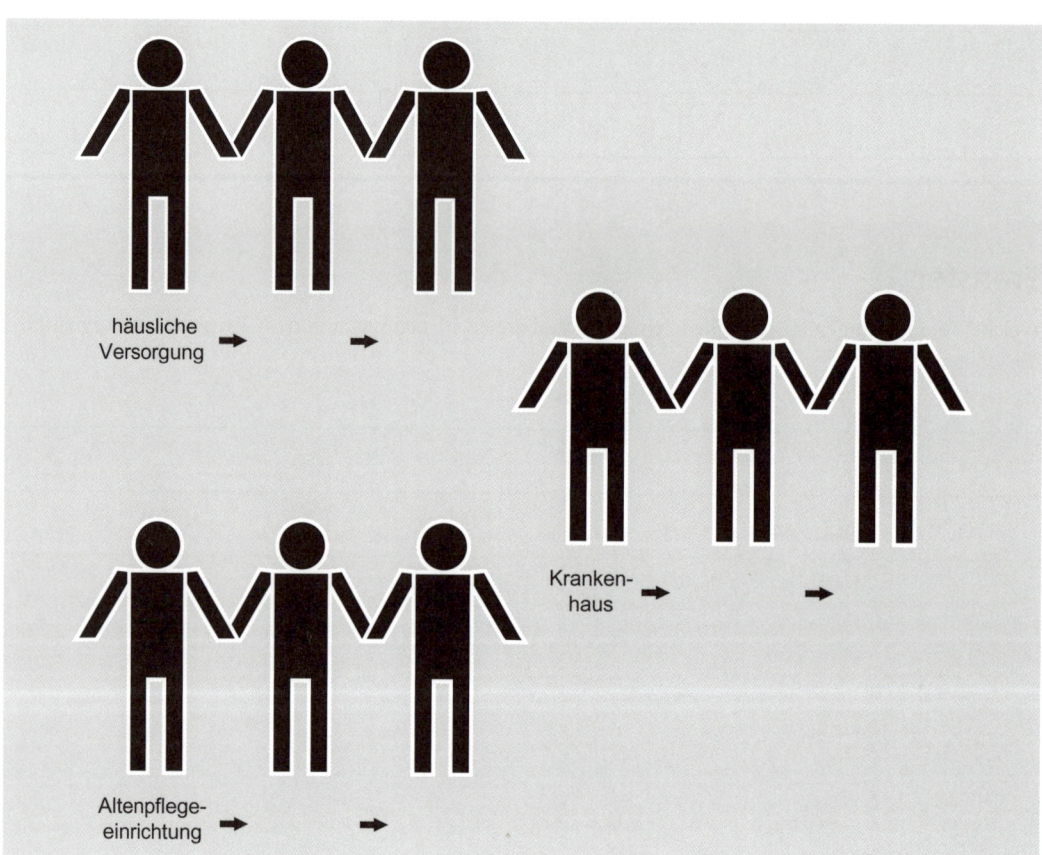

Abb. III/4.1 Versorgungsketten.

> APH III/4　**b)** Nennen Sie je vier Beispiele für **interne** bzw. **externe Schnittstellen** (aus der Sicht eines Pflegeheims).

Interne Schnittstellen	
Externe Schnittstellen	

Vertiefung

a) Nennen Sie die wesentlichen **Aufgaben der Pflegeüberleitung.** ➤ APH III/4

_____

_____

_____

_____ Recherchieren Sie! _____

b) Was sagt die Zielsetzung des Nationalen Expertenstandards **„Entlassungsmanagement"** (1. Aktuali- ➤ APH III/4
sierung 2009, www.dnqp.de) aus?

_____

_____

_____

Transfer

Welche Regelungen des **Pflegeweiterentwicklungsgesetzes** (2008) haben Auswirkungen auf die ambulante ➤ APH III/4
Pflege?

_____

_____

_____

Grundlagen

> APH III/5.1.1   **a)** Was sind **Grundrechte** und durch wen werden sie garantiert?

_____

_____

> APH III/5.1.1   **b)** Nennen Sie vier Rechtsbereiche, die zu den **Grundrechten** gehören.

_____

_____

> APH III/5.1.1   **c)** Wie können Grundrechte **eingeschränkt** werden?

_____

_____

> APH III/5.1.3   **d)** Warum ist das **Haftungsrecht** für Altenpfleger so bedeutsam?

_____

_____

> APH III/5.1.2   **e)** Markieren Sie zum **Arbeitsrecht** gehörige Begriffe farbig.

Dauerauftrag – Mitarbeitervertretung – Manteltarifvertrag – Gesundheitsamt – Schulzeugnis – Kündigung – Pausenregelung – Freiheitsstrafe – Arbeitskleidung – Kaufvertrag – Schwellenbeschreibung

Vertiefung

> APH III/5.1.2   **a)** Welche Aussagen zur Betreuung treffen zu, welche nicht?

Tab. III/5.1	Richtig	Falsch
1. Eine Betreuung kommt nur für Volljährige in Frage, die ihre Angelegenheiten nicht mehr regeln können.	☐	☐
2. Betreuungsbedürftige Menschen sind gleichzeitig auch geschäftsunfähig.	☐	☐
3. Zur Betreuung gehört immer die Vermögenssorge.	☐	☐
4. Betreuungsbeschlüsse dauern immer sehr lange.	☐	☐
5. Das Betreuungsrecht ist ein Teil des Sozialrechts.	☐	☐

➤ APH III/5.1.3

➤ APH III/5.1.3

➤ APH III/5.1.3

➤ APH III/5.1.4

➤ APH III/5.1.4

TIPP!
Im württembergischen Rechtsgebiet übernimmt der *Notar* die Aufgabe des Betreuungsgerichts.

b) Welche **Versicherung** ist wofür zuständig?

Betriebshaftpflichtversicherung	
Berufshaftpflichtversicherung	

TIPP!
Günstige Berufshaftpflichtversicherungen werden über *Berufsverbände* (z. B. *DBfK*) angeboten.

c) Nennen Sie je eine **Rechtsfolge,** die sich aus Haftungsfragen in folgenden Rechtsgebieten ergeben kann.

Strafrecht	
Zivilrecht	
Arbeitsrecht	

d) Welche Bedeutung haben Expertenstandards im Zusammenhang mit **Haftungsfragen** in der Pflege?

_____

_____

e) Interpretieren Sie das Sprichwort im Zusammenhang mit der **Schweigepflicht:** *„Schweigen wie ein Grab bis zum Grab."*

_____

_____

_____

f) Welche Möglichkeiten gibt es, von der Schweigepflicht **befreit** zu werden?

_____

_____

_____

_____

> APH III/5.2.4   **g)** Was ist der Unterschied zwischen einem **einfachen** und einem **qualifizierten Zeugnis?**

_____

_____

> APH III/5.2.4   **h)** Schreiben Sie die jeweilige Note hinter die **Formulierung aus dem Arbeitszeugnis.**

„Arbeitete selbstständig"	
„Zeigte Belastbarkeit"	
„Stets zu unserer vollsten Zufriedenheit"	
„Ist gründlich, gewissenhaft und sorgfältig"	
„Hat die Aufgaben in seinem Interesse gelöst"	

Transfer

> APH III/5.2.1   **a)** Schreiben Sie in Stichworten auf, welche Regelungen in Ihrem **Ausbildungs- oder Arbeitsvertrag** stehen (Sie können zum Vergleich APH III/5.2.1 [Inhalte des Arbeitsvertrags] heranziehen).

_____

_____

_____

_____

> APH III/5.2.6   **b)** Wie sind in Ihrem Arbeitsbereich folgende Regelungen aus den **Unfallverhütungsvorschriften (UVV)** umgesetzt?

Einmalhandschuhe	
Arbeitskleidung	
Schuhwerk	
Fingernägel	
Händedesinfektionsmittel	

III/6 Betriebswirtschaftliche Rahmenbedingungen

Grundlagen

a) Aus welchen zwei Teilen setzt sich die **Dienstleistung einer Pflegeeinrichtung** zusammen?

➤ APH III/6.2

_____

_____

_____

b) Was ist ein **Organigramm?**

➤ APH III/6.2

_____

_____

_____

c) Was wird unter dem **Pflegeschlüssel** verstanden?

➤ APH III/6.2.2

_____

_____

_____

d) Was bedeuten die beiden **Komplexe** der Dienstleistung Pflege?

➤ APH III/6.2.2

Direkte Pflege	
Indirekte Pflege	

Vertiefung

➤ APH III/6.2   Berechnen Sie folgende Sachverhalte.

a) **Personalplanstellen nach Pflegestufen aufgeschlüsselt:** Pflegestufe 1: 10,5 Pflegestufe 2: 12,3 Pflegestufe 3: 12,4 Rüstige: 0,6	Wie viele **Fachkräfte** müssen nach der Heimpersonalverordnung (www.gesetze-im-internet.de/heimpersv/__5.html) beschäftigt sein?
b) **Jahresdaten:** 365 Tage im Jahr 5,3 Arbeitsstunden pro Tag	Berechnen Sie die **Bruttojahresarbeitszeit.**
c) **Tage im Jahr:** Jahresdaten s. o. Arbeitsfreie Tage: 134 Fortbildung: 5 Tage Krankheitsausfall: 8 Tage	Berechnen Sie die **Netto-Arbeitstage** und die **Nettojahresarbeitszeit** in Stunden

Knifflig!

➤ APH III/6.2.3   d) Bestimmen Sie den jeweiligen prozentualen Anteil der **Kostenanteile** des Pflegesatzes in Pflegestufe 1 der vollstationären Pflege im Doppelzimmer (Originalzahlen des SZ Martha Maria Stuttgart vom 1.12.2012: Pflegeanteil 54,59, Unterkunft 12,85, Verpflegung 10,51, Investitionskosten 6,96, Ausbildungsumlage 0,93 Euro).

Pflegeanteil	Verpflegung	Ausbildungsumlage
Unterkunft	Investitionskosten	Gesamt **100 %**

Transfer

➤ APH III/6.3   Untersuchen Sie in Ihrem ambulanten Einsatz, wie die Pflegebedürftigen die ambulante Pflege finanzieren können. Beachten Sie dabei u. a. die Begriffe **Pflegesachleistung**, **Hilfsmittel** und **Pflegegeld.**

_____

_____

_____

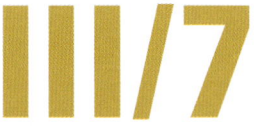 # Qualitätsmanagement und -sicherung

Grundlagen

Erklären Sie die folgenden **Qualitätsebenen.** ➤ APH III/7.1

Strukturqualität	
Prozessqualität	
Ergebnisqualität	

Vertiefung

a) Nennen Sie je zwei Regelungen aus dem SGB XI bzw. dem Heimgesetz zum **Qualitätsmanagement.** ➤ APH III/7.1

SGB XI	1.
SGB XI	2.
HeimG	1.
HeimG	2.

b) Welche zwei Institutionen führen regelmäßig **externe Qualitätsprüfungen** durch? ➤ APH III/7.1

_____

_____

Recherchieren Sie!

c) Verschaffen Sie sich einen Überblick über die kontroverse Diskussion bezüglich der **Pflegenoten** (www.pflegenoten.info). ➤ APH III/7.1.3

_____

_____

_____

> APH III/7.2.1

d) Inwieweit trägt ein Leitbild zur **Qualitätsentwicklung** bei?

_____

_____

> APH III/7.2.2

e) Welche Bedeutung haben die Nationalen Expertenstandards für das **Qualitätsmanagement** einer Pflege-einrichtung bzw. eines ambulanten Dienstes?

_____

_____

_____

_____

Knifflig!

> APH III/7.2.2

f) Warum sind die Expertenstandards **auch für Krankenhäuser** umzusetzen, obwohl nur das SGB XI (Geltungsbereich der Pflegeversicherung, gilt nicht für Krankenhäuser!) die Implementierung ausdrück-lich vorschreibt?

_____

_____

Transfer

> APH III/7.2.4

a) Nehmen Sie in Ihrer Praxisstelle Kontakt zum **Qualitätszirkel** auf. Vergleichen Sie seine Aufgaben mit den Aussagen im Buch.

_____

_____

_____

_____

> APH III/7.2.6

b) Welche Bedeutung hat die **Fachaufsicht** im Qualitätsmanagement der Pflege?

_____

_____

> APH III/7.2.6

c) Wie ist die **Qualifikation** der verantwortlichen Pflegefachkraft in § 71 SGB XI beschrieben?

Ausbildungs-abschluss	
Berufserfahrung	
Weiterbildung	

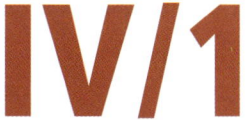

IV/1 Lern- und Arbeitsmethoden

Grundlagen

a) Welche vier **Lerntypen** werden unterschieden? ➤ APH IV/1.1.3

_____

_____

_____

_____

TIPP!
Lernen Sie Ihren Lerntyp kennen und machen Sie online einen kostenlosen _Lerntypen-Test._
http://arbeitsblaetter.stangl-taller.at/TEST/HALB/Test.shtml oder www.foodweb20.de/lerntyp-test

b) Ordnen Sie folgende **Lernblockaden** den Erklärungen zu. ➤ APH IV/1.1.4

Affektive Hemmung – Ähnlichkeitshemmung – Assoziative Hemmung – Retroaktive Hemmung

Ein Grund dafür, dass bereits Bekanntes beibehalten wird, auch wenn das Neue sachlich korrekter ist.	
Starke emotionale Erregung beeinträchtigt die Lernleistung.	
Wenn ich etwas gelernt habe, können zuvor gelernte Inhalte unterdrückt und weniger präzise erinnert werden.	
Wenn ein Lernstoff einem anderen gleicht, wird das zuerst Gelernte oft unterdrückt.	

Vertiefung

a) Ergänzen Sie die Anfangsbuchstaben der **Begriffe des effektiven Lesens** und erklären Sie diese. ➤ APH IV/1.2.1

S	
Q	
R	
R	
R	

➤ APH IV/1.2.3   **b)** Was ist der Gewinn beim Führen eines **Lerntagebuchs?**

_____

_____

_____

➤ APH IV/1.5.4   **c)** Nennen Sie fünf **Entspannungsmöglichkeiten** vor Prüfungen.

_____

_____

_____

_____

_____

Transfer

➤ APH IV/1.3.3   **a)** „**Lernen**" Sie folgende zehn Begriffe in einer Minute.

Flasche – Trauer – Sputum – Öl – Urin – Herz – Körper – Kreuz – Lunge – Hund

Wenden Sie dabei folgende Techniken nacheinander an:
- Assoziationen bilden
- logische Zusammenhänge bilden
- alphabetisches Aneinanderreihen

➤ APH IV/1.3.3   **b)** Mit welcher Technik konnten Sie die Begriffe **am besten** behalten?

_____

_____

IV/2 Zeitmanagement

Grundlagen

a) Wie wichtig sind persönliche und betriebliche **Ziele** für das Zeitmanagement?

➤ APH IV/2.1

_____

_____

_____

b) Was sagt das **Pareto-Prinzip** in Bezug auf das Zeitmanagement aus?

➤ APH IV/2.1.1

_____

_____

c) Beschreiben Sie die **ABC-Analyse.** Was nützt sie für den Pflegealltag?

➤ APH IV/2.1.1

A	
B	
C	
Nutzen für den Alltag	

d) Nennen Sie vier weitere typische **Zeitfresser** und geben Sie je ein Beispiel aus der Pflege.

➤ APH IV/2.1.2

1. Schwierigkeit „nein" zu sagen	
2.	
3.	
4.	
5.	

Vertiefung

> APH IV/2.1.2   Entwickeln Sie zu feststehenden Glaubenssätzen des **persönlichen Arbeitsstils** Gegenpositionen, die Ihnen einen besseren Umgang mit Ihrer Zeit erlauben. Tragen Sie zu jedem Glaubenssatz zwei bessere Alternativen in die rechte Spalte ein.

Tab. IV/2.1

Glaubenssatz (Antreiber)	Erlaubnis für den besseren Umgang mit meiner Zeit
Sei immer perfekt!	
Strenge dich immer an!	
Sei immer anderen gefällig!	
Beeil dich immer!	
Sei immer stark!	

Transfer

> APH IV/2.2, Fallbeispiel   **a)** Bearbeiten Sie die Situation im Fallbeispiel ambulante Altenpflege. Wie könnte die **Zeitstruktur in der Pflege** verbessert werden?

_____

_____

_____

> APH IV/2.2.1   **b)** Schreiben Sie Ihre **Betätigungen** über eine Woche lang auf. Schätzen Sie den Anteil (in Prozent) der Betätigungen mit den Schwerpunkten …

Freizeit, Hobbies, Sozialkontakte	
Lernen	
Haushalt, Körperpflege	
Arbeit	
Schulbesuch	

> APH IV/2.2.1   **c)** Was bringt es Ihnen, wenn Sie Bereiche von Arbeit und Schule ins **Gleichgewicht** mit privaten Betätigungen bringen?

_____

_____

_____

IV/3 Geschichte der Pflegeberufe

Grundlagen

a) Füllen Sie das Kreuzworträtsel mit Begriffen aus der **Geschichte alter Menschen** vom Mittelalter bis ins 18. Jahrhundert (➤ Abb. IV/3.1).

➤ APH IV/3.1

Horizontal

2 Was ist nach den Seuchen und dem 30-jährigen Krieg „verroht", also schlimmer geworden?

5 Welche Geschichte wurde lange Zeit gleichgesetzt mit der Geschichte der Altenpflege?

8 Welcher Mythos fand nur in wohlhabenden Familien statt?

9 Wohin wurden adlige oder bürgerliche unverheiratete Töchter geschickt, um deren Unterhalt zu sichern?

10 Was ist der Oberbegriff für nicht behandelbare Krankheiten wie die Pest, die sehr verbreitet auftraten?

13 Welcher Begriff kennzeichnet das Alter, das in etwa erreicht werden konnte?

15 Welche einzige Einkommensquelle hatten Alte oder Arme im Mittelalter?

16 Was kann als Vorform des Altenheims bezeichnet werden?

17 Wann endete das Arbeitsleben eines Handwerkers im 12. Jahrhundert in der Regel?

19 Wer geht nach einem biblischen Gleichnis durch ein Nadelöhr?

20 Was wurde durch Martin Luther ausgelöst?

Vertikal

1 Wie werden freiwillige Gaben (z. B. zur Erlangung des Seelenheils) genannt?

3 Was hat sich durch die Erblichkeit von Lehen gebildet?

4 Der Anteil der über 60-Jährigen an der … lag im Mittelalter nur bei ca. 1–2 %.

6 Was (anderes Wort für Auskommen) musste selbst bestritten werden, um nicht als bedürftig angesehen zu werden?

7 In welchem Zeitraum des 20. Jahrhunderts wurde die Altenpflege ein eigenständiger Beruf?

11 Im Mittelalter erreichten viele Menschen nicht das Erwachsenenalter, sondern starben bereits im …

12 Wobei starben in der Vergangenheit viele jüngere Frauen?

14 Womit wurde früher für alte Bauern die „Rente" gezahlt?

18 Wie wurden in den Spitälern die Betreuer der Armen, Kranken, „Irren" und Alten genannt?

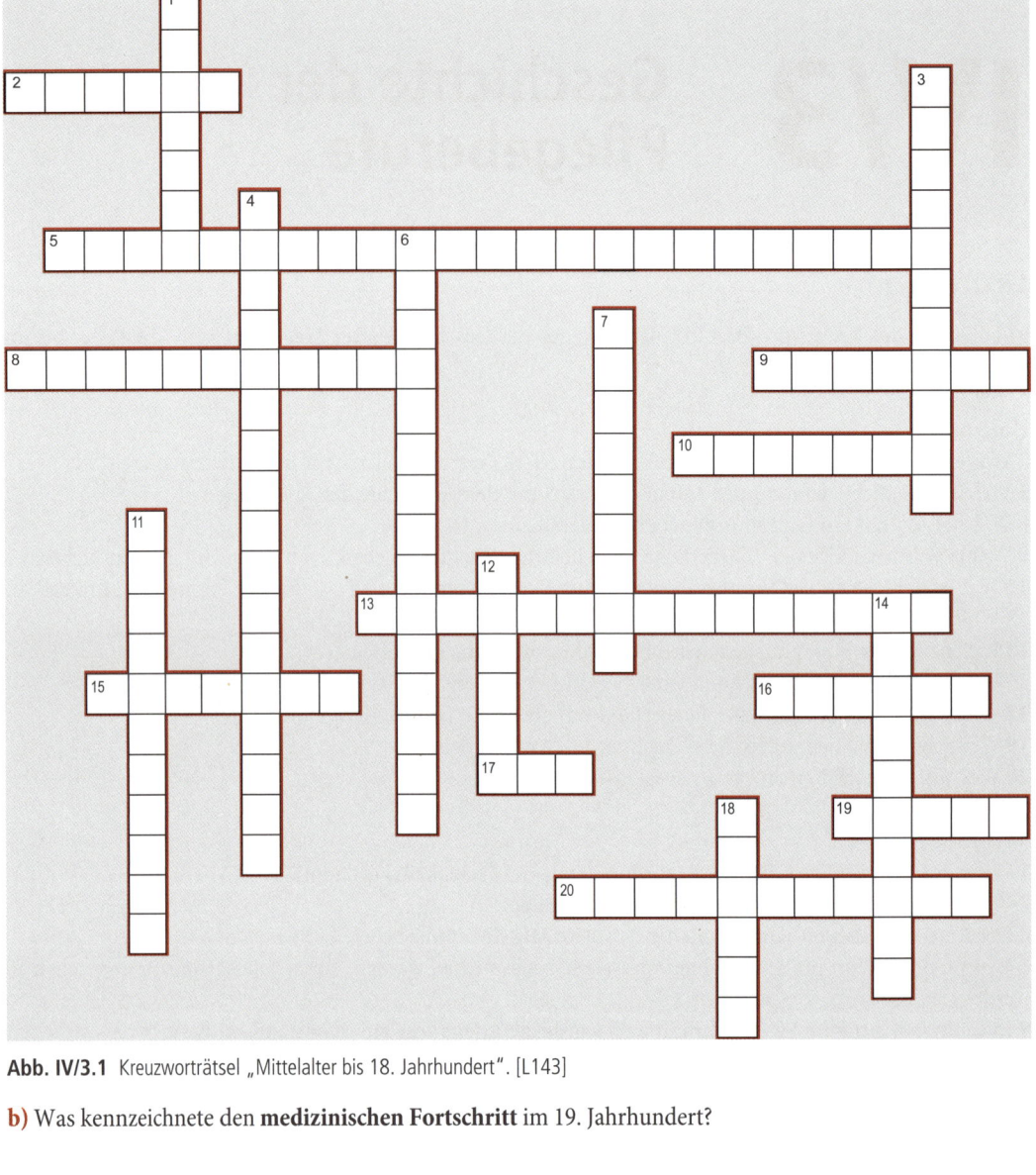

Abb. IV/3.1 Kreuzworträtsel „Mittelalter bis 18. Jahrhundert". [L143]

> APH IV/3.2 **b)** Was kennzeichnete den **medizinischen Fortschritt** im 19. Jahrhundert?

_____

_____

_____

> APH IV/3.2.1 **c)** Welche **Folge** hatte der Erste Weltkrieg für die meisten Menschen in Europa?

_____

_____

> APH IV/3.2.2 **d)** Warum war das **Leben alter und kranker Menschen im Nationalsozialismus** auch direkt bedroht?

_____

_____

e) Welche zwei Gründe führten dazu, ab den 1960er Jahren **ungelernte Hilfskräfte** in Alten- und Pflegeheimen zu qualifizieren?

➤ APH IV/3.2.3

_____

_____

_____

_____

f) Welche Aussage trifft zu? Kreuzen Sie die richtigen Antworten an.

➤ APH IV/3.2.3

1. Der erste deutsche Berufsverband für Altenpflege wurde bereits 1957/58 gegründet.	☐
2. Durch die Einführung der Pflegeversicherung wurde die Bedeutung der stationären vor der ambulanten Pflege betont.	☐
3. Mit Einführung des Heimgesetzes 1975 wurde die Versorgung in Altenheimen wesentlich verbessert.	☐
4. Sinkende Geburtenraten kennzeichnen die Bevölkerungsentwicklung im 21. Jahrhundert in Deutschland.	☐

g) Erläutern Sie, warum die **bundeseinheitliche Altenpflegeausbildung** in Kraft getreten ist.

➤ APH IV/3.2.3

_____

_____

Vertiefung

Beziehen Sie Stellung zum Thema **„gesellschaftliche Anerkennung alter und kranker Menschen".** Schließen Sie sich eher der Meinung von Janine Guter oder Till Sonnenborn an?

➤ APH IV/3.1,
Fallbeispiel

_____

_____

_____

_____

IV/4 Berufsgesetze

Grundlagen

➤ APH IV/4   **a)** Wann begann die erste staatlich anerkannte **Altenpflegeausbildung** in Deutschland? Kreuzen Sie die richtige Lösung an.

1888	☐
1949	☐
1976	☐

➤ APH IV/4   **b)** Wie bezeichnete das **Bundesverfassungsgericht** im Oktober 2002 den Altenpflegeberuf?

_____

_____

➤ APH IV/4.1   **c)** Was wird im **Altenpflegegesetz** geschützt?

_____

_____

➤ APH IV/4.1   **d)** Welche vier **grundlegenden Fragen** regelt das Altenpflegegesetz noch?

_____

_____

_____

_____

➤ APH IV/4.1   **e)** Welche **schulischen Voraussetzungen** werden für die Altenpflegeausbildung verlangt?

_____

_____

_____

_____

Vertiefung

a) Kann Jens Breitscheid mit der heruntergeladenen **Ausbildungs- und Prüfungsverordnung** seine Prüfungen effektiv vorbereiten?

➤ APH IV/4.2, Fallbeispiel

_____

_____

b) Was kann Ihnen die Kenntnis der Ausbildungs- und Prüfungsverordnung **nützen?**

➤ APH IV/4.2

_____

_____

_____

IV/5 Professionalisierung der Altenpflege: Berufsbild und Arbeitsfelder

Grundlagen

➤ APH IV/5.1.2 **a)** Geben Sie die wichtigsten Aussagen des **Berufsbildes des DBVA** wieder.

_____

_____

_____

_____

➤ APH IV/5.2 **b)** Erläutern Sie die Begriffe **Fortbildung** und **Weiterbildung.**

Fortbildung	
Weiterbildung	

Vertiefung

➤ APH IV/5.1.1 **a)** Beschreiben Sie, warum eine Pflegekraft nach der abgeschlossenen Altenpflegeausbildung in _P. Benners_ _„Stufenmodell der Pflegekompetenz"_ nur die Stufe **„Fortgeschrittener Anfänger" (Stufe 2)** erreicht. Welche Aspekte sind charakteristisch für Stufe 2?

_____

_____

_____

➤ APH IV/5.2 **b)** Welche **Karrieremöglichkeiten** gibt es für Altenpfleger? Bitte ergänzen Sie je drei Beispiele in der Tabelle.

Tab. IV/5.1				
Pflegemanagement	**Pflegelehre**	**Pflegepraxis**	**Wissenschaft (nach Studium)**	**Weitere Möglichkeiten**

IV/6 Berufsverbände und Organisationen der Altenpflege

Grundlagen

a) Welche allgemeinen Aufgaben haben **Berufsverbände** für die Pflege? Markieren Sie die zutreffenden Begriffe.

➤ APH IV/6

Öffentlichkeitsarbeit – Lohnfortzahlung – Rentenversicherung – Organisation von Veranstaltungen – Beratung der Mitglieder – Konkurrenz zu anderen Berufsständen – Förderung der Aus-, Fort- und Weiterbildung

_____ **Recherchieren Sie!** _____

b) Mit welchen Argumenten wird die Bedeutung der **Registrierung beruflich Pflegender** begründet (vgl. www.regbp.de/warum.html)?

➤ APH IV/6

_____

_____

_____

_____

Vertiefung

Welche Vorteile hätten Sie, wenn Sie Mitglied einer für die Pflege zuständigen **Gewerkschaften** wären?

➤ APH IV/6

_____

_____

_____

_____

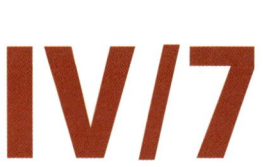

IV/7 Teamarbeit und Zusammenarbeit mit anderen Berufsgruppen

Grundlagen

➤ APH IV/7.1   **a)** Was bedeutet für Sie **Teamarbeit?** Formulieren Sie wichtige Begriffe und tragen Sie sie in das Mindmap ein.

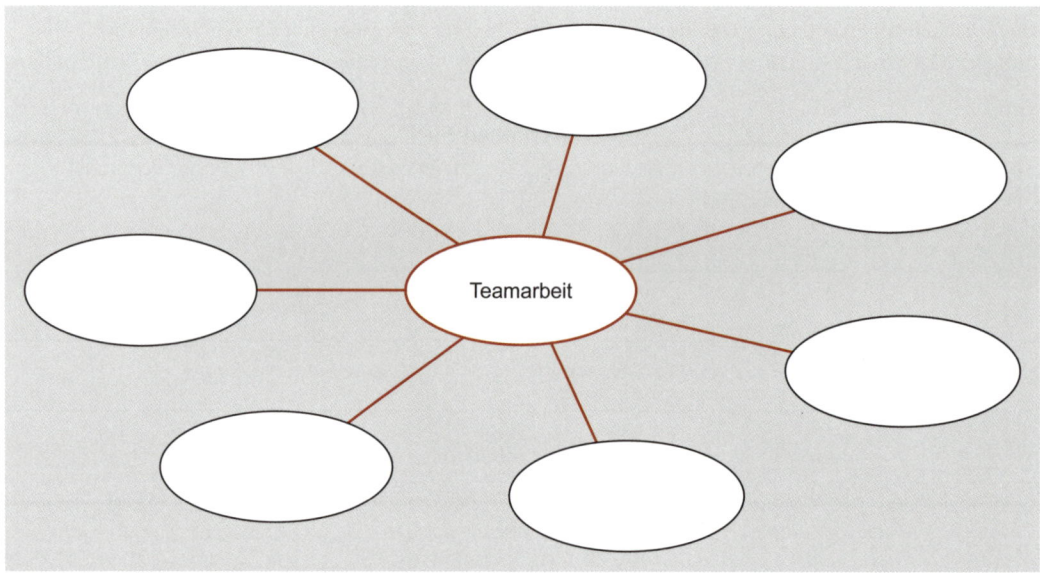

Abb. IV/7.1 Mindmap Teamarbeit (nach R. Breuer). [L143]

➤ APH IV/7.1   **b)** Erinnern Sie sich an Situationen, in denen Sie **in Teams gearbeitet** haben und stellen Sie sich die Fragen: „Was hat diese Arbeit ausgemacht?" sowie „Was war gut, was war weniger gut?" Schreiben Sie Ihre Gedanken stichwortartig auf.

_____

_____

_____

_____

➤ APH IV/7.1   **c)** Welche Merkmale sind charakteristisch für ein **Team** und die **Teamarbeit?**

_____

_____

_____

_____

Vertiefung

a) Welche **Teamrollen** würden Sie an wen in Ihrem Team vergeben? ➤ APH IV/7.1

b) Welche **fachlichen oder persönlichen Kompetenzen** der jeweiligen Personen begründen Ihre Entscheidung? Ergänzen Sie die Tabelle mit Angaben aus Ihrem Team. ➤ APH IV/7.1

Tab. IV/7.1

Teamrolle	Teammitglied	Fachliche/persönliche Kompetenzen
Der Macher		
Der Beobachter		
Der Spezialist		
Der Perfektionist		
Der Umsetzer		

c) Welche Teamrolle würde Sie **sich selbst** zuschreiben? ➤ APH IV/7.1

_____

d) Wie sollte der **Kommunikationsstil** in einem Team geprägt sein, damit Kommunikation erfolgreich verläuft? ➤ APH IV/7.1.3

_____

_____

_____

Transfer

> APH IV/7.2 Welche Professionen gehören in Ihrer Einrichtung zum **interdisziplinären Team?**

_____

_____

_____

_____

IV/8 Ethische Herausforderungen in der Altenpflege

Grundlagen

„Die zentrale ethische Herausforderung in der Altenpflege ist die adäquate Berücksichtigung der speziellen Belange alter hilfe- und pflegebedürftiger Menschen". (APH, S. 1.306)

a) Welche **ethischen Herausforderungen** haben Sie bereits in der Pflege erlebt? ➤ APH IV/8.1

_____

_____

_____

_____

_____

b) Wie haben Sie sich in einer ethisch herausfordernden Situation **verhalten** und welche **Gefühle** empfanden Sie? ➤ APH IV/8.1

Verhalten	
Gefühle	

c) Wie wurde die Situation **gelöst?** Waren alle Beteiligten mit dieser Lösung zufrieden? ➤ APH IV/8.1

_____

_____

_____

_____

Vertiefung

> APH IV/8.1

Das „Modell zur Handlungs- und Entscheidungshilfe" (➤ Tab. IV/8.1) bedarf konkreter Leitfragen. Ergänzen Sie die Leitfragen in der Tabelle. *Wichtig:* Die Tabelle muss von unten nach oben gelesen werden.

Tab. IV/8.1	
Personale Entscheidung	8.
	7.
	6.
Gemeinwohlorientierung	5.
Situationsklärung	4.
	3.
Voraussetzung und Grundlage	2.
	1.

Transfer

> APH IV/8.3
> Tab. IV/8.5

Soll ein stark sturzgefährdeter Pflegebedürftiger mit **richterlicher Genehmigung** zu seinem eigenen Schutz fixiert werden? **Klären** Sie die Situation (Leitfragen 3. und 4. der Tabelle zur ethischen Fallbesprechung im Lehrbuch) und notieren Sie sich Stichworte.

_____

_____

_____

_____

TIPP!

Aus fachlicher Sicht ist die Fixierung eines Sturzgefährdeten *nicht angebracht.* Hier geht es um die ethische Reflexion.

IV/9 Konflikte und berufstypisches Befinden

Grundlagen

a) Welche acht **Arten von Belastungen** finden sich in der Altenpflege? Geben Sie zu jeder Art ein Beispiel. ➤ APH IV/9.2

Tab. IV/9.1	
Art der Belastung	**Beispiel**

b) Die Belastungsfolgen im **psychovegetativen Bereich** werden in vier Reaktionsbereiche aufgeteilt. Nennen Sie zu jedem Bereich zwei Beispiele. ➤ APH IV/9.2.2

Psychosomatisch	
Psychisch-emotional	
Sozialverhalten	
Sonstige individuelle Reaktionen	

➤ APH IV/9.2.5 **c)** Erklären Sie, was man unter dem **Burn-out-Syndrom** versteht.

_____

_____

_____

_____

➤ APH IV/9.2.5 **d)** Beschreiben Sie kurz die sechs **Burn-out-Phasen.**

1. Enthusiastische Phase	
2. Stagnationsphase	
3. Schuldzuweisungen	
4. Frustrationsphase	
5. Apathische Phase	
6. Verzweiflung	

➤ APH IV/9.2.7 **e)** Nennen Sie drei **Formen der Gewalt** an alten Menschen (nach _Dieck_).

_____

_____

_____

Vertiefung

Knifflig!

a) Erklären Sie:

➤ APH IV/9.2.3

Innere Kündigung	
„Äußere Kündigung"	

b) Aus welchen Fragen besteht der so genannte „**Filter des Sokrates**" und was kann er bewirken?

➤ APH IV/9.2.6

_____

_____

_____

c) Was ist eine **Gewaltspirale** und wie kann sie unterbrochen werden?

➤ APH IV/9.2.7

_____

_____

_____

_____

Transfer

Haben Sie schon einmal **Gewalt gegenüber älteren Menschen** erlebt? Tauschen Sie sich mit Ihrem Lernpartner aus …

➤ APH IV/9.2.7

a) über den **Sachverhalt.**

_____

_____

_____

b) über die **Folgen.**

_____

_____

_____

IV/10 Persönliche Gesundheitsförderung

Grundlagen

➤ APH IV/10 **a)** Aus welchen drei Komponenten resultiert eine **konkrete Belastungssituation?**

_____

_____

_____

➤ APH IV/10.2.1 **b)** Welches sind die Bedeutungen der **beiden Stressformen** für den Menschen?

Eustress	
Distress	

Vertiefung

➤ APH IV/10.4.2
➤ Abb. IV/10.1 **a)** Betrachten Sie die Abb. IV/10.1 und stellen Sie Vermutungen an, was die Kollegen und die Pflegebedürftigen über die **„perfekte Pflegerin"** denken.

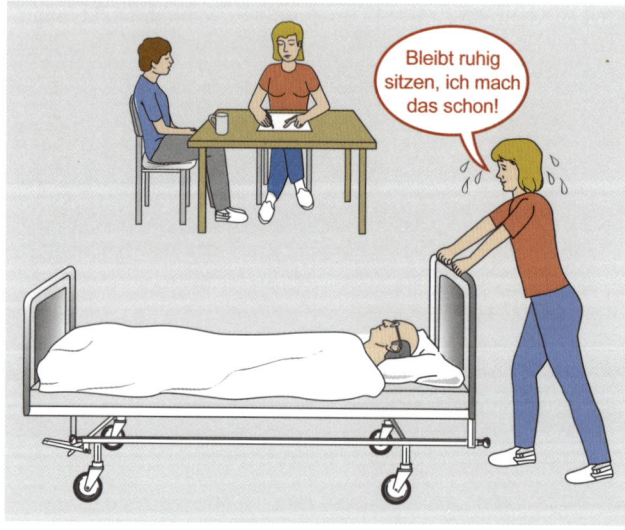

Abb. IV/10.1 Die „perfekte" Pflegerin. [L143]

Kollegen	
Pflegebedürftige	

b) Wann ist ein Mensch **besonders stressanfällig?**

➤ APH IV/10.2.1
➤ APH IV/10.2.2

_____

_____

_____

_____

c) Erklären Sie das Phänomen **Helfersyndrom** und seine Ursachen.

➤ APH IV/10.3.1

_____

_____

_____

_____

d) Welche Rolle spielen die folgenden **Schlüsselkompetenzen** für die eigene Gesunderhaltung?

➤ APH IV/10.3.2

Arbeitsmethode	
Lernfähigkeit	
Beziehungsfähigkeit	

e) Warum wird die **Zigarettenpause** als gesundheitsförderlich angesehen, obwohl Rauchen objektiv für die Gesundheit schädlich ist?

➤ APH IV/10.5.1

_____

_____

_____

➤ APH IV/10.4.2

Recherchieren Sie!

f) Probieren Sie ein *Entlastungsritual* (➤ APH IV/10.4.2) eine Woche lang aus, spüren Sie möglichen Veränderungen nach und notieren Sie sich diese in Stichworten.

_____

_____

_____

Transfer

➤ APH IV/10.1

Lesen Sie die Informationen über den **Gesundheitszirkel** und überlegen Sie, welche Aufgaben ein solcher Zirkel in Ihrer Praxiseinrichtung als Erstes angehen müsste.

_____

_____

_____

IV/11 Supervision und kollegiale Beratung

Grundlagen

a) Wie beschreiben Sie kurz die **Grundidee der Supervision?**

➤ APH IV/11

_____

_____

_____

b) Was verstehen Sie unter **kollegialer Beratung?**

➤ APH IV/11.3

_____

_____

_____

Vertiefung

a) Beschreiben Sie einen idealtypischen Einstieg in einen **kollegialen Beratungsprozess.**

➤ APH IV/11.3

_____

_____

_____

_____

> APH IV/11.3   **b)** Erläutern Sie Methoden der **kollegialen Beratung.** Ergänzen Sie hierzu die Tabelle mit Zielen und möglichen Leitfragen.

Tab. IV/11.1

Methode der kollegialen Beratung	Ziel	Leitfrage
Brainstorming		
Kopfstandmethode		
Ein erster kleiner Schritt		
Sharing		
Zwei wichtige Informationen		
Resonanzrunde		
Erfolgsmeldung		
„Reflecting Team"		

Transfer

> APH IV/11.3   Überlegen Sie, **zu welchen Themen** in Ihrer Praxisstelle kollegiale Beratung Sinn machen würde.

_____

_____

_____

Lösungen

I/1 Alter, Gesundheit, Krankheit, Behinderung und Pflegebedürftigkeit

Grundlagen

a) Alter schützt vor Torheit nicht; Alter vor Schönheit; Einen alten Baum verpflanzt man nicht; Alte Leute sind zwei Mal Kinder; Alt werden will jeder, älter werden niemand; …

b) ➤ Tab. LI/1.1

Tab. LI/1.1

Situation	Älterer Mensch	Jüngerer Mensch
… kann das Etikett auf der Lebensmittelpackung kaum entziffern	×	
… verbringt die Hälfte seiner Zeit bei der Arbeit		×
… kann mit dem Hörgerät nicht umgehen	×	
… viele Freunde sind schon gestorben	×	
… denkt nicht an den Tod		×

c) individuelle Antwort; Beispiel: „Ich bin nicht nur gesund, wenn ich wieder arbeitsfähig bin."

d) Grund: körperliche, geistige oder seelische Krankheit oder Behinderung; **Dauer:** auf Dauer oder mindestens für sechs Monate; **Hilfebedarf:** erhebliches oder höheres Maß; **Lebensbereiche:** gewöhnliche oder regelmäßige wiederkehrende Verrichtungen des täglichen Lebens

Vertiefung

a) Alter wird nicht mehr als ein fester Lebensabschnitt gesehen, sondern als ein individueller Prozess; das Selbstbewusstsein der Alten ist gestiegen; Alter wird insgesamt positiver gesehen

b) Gesund: o. k.; gut; ausgeglichen; friedlich; stark; relaxed; in Ordnung; rosig; fit; einfach; fröhlich

Krank: schlecht; gereizt; heimatlos; schwach; gestresst; dünn; blass; bleich; erkältet; schmerzgeplagt; hungrig; einigermaßen; fröstelnd

c) A: 62 %

Transfer

Beide sind krankheitsbedingt eingeschränkt. Frau Vogt ist eher optimistisch, während Frau Esser das Alter eher negativ erlebt

I/2 Konzepte, Modelle und Theorien in der Pflege

Grundlagen

a) Person; Umwelt; Gesundheit; Pflege

b) Bedürfnismodelle sagen aus, dass pflegerisches Handeln dann notwendig wird, wenn Bedürfnisse vom Betroffenen nicht mehr angemessen befriedigt werden können

c) ➤ Abb. LI/2.1

Die Methodik der Pflegeprozessschritte bietet die Voraussetzung für eine optimale Problemlösungsstrategie. Gleichzeitig ist eine tragfähige und wertschätzende Pfle-

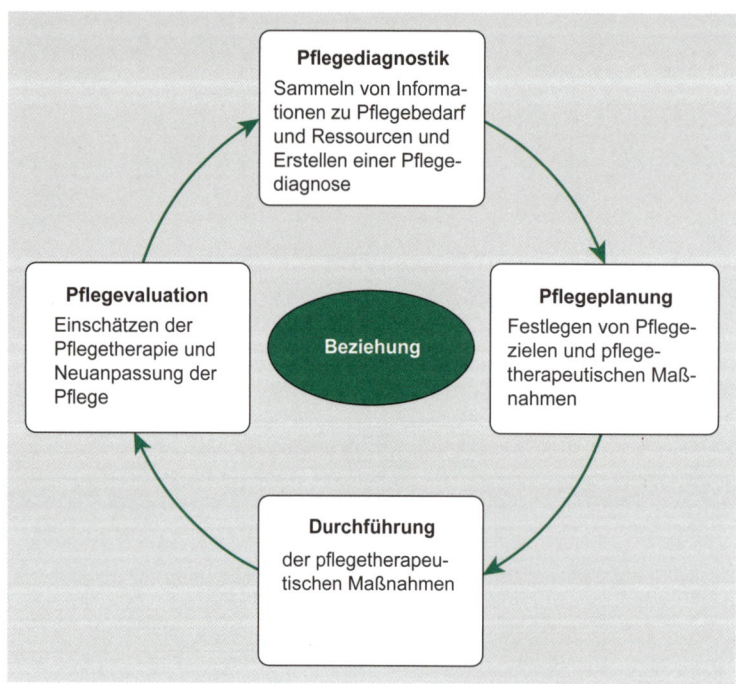

Abb. LI/2.1 Pflege als Problemlösungs- und Beziehungsprozess. [L143]

gebeziehung unabdingbar, da nur so Individualität und Ganzheitlichkeit in der Pflege gewahrt werden können

Vertiefung

a) Wissenschaftler vertreten unterschiedliche Meinungen, verwenden Begriffe unterschiedlich und mehrfach und auch voneinander abweichend. Dazu kommen Ungenauigkeiten und Fehler beim Übersetzen von Fachliteratur

b) Alltagssprachlich: Plan, Vorgehensweise. Pflegewissenschaftlich: Verschiedene Annahmen als gedanklicher Entwurf zur Erklärung eines Phänomens

c) Konzeptuelle Modelle geben den Pflegenden und der Öffentlichkeit eine grundsätzliche Orientierung darüber, welche Aufgaben, Zuständigkeiten und Verantwortungen die Berufsangehörigen der Disziplin Pflege haben. Sie bieten nicht nur systematische Strukturen für die wissenschaftliche Arbeit, sondern ebenso für das praktische Pflegehandeln

d) Beispiel ➤ Tab. LI/2.1

e) Existenzfördernde Erfahrungen – eigennützige pflegerische Ziele – ABCDL – indirekte Pflege – Managementschulung – Phasenmodell der WHO – Ressourcen – schwierige Klienten

Transfer
individuelle Antwort

I/3 Pflegeforschung

Grundlagen

a) A (deskriptive Forschung): 1, 4; B (experimentelle Forschung): 2, 3

b) ➤ Tab. LI/3.1

c) das theoretische Stichprobenverfahren; die Methode des permanenten Vergleiches

Vertiefung

a) In der Pflegepraxis haben schwierige Situationen zahlreiche Debatten um ethische Belange ausgelöst. Auch in der Pflegeforschung werden ethische Bedenken geäußert – insbesondere vor dem Hintergrund der Missachtung ethischen Verhaltens bei medizinischen Versuchen der Nationalsozialisten in Konzentrationslagern

b) Titel – Konkret – Einleitung – Hauptgang – Ergebnisse – Dessert – Diskussion – Empathie

c) Beispiel ➤ Tab. LI/3.2

Transfer

a) Beispiele: Altenpflege, Heilberufe, Die Schwester Der Pfleger

b) Beispiele: Neurologe, Logopäde

Tab. LI/2.1

Stichworte	Pflegetheoretikerin 1	Pflegetheoretikerin 2
Name	Hildegard Peplau	Virginia Henderson
Entstehungszeit	1952	1955
Titel des Modells	Psychodynamische Krankenpflege	Grundprinzipien der Krankenpflege
Person	Selbstbestimmtes Wesen, strebt nach stabilem Gleichgewicht	Individuum, Gesamtheit aus Körper und Geist, Einheit mit seiner Familie
Umgebung	Beziehungen besonders bedeutsam	Äußere Bedingungen beeinflussen den Menschen
Gesundheitszustand	Voraussetzung für Entwicklung und Wachstum	Physiologisches und emotionales Gleichgewicht
Pflegerische Aufgabe	Entwicklungsförderung	Hilfeleistung zur Erlangung der Unabhängigkeit

Tab. LI/3.1

Datenerhebung	Zahl der untersuchten Personen	Datenauswertung	Beispiel
Qualitativ	wenige Personen	gesammelte Daten werden interpretiert (gedeutet) und eine Vermutung wird aufgestellt	Wie wird die durch HIV hervorgerufene tägliche Müdigkeit und das Unwohlsein von HIV-Infizierten und AIDS-Erkrankten erlebt und bewältigt?
Quantitativ	viele Personen	Daten werden „gezählt", mit Hilfe der Statistik ausgewertet und abschließend interpretiert	Wie ist die Effektivität von verschiedenen Verhaltensmaßnahmen, um eine Urininkontinenz bei Frauen zu reduzieren?

Tab. LI/3.2

Informationsquellen	Vorteile	Nachteile
Firmen	Oft umfangreiches Material, kostengünstig	Fachinformationen bewerben manchmal einseitig die Firmenprodukte
Internet	Sehr umfangreich, oft kostenfrei	Informationen sind nicht immer zuverlässig
Experten	Häufig zuverlässige Informationen	Manchmal subjektive Darstellung der Expertise

I/4 Gesundheitsförderung und Prävention

Grundlagen
a) Prävention: Gesundheitsgewinn durch Zurückdrängen von Risikofaktoren für eine Krankheit; **Gesundheitsförderung:** Gesundheitsgewinn durch Verbesserung der Bedingungen für Gesundheit
b) ➤ Tab. LI/4.1

Tab. LI/4.1

Aussage	Wahr	Falsch
1. Zur Primärprävention gehören alle Maßnahmen, die das Wiederauftreten einer Krankheit verhindern.		×
2. Unter Sekundärprävention versteht man die Krankheitsfrüherkennung bzw. Früherkennung von Risikofaktoren einer Krankheit.	×	
3. Tertiärprävention versucht zu vermeiden, dass eine bestehende Krankheit sich verschlimmert.	×	

Vertiefung
§ 3 AltPflG weist die Mitwirkung bei Prävention/Gesundheitsförderung als Aufgabe für Altenpfleger aus („Gesundheitsvorsorge einschließlich der Ernährungsberatung")

Transfer
a) ergebnisoffen, je nach persönlichen Umständen, oft ergeben sich grundlegende Parallelen; Beispiel: Umgang mit Belastungen bei der Arbeit: gesundheitsförderliche Verhaltensweisen sind oft auf Entspannung oder körperlichen und seelischen Ausgleich ausgerichtet
b) individuelle Antwort

I/5 Rehabilitation

Grundlagen
a) Medizinische Rehabilitation: Vermeidung von Behinderung oder Pflegebedürftigkeit nach einer Krankenhausbehandlung; **Berufliche Rehabilitation:** Maßnahmen, die dazu geeignet sind, die berufliche Leistungsfähigkeit bei körperlich, geistig und/oder seelisch Behinderten so weit wie möglich wiederherzustellen; **Frührehabilitation:** Alle Maßnahmen, die das Rehabilitationspotenzial des Krankenhauses nutzen, bis der Patient entlassen oder in eine Rehabilitationseinrichtung verlegt worden ist
b) „Vorrang der Rehabilitation vor Pflege": Rehabilitationsleistungen sollen soweit wie möglich die Pflegebedürftigkeit verhindern; **„Hilfe zur Pflege":** Übernahme der Kosten bei Pflegebedürftigkeit und entsprechenden Voraussetzungen durch die Sozialhilfe SGB XII

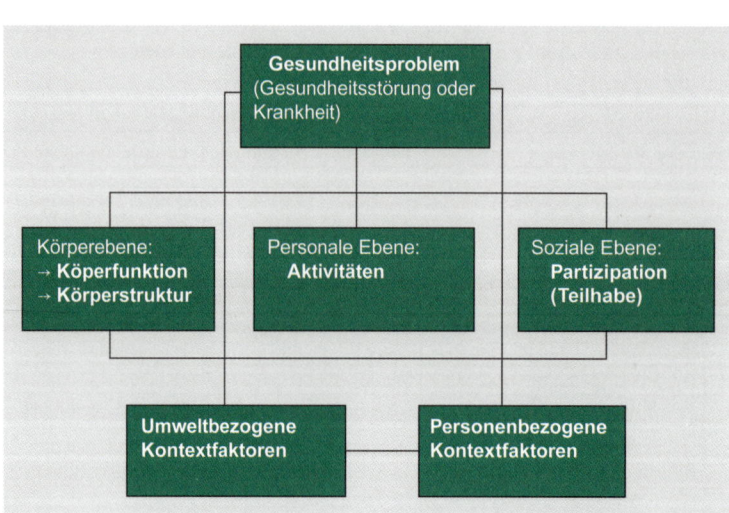

Abb. LI/5.1 Komponenten der ICF (nach Deutsches Institut für Medizinische Dokumentation und Information).

Vertiefung

a) ➤ Tab. LI/5.1

b) Vitalwerte sind stabil; Erkrankungen, Einschränkungen und Komplikationen können gut behandelt werden; Betroffene sind fähig, mehrere Male pro Tag an Rehabilitationsleistungen teilzunehmen

c) Hohes Alter (≥ 70 Jahre); geriatrietypische Multimorbidität, Belastbarkeit fraglich; Demenz und Depression als Faktoren

d) Arzt: Diagnosestellung, Krankheitsbehandlung …; **Pflege:** Unterstützung bei Diagnostik und Therapie, Aktivierung, Unterstützung bei Pflege, Transfer, Lagerungen, Prophylaxen, …; **Physiotherapie:** Herstellen einer möglichst funktionsgerechten Bewegung; **Physikalische Therapie:** Reize von außen sollen Schmerzen lindern und Selbstheilungskräfte aktivieren; **Ergotherapie:** Training von Selbsthilfefertigkeiten und der Umgang mit Hilfsmitteln; **Logopädie:** Behandlung von Sprach-, Sprech- und Schluckstörungen

Transfer

a) Körperfunktionen: armbetonte linksseitige Hemiparese; **Körperstrukturen:** alle vorhanden; **Aktivitäten:** hilfebedürftig beim Waschen und Ankleiden; **Kontextfaktoren:** eigenes Heim, Ehemann (etwas ratlos), Mappe mit Übungen

b) Behutsam Selbstpflegefähigkeiten trainieren; bei Misserfolgen motivieren; Schulung des Ehemanns

I/6 Grundlagen der Ethik

Grundlagen

a) Vorgesetzte; Experten; Gesetze; Kommissionen

b) Kulturelle Primärerfahrungen: Regeln und Einflüsse aus der Ursprungsfamilie; **Kulturelle Sekundärerfahrungen:** Erweiterung dieser Einflüsse von außerhalb der Familie

Vertiefung

a) Art. 4; Art. 2; Art. 3; Art. 7

b) ➤ Tab. LI/6.1

Tab. LI/6.1

Generation	Zeit der Erbauung	Besonderheiten
1. Generation	1960er Jahre	Räumliche Enge; funktionale Ausstattung; Prinzip: Verwahren
2. Generation	um 1970	Orientierung am Leitbild der Krankenhäuser; defizitäre Ausrichtung

Tab. LI/6.1 *(Forts.)*

Generation	Zeit der Erbauung	Besonderheiten
3. Generation	1980er Jahre	Neuorientierung: Interventionsgerontologie; Verbindung von Wohnbedürfnissen und Pflegeanforderungen
4. Generation	heute	Soziales Miteinander, Hausgemeinschaft

c) individuelle Antwort

d) Informationen über die Kultur (z. B. Religion, Gebräuche), die Auswirkungen im täglichen Leben (z. B. Tagesstruktur, Ernährung, Rituale, soziale Gebräuche) und Herrn Aktans individuelle Gewichtung dieser Hinweise

Transfer

a) Normkonformes Verhalten: das Geld möglichst demjenigen zukommen zu lassen, der es verloren hat; **Nonkonformes Verhalten:** es stillschweigend behalten

b) individuelle Antwort

c) ➤ Tab. LI/6.2

Tab. LI/6.2

Pflegerische Ausrichtung	Stichworte für ethisches Handeln
Präventive Pflege	künftige, noch nicht bestehende pflegerische Probleme werden möglichst vermieden
Kurative Pflege	Interventionen können die Auswirkungen von Krankheiten reduzieren und gesundheitsförderlich wirken
Rehabilitative Pflege	Förderung zur Eigenständigkeit: Hilfe zur Selbsthilfe

I/7 Pflegeprozess

Grundlagen

a)

1. Infos sammeln, z. B. wer wohin will, wo es welche Unterkünfte gibt, wann und wie lange die Gruppe Zeit hat
2. Probleme und Ressourcen erkennen, z. B. die Gruppe hat unterschiedliche Reisezielvorstellungen, unterschiedlich lange Zeit, zwei wollen zelten, einer will ins Hotel, der Vierte will ein Ferienhaus
3. Ziele festlegen, z. B. die Reise ist für 1.000 € bis in 3 Wochen komplett gebucht
4. Maßnahmen, z. B. es werden verschiedene Reiseangebote eingeholt und darüber abgestimmt

Tab. LI/7.2

Besteht ein Pflegeproblem?	ja	nein	Begründung
1. Herr Schulz leidet unter Schwerhörigkeit auf dem linken Ohr und trägt ein Hörgerät, welches er selbstständig reinigt und einsetzt.		×	Herr Schulz ist zwar schwerhörig, er trägt aber ein Hörgerät, mit dem er selbstständig umgehen kann und das die Schwerhörigkeit kompensiert
2. Frau Beier trägt aufgrund der Schwerhörigkeit auf dem rechten Ohr ein Hörgerät. Da sie sehr unter starken Gelenkschmerzen an beiden Händen leidet, wurde das Einsetzen des Hörgeräts zu Hause von ihrem Ehemann übernommen. Nun lebt sie im Pflegeheim.	×		Frau Beier kann aufgrund ihrer eingeschränkten Beweglichkeit nicht mehr selbstständig mit dem Hörgerät umgehen und ihr Mann kann ihr nicht mehr täglich dabei helfen, da sie nun im Pflegeheim lebt.
3. Herr Vollmond erzählt morgens bei der Körperpflege, dass er nachts nicht schlafen kann. Er steht bis zu dreimal auf, da er zur Toilette muss. Danach kann er wieder einschlafen. Morgens um 7:00 Uhr ist die Nacht für ihn vorbei, er hat, wie er sagt, ausgeschlafen. Er stand schon immer gegen 7:00 Uhr auf.		×	Herr Vollmond fühlt sich durch die nächtlichen Unterbrechungen nicht belastet oder behindert; er kann wieder einschlafen, selbstständig nachts auf die Toilette gehen und fühlt sich morgens ausgeschlafen.

5. Durchführung, z. B. nachdem die Gruppe sich auf ein Angebot geeinigt hatte, wird die Reise durchgeführt

6. Evaluation, z. B. nach der Reise trifft sich die Gruppe und überlegt, ob die Reise gelungen, die Unterkunft gut, das Reiseziel schön war etc.

b) Lösungen siehe a)

c) **Informationssammlung:** Stammblatt, Biografiebogen, Ärztliche Verordnungen, Pflegebericht; **Pflegediagnose:** Bradenskala, Sturzrisikoskala, Pflegeplanungsblatt; **Pflegeziele:** Pflegeplanungsblatt; **Pflegemaßnahmen:** Pflegeplanungsblatt; **Durchführung:** Pflegebericht, Trinkprotokoll, Leistungsnachweis; **Evaluation:** Pflegebericht, Pflegeplanungsblatt

d) Beispiel für eine sinnvolle Reihenfolge:

• Gespräch mit Pflegebedürftigem und/oder Angehörigen führen
• Gewohnheiten bei der Körperpflege erfragen
• Pflegebedürftigen beobachten
• Informationen dokumentieren
• pflegerelevante Informationen sammeln
• Informationen vom Arzt einholen
• Pflegeanamneseformular ausfüllen
• nach ABEDL® strukturieren

e) ➤ Tab. LI/7.1

f) A 3; B 1; C 4; D 2

Vertiefung

a) es werden Prioritäten gesetzt, so können Entscheidungen bewusst getroffen werden; durch ein systematisches Vorgehen kann vor allem bei knappen Ressourcen ökonomisch gearbeitet werden; durch die regelmäßige Evaluation wird der Erfahrungsschatz und somit die Pflegekompetenzen weiter ausgebaut; durch die systematische und transparente Planung können Maßnahmen kontinuierlich durchgeführt werden, dadurch kann die Wirksamkeit

von Maßnahmen insgesamt besser überprüft werden; Pflegeergebnisse werden transparent gemacht, d. h. auch Erfolge sind nachweisbar in der Pflege und können den Pflegenden immer wieder transparent gemacht werden

b) ICD – NANDA – DRG – ICNP
(ICD ist die Internationale Klassifikation der Krankheiten, gilt im Gesundheitswesen eher für Medizin, weniger für Pflege; DRG sind diagnosebezogene Fallpauschalen zur Abrechnung im Krankenhaus)

I/8 Wahrnehmung und Beobachtung

Grundlagen

a) **Wahrnehmen:** Zufällige ungezielte Aufnahme von Sinneseindrücken aus der Umwelt (äußere Wahrnehmung) und aus seinem Inneren (innere Wahrnehmung) sowie die integrative Verarbeitung von Umwelt- und Körperreizen durch das Nervensystem; **Beobachten:** Gezielte Aufnahme von Informationen und deren Beurteilung

b) **Empfinden:** Unsortierte Reize strömen über die Sinneszellen und Nervenbahnen zum Gehirn; **Organisieren:** Ausblenden einiger Informationen zugunsten anderer Selektion, Zusammenfügen einzelner Reize durch vertraute Ergänzungen (vertraute Inhalte); **Interpretieren:** Verknüpfung strukturierter Informationen, Vergleich mit bekannten Informationen; **Einordnen:** Die Information erhält eine Bedeutung und man erkennt, was zu tun ist

c) Unter sensorischer Deprivation versteht man die Unterversorgung mit Reizen. Folgen sind gesundheitliche Schäden. Beispiel: bettlägerige Menschen, wenn sie lange nur sich selbst oder weiße Wände wahrnehmen. Sie erleben zu wenig Stimulation, das Gehirn beginnt eigene Impulse zu produzieren z. B. schwarze Pünktchen, die als Insekten wahrgenommen werden

Vertiefung

a) Für ein ausgewogenes Mittelmaß an Reizen sorgen, z. B. Zimmergestaltung mit persönlichen Gegenständen wie Fotos (Biografiebezug!) und Tagesgestaltung. Eine Reizüberflutung (sensorische Überstimulation) vermeiden, die zu Nervosität, Aggressivität oder Orientierungsstörungen führen kann

b) Bei den Sinneswahrnehmungen handelt es sich nicht um reine Tätigkeiten der Sinnesorgane (z. B. Auge). Verschiedene Faktoren beeinflussen die Wahrnehmung entscheidend: **Aktuelle Bedürfnisse.** Je nachdem, wie stark das eigene aktuelle Bedürfnis ist, wird auch die Wahrnehmung darauf gerichtet sein. **Aktueller emotionaler Zustand.** Stimmungen haben erheblichen Einfluss auf die Wahrnehmung, z. B. Wut, Freude. **Motivation.** Je motivierter der Mensch eine Sache angeht, desto eher nimmt er die positiven Aspekte wahr. **Biografie und Lebenserfahrung.** Eigene Erlebnisse lenken die Wahrnehmung in eine bestimmte Richtung. **Interesse, persönliche Einstellungen und Werte**

c) Man kann entweder eine junge Frau erkennen, die den Blick vom Betrachter abwendet, oder eine alte Frau mit Knollennase und einem ausgeprägten Kinn. Sie blickt nach links aus dem Bild heraus

d) ➤ Tab. LI/8.1

Tab. LI/8.1

Wahrnehmungs-fehler	Beispiele
Kontrasteffekt	Eine Pflegekraft, die lange mit Menschen mit Demenz arbeitet, wird einen verwirrten Menschen anders wahrnehmen als eine Pflegekraft, die auf der Chirurgie arbeitet.
Logikfehler	Ein Bewohner führt zügig seine Körperpflege durch. Pflegende schließen daraus, dass er sich wohl fühlt, dabei hat er sich beeilt, weil es ihm heute nicht gut geht.
Haloeffekt	„Dicke sind gemütlich", „Brillenträger sind klug"
Mildefehler	Einer beliebten Teamkollegin wird ein Fehler eher verziehen als einer weniger beliebten.

Tab. LI/8.1 *(Forts.)*

Wahrnehmungs-fehler	Beispiele
Projektion	Eine Altenpflegerin empfindet beim Bettenmachen das Bewohnerzimmer als überhitzt, die Bewohnerin friert dagegen und bittet, die Heizung höher zu drehen.
Hierarchieeffekt	Der Aussage eines Arztes wird eher geglaubt als der eines Pflegeschülers, auch wenn der Schüler Recht hat.
Tendenz zur Mitte	Ein Bewohner antwortet auf die Frage „Wie geht es Ihnen?" mit „Ganz gut", obwohl es ihm eigentlich nicht gut geht.
Erster Eindruck	„Der ist mir spontan nicht ganz geheuer."
Letzter Eindruck	„Eigentlich war sie doch ganz nett."

e) ➤ Abb. LI/8.2

f) Das gezielt Beobachtete wird nach der Aufnahme der Informationen in einen Vergleich zu bekannten Situationen gesetzt (z. B. Vitalwertvergleich mit der Dokumentation). Es wird beurteilt, ob eine Veränderung vom Normalwert vorliegt

g) mangelndes Vorwissen und Vorkenntnisse (Erfahrungswerte); eigenes Befinden, z. B. Müdigkeit; Konzentration und Aufmerksamkeit; Prozesshaftigkeit (ist das Phänomen neu oder bekannt?); Einstellung zum Betroffenen (Sympathie und Antipathie); bisheriger Verlauf der Beobachtung (Erwartungen, Vorurteile)

h) Blutdruckmessung, Pulsmessung, Messung der Körpertemperatur

Transfer

individuelle Antwort; alle Beobachtungen so früh und präzise wie möglich dokumentieren für die Verwendung im Team. Es geht darum, Veränderungen transparent zu machen, um adäquat darauf reagieren zu können und die weitere Pflege und Therapie anzupassen

I/9 Pflegediagnostik

Grundlagen

a) Wahrnehmung/Beobachtung; Kommunikation mit dem Pflegebedürftigen; Arztinformationen; Geschriebenes; Aussagen von Dritten (z. B. Angehörigen, …)

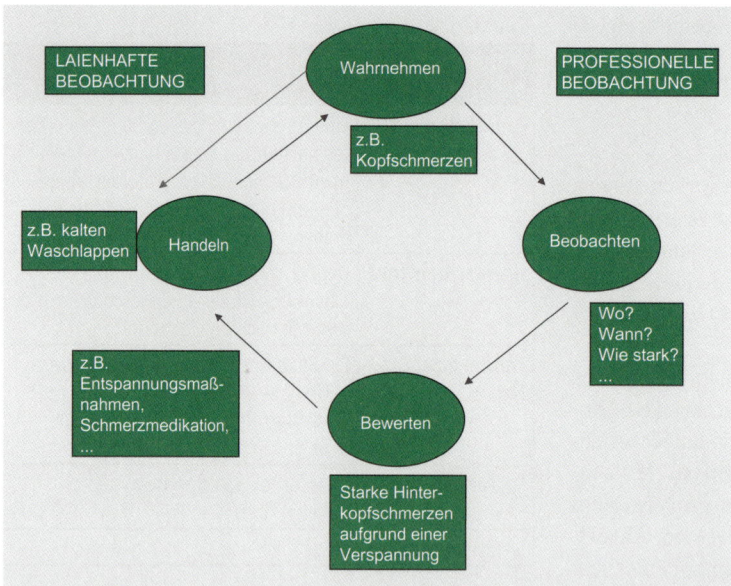

LAIENHAFTE
BEOBACHTUNG

PROFESSIONELLE
BEOBACHTUNG

Wahrnehmen

z.B.
Kopfschmerzen

z.B. kalten
Waschlappen

Handeln

Beobachten

Wo?
Wann?
Wie stark?
...

z.B.
Entspannungsmaß-
nahmen,
Schmerzmedikation,
...

Bewerten

Starke Hinter-
kopfschmerzen
aufgrund einer
Verspannung

Abb. LI/8.2 Beobachtungsprozess.

b) Fokus/Thema: Informationen beziehen sich auf ein bestimmtes Thema; **Historischer Verlauf:** Pflegebezogener Zustand eines Menschen wird in der Vergangenheit erhoben, was zum besseren Verständnis für die aktuelle Lage beiträgt; **Zustand in Gegenwart und Zukunft:** Statuserhebung für die momentane und zukünftige Situation des Pflegebedürftigen (bildet die Grundlage für die Pflegeplanung); **Einschränkung/Defizit:** Negative Bewertung des pflegebezogenen Zustands; **Ressourcen, Kompetenzen, Fähigkeiten, Motivation:** Positive Bewertung des pflegebezogenen Zustands; **Gewohnheiten, Vorlieben:** Oft hilfreiche Aussagen, sind häufig nicht themenspezifisch; **Häufigkeit und Dauer:** Wie häufig oder seit wann tritt ein bestimmter Zustand auf? **Körperstelle:** In welcher Lage und an welcher Stelle tritt ein Zustand auf? **Folgen/Auswirkungen:** Welche Folgen und Auswirkungen sind bezüglich des Pflegethemas zu erwarten? **Wahrscheinlichkeit, Risiko, Gefahr:** Einschätzung, wie wahrscheinlich ein bestimmter Zustand in der Zukunft eintritt; **Medizinische Diagnosen oder Therapie:** Medizinische Diagnosen sind Bezugsthemen oder Ursachen für pflegebezogene Zustände; **Ursachen (bei Pflegediagnosen: beeinflussende Faktoren):** Welche Ursachen kommen in Bezug auf ein pflegerisches Thema in Frage?
c) **P**roblem („Was hat der Pflegebedürftige?"); **E**tiology („Warum hat er es?"); **S**ymptom („Wie zeigt es sich?"); **R**essource („Welche Fähigkeiten, welches Portenziel hat der Pflegebedürftige?")
d) Standardisiertes Schema zur strukturierten und eindeutigen Erfassung von Informationen zu einem Pflegethema

e) 1. Pflegediagnosetitel und Definition; **2.** Ätiologische oder beeinflussende Faktoren; **3.** Kennzeichen oder bestimmende Merkmale

Vertiefung

Die **Bradenskala** beschäftigt sich mit dem strukturierten Assessment zur Dekubitusgefahr, das **RAI** ist sehr viel umfangreicher und ermittelt Bedürfnisse, Potenziale und Ressourcen von hilfe- und pflegebedürftigen alten Menschen

Transfer

a) Fieber: Exsikkosegefahr, Obstipationsgefahr; **Halbseitenlähmung:** Kontrakturengefahr, Thrombosegefahr; **Missbrauch von Abführmitteln:** Darmträgheit, habituelle Obstipationsgefahr (durch psychische Gewöhnung)
b) unterschiedlicher Aufbau (KDA nach AEDL, NANDA nach ungenau formulierten Lebensaktivitäten); beide sind eher defizitorientiert formuliert; unterschiedliche oder fehlende Begrifflichkeiten (NANDA: „latexallergische Reaktion", fehlt bei KDA; NANDA: Schlafen, Bereitschaft zur Verbesserung, Schlafentzug, Schlafgewohnheiten gestört; KDA: Schlafstörung, Schlaf-Wach-Umkehr, Schlafentzug, Erschöpfung); insgesamt ähnliche Thematiken

I/10 Biografiearbeit

Grundlagen

a) Methode aus der Gerontologie, die über Lebenserfahrungen eines Menschen einen Zugang sowie Verständnis für seine Persönlichkeit ermöglicht

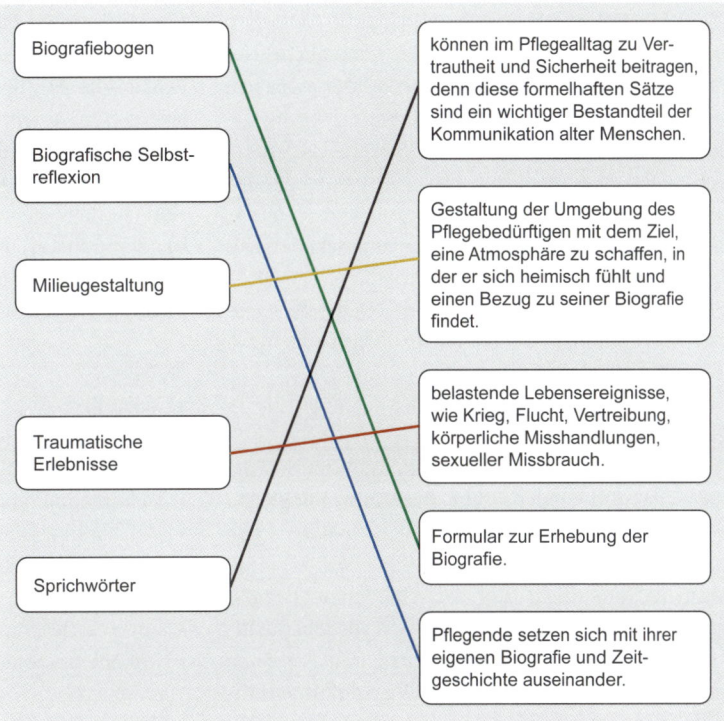

Abb. LI/10.1 Biografiearbeit. [L143]

b) leichteres Kennenlernen und Schaffen von Vertrauen; verbesserte Kommunikation; individuellere Planung und Gestaltung von Pflege und Therapie; Erhöhung der Bereitschaft des alten Menschen, aktiven Anteil an seiner Versorgung zu nehmen; Abbau von aggressivem Verhalten, Ängsten und depressiven Verstimmungen

Vertiefung
➤ Abb. LI/10.1

Transfer
a) Irritation, Genervtsein, Ärger, …
b) Tag-Nacht-Umkehr; biografisch begründeter Tag-Nacht-Rhythmus (Tätigkeit als Krankenschwester); möchte helfen, meint vielleicht, sie könne die Arbeit besser (mehr Berufserfahrung)
c) Für Markus: mehr Verständnis für die Situation und das Verhalten von Frau Arnold; Ansätze zum Einbezug ihrer Aktivitäten; **Für Frau Arnold:** kann individueller betreut werden; ihr Verhalten wird vielleicht mehr akzeptiert bzw. können andere, ebenfalls passende Alternativen gegeben werden
d) Tipps: sich Zeit nehmen für Frau Arnold; biografisch orientierte Gespräche führen; Ansätze suchen, die Frau Arnold in ihren Bedürfnissen nach nächtlicher Aktivität ernst nehmen; gleichzeitig Grenzen setzen und diese deutlich, aber freundlich gegenüber Frau Arnold zum Ausdruck bringen

I/11 Pflegedokumentation

Grundlagen
a) Alle **Informationen,** die über den alten Menschen in der Pflegeeinrichtung verfügbar sind, werden **schriftlich** in der Pflegedokumentation zusammengefasst. Viele Einzelinformationen in der Pflegedokumentation ergeben ein **Gesamtbild.**
Auf diese Weise gehen **keine** Informationen **verloren.**
Alle an der Pflege und Therapie beteiligten **Berufsgruppen** können sich in der **Pflegedokumentation** über die **aktuellen** Bedürfnisse des Pflegebedürftigen informieren.
Sie ist **hilfreich** zur strukturierten Planung und **Durchführung** professioneller Pflege.
Die Pflegedokumentation ist **gesetzlich** für jeden Pflegebedürftigen in jeder Einrichtung des **Gesundheitswesens** vorgeschrieben.
Gesetzliche **Grundlagen** der Pflegedokumentation sind in den **Sozialgesetzbüchern** V und XI sowie dem Krankenpflegegesetz verankert.
Die Pflegedokumentation ist ein **Professionalisierungsinstrument** und dient der **Transparenz** pflegerischer Leistungen.

b) Die richtigen Lösungen sind:
1. Die Pflegedokumentation ist eine vertragliche Nebenpflicht, die im Behandlungsvertrag, der zwischen dem Pflegebedürftigen und der Pflegeeinrichtung geschlossen wird, verankert ist.
4. Leistungen, die am Pflegebedürftigen durchgeführt werden, müssen schriftlich, mit Datum und Handzeichen versehen, in einem eigens dafür vorgesehenen Dokumentationssystem festgehalten werden.
5. Die Pflegedokumentation dient als Nachweis, wann welche Pflegemaßnahmen bei einem Pflegebedürftigen durchgeführt werden.

Vertiefung

a) Fachsprache ... In der Pflegedokumentation ist die pflegerische und medizinische Fachterminologie zu verwenden. Die *einheitliche Verwendung* von Pflegebegriffen ist sinnvoll.
Dokumentationspflicht der verschiedenen Berufsgruppen ... Alle an der Betreuung der pflegebedürftigen Person beteiligten Berufsgruppen und Personen nehmen ihre Eintragungen in die Pflegedokumentation selbst vor.
Ärztliche Anordnungen ... Medizinische Anordnungen sind vom Arzt einzutragen und abzuzeichnen. Bei telefonischen Anordnungen ist die Unterschrift des Arztes nachzufordern.
Formulierungen ... Formulierungen sind *knapp* und *präzise* zu halten. Bewertungen und Interpretationen sind zu vermeiden. Gegebenenfalls sind die Aussagen der Pflegebedürftigen zu zitieren. Verletzende und abfällige Äußerungen sind zu vermeiden.
Einwilligung und Einsichtsrecht des Pflegebedürftigen ... Die Einwilligung zur Pflegedokumentation ist vom Pflegebedürftigen einzuholen. Der Pflegebedürftige hat grundsätzlich das Recht, Einsicht in seine Pflegedokumentation zu nehmen.
Abkürzungen ... Es sind nur medizinisch und pflegerisch übliche Abkürzungen zu verwenden. Ein Abkürzungsverzeichnis muss vorliegen.
Zeitpunkt der Dokumentation ... Die Dokumentation erfolgt zeit- und ortsnah. Große Zeitspannen zwischen Pflegehandlung und deren Dokumentation sind zu vermeiden.
Akute bzw. aktuelle Pflegeprobleme ... Aktuelle Probleme und die daraus resultierenden Maßnahmen und deren weiterer Verlauf sind möglichst sofort zu dokumentieren.

Papiergestützte Dokumentation ... Es werden dokumentenechte Stifte für die Eintragungen verwendet. Fehler sind so durchzustreichen, dass die Schrift noch lesbar ist. Radierungen, Überklebungen und der Gebrauch von Tipp-Ex sind verboten. Die Eintragungen sind mit Datum und Handzeichen zu versehen. Eine Handzeichenliste muss in der Einrichtung vorliegen.
b) Stammblatt; Pflegeplanung; Durchführungsnachweis; Pflegeberichtsblatt; Wunddokumentation; Vitalzeichenblatt; Risikoassessment

Transfer

a) Vorteile:
- vereinfachter Zugriff auf die Daten des Pflegebedürftigen durch Vernetzung der PCs
- Dokumentation ist besser lesbar
- Vollständige Darstellung des Pflegeprozesses
- Bessere Struktur der interdisziplinären Dokumentation
- Verbesserte Transparenz der Dokumentation
- Dokumentationsaufwand wird auf ein Mindestmaß reduziert
- Zeitersparnis
- Risiko von Übertragungsfehlern ist minimiert
- Haftungsrechtliche Kriterien sind erfüllt, da Datum und Uhrzeit automatisch gespeichert werden
- Zugang zu Informationen ist erleichtert durch Internetanbindung, z. B. Expertenstandards
- Übertragung externer Daten läuft automatisiert, z. B. Untersuchungsergebnisse
- Automatische Datensammlung für das Pflegemanagement
- Steigende Professionalität durch klare Strukturen

Nachteile:
- teilweise unkritische Übernahme der vom Programm vorgegebenen Formulierungsvorschläge durch das Pflegepersonal beim Erstellen der Pflegeplanung, dadurch geht Individualität verloren
- Mitarbeiter müssen eventuell zur Umstellung motiviert werden
- hoher Schulungsaufwand für Mitarbeiter, die am PC ungeübt sind
- hohe Kosten für Installation, Wartung, Schulungen
- bei aktuellem Systemabsturz kein Zugriff auf die Dokumentation

b) individuelle Antwort; Beispiele: Zeitersparnis, Rechtschreibprüfung, Formulierungsbausteine als Hilfen, bessere Lesbarkeit, automatisierte Funktionen wie Erinnerung an die Evaluation von Pflegezielen

I/12 Grundlagen der Psychologie

Grundlagen

- Der Mensch ist Produkt seiner Umwelt
- Verhalten ist gelernt und kann wieder verlernt werden
- Positive und negative Verstärker beeinflussen das Lernen

Vertiefung

1. Lerntheorie; **2.** Alltagspsychologie; **3.** Psychoanalytischer Ansatz

Transfer

Die Erkenntnisse der Entwicklungspsychologie nützen vor allem im Zusammenhang mit dem Konzept der Entwicklungsaufgaben. Hier wird beschrieben, in welcher Phase der Mensch sich einer typischen Aufgabe stellen sollte. So kann individueller Unterstützungsbedarf ermittelt und angeboten werden.

Darüber hinaus weist die Entwicklungspsychologie darauf hin, dass sich ein Mensch sein ganzes Leben lang entwickelt und auch lebenslang lernen kann

I/13 Grundlagen der Kommunikation und Gesprächsführung

Grundlagen

a) Lautsprache; Körpersprache; Hören; Sehen; Tasten; Riechen; Schmecken

b) In der Gedankenblase könnte stehen: „Warum ist sie denn heute so angespannt? Habe ich ihr etwas getan?"

c) ➤ Tab. LI/13.1

Tab. LI/13.1

Grundannahme	Erklärung
Man kann nicht nicht kommunizieren.	Auch Schweigen ist eine Spielart der Kommunikation.
Jede Kommunikation hat einen Inhalts- und einen Beziehungsaspekt.	Es geht nicht nur um die Sache allein.
Die Beziehung ist durch Annahmen über den Anderen geprägt.	Ich sehe den Anderen immer durch eine „Brille".
Kommunikation ist sowohl ein- wie auch vieldeutig.	Kommunikation kann zwar logisch erscheinen, hat aber immer viele Schichten, die auch beim Gegenüber ankommen.
Kommunikation verläuft auf gleicher oder auf hierarchischer Ebene.	Asymmetrische Kommunikation geschieht häufig in der Pflege, wenn Pfleger sich als Experten für die Pflegebedürftigen ausgeben.

d) Einfühlungsvermögen (Empathie); Akzeptanz; Ehrlichkeit und Echtheit (Kongruenz)

e) sich in die Lage des Gegenübers versetzen; den Menschen ernst nehmen, so wie er ist; eigenes Reden und Handeln übereinstimmen lassen

f) ➤ Tab. LI/13.2

Tab. LI/13.2

Aussage	richtig	falsch
1. Bei der Anleitung von Pflegebedürftigen ist das Begrüßungsgespräch zu vernachlässigen.		×
2. Es ist wichtig, dass alle Beteiligten von ihrer momentanen Situation berichten können.	×	
3. Es gibt keine Besonderheiten bei älteren Angehörigen zu beachten.		×
4. Wiederholungen von Fakten sind richtig und sollten immer wieder angeboten werden.	×	

Vertiefung

a) „Ist das Mittagessen schon da?"
Sachaspekt: Ich habe noch kein Essen gehabt. **Appell:** Bringen Sie mir das Essen bald! **Beziehung:** Kümmern Sie sich um mich! **Selbstoffenbarung:** Ich habe Hunger.
„**Heute ist es aber warm**"
Sachaspekt: Die Temperatur hier ist hoch. **Appell:** Machen Sie mal das Fenster auf! **Beziehung:** Ich brauche Sie gerade! **Selbstoffenbarung:** Mir ist warm.

b) aktuelle Einschränkungen des Ehepaars berücksichtigen, z. B. Zeit nehmen, Ruhe vermitteln, einfache Sprache verwenden; konkrete Fragen des Ehepaars herausarbeiten und darauf gezielt eingehen; Medien (Broschüren, Abbildungen) zum leichteren Verständnis einsetzen, das Gespräch in eine praktische Vorführsituation münden lassen

c) Lösungsansätze für situationsbedingte Probleme finden; keine langfristigen Persönlichkeitsveränderungen anstreben

d) zunächst zuhören und Akzeptanz zeigen; dann motivieren, ermutigen, begleiten und behutsam Alternativen aufzeigen

e) vorschnelle fertige Rezepte und „gute Ratschläge"

f) eigene Grenzen der Kompetenz sollten akzeptiert werden

Transfer

a) individuelle Antwort

b) individuelle Antwort; Beispiele: Der eine teilt etwas mit, der andere versteht es nicht, weil er nicht zugehört hat; oder: Informationen werden im Team nicht weitergegeben, weil es tief sitzende Schwierigkeiten untereinander gibt, wodurch der Informationsfluss blockiert wird

I/14 Grundlagen der Anatomie, Physiologie, Chemie und der biologischen Alterung

Grundlagen

a) ➤ Abb. LI/14.1

b) **Atome:** Kleinste chemische Bausteine des Körpers; **Moleküle:** Atomverbände; **Zellorganellen:** Zusammenschluss vieler chemischer Verbindungen mit definierter Funktion; **Zellen:** Grundeinheit des Körpers, Zusammenschluss mehrerer Organellen; **Gewebe:** Verbände von Zellen und Zwischenzellsubstanz mit ähnlichem Bau und Funktion; **Organe:** Zusammenschluss von mehreren Geweben mit gemeinsamer Funktion; **Organsysteme:** Mehrere Organe, die in Beziehung zueinander stehen und gemeinsame Funktionen ausüben

c) **Gewebe:** Muskelgewebe, Epithelgewebe; **Organe:** Lunge, Leber; **Organsysteme:** Atmungssystem, Verdauungssystem

d) **Kranial:** kopfwärts; **Distal:** von der Rumpfmitte weg; **Von der Mitte weg, seitwärts:** lateral; **Temporal:** schläfenwärts; **Auf das Innere des Körpers zu:** zentral; **Links:** sinister; **Nasenwärts:** nasal

e) ➤ Tab. LI/14.1

Tab. LI/14.1

Physikalische Größe	Einheit	Stimmt/Korrektur
Länge	Meter [m]	stimmt
Masse	Kelvin [K]	Kilogramm [kg]
Zeit	Ampere [A]	Sekunde [s]
Stromstärke	Sekunde [s]	Ampere [A]
Temperatur	Kilogramm [kg]	Kelvin [K]
Lichtstärke	Candela [Cd]	stimmt
Stoffmenge	Mol [mol]	stimmt

f) ➤ Tab. LI/14.2

Tab. LI/14.2

Einheit	Physikalische Größe
m^2	Fläche
m^3	Volumen
kg/m^3	Konzentration
V	Elektrische Spannung
N	Kraft
Pa	Druck
J	Energie
W	Leistung
Hz	Frequenz

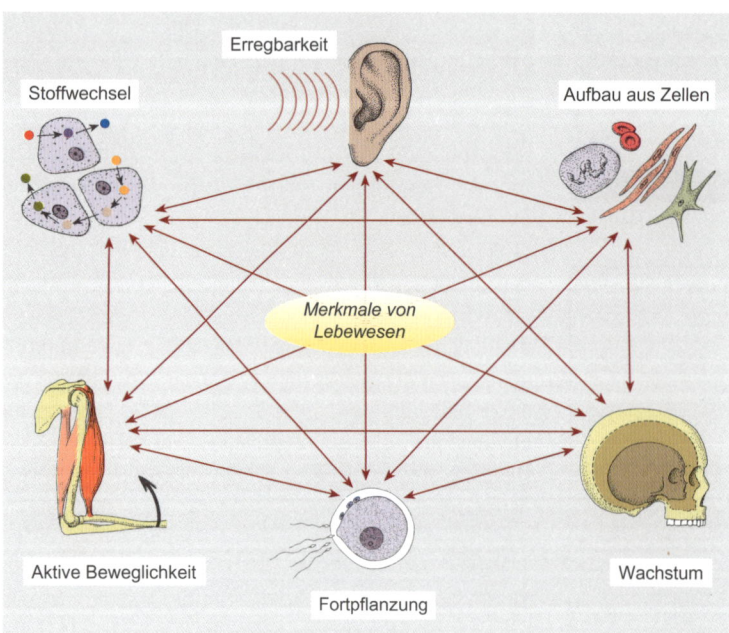

Abb. LI/14.1 Die sechs Merkmale von Lebewesen. [L190]

g) Wasser – Sauerstoff – Cadmium – Schweiß – Feuer – Schwefel – Wasserstoff – Kalium – Chlor

Vertiefung

a) chemische Verbindung durch gemeinsame Nutzung von Elektronen; beim Sauerstoff treten zwei Atome dicht aneinander und benutzen zwei Elektronen gemeinsam; die Verbindung ist sehr stabil

b) ausgezeichnetes Lösungsmittel; ermöglicht den Transport in jede Körperzelle; unverzichtbarer Reaktionspartner bei vielen chemischen Reaktionen; sehr gutes Isolationsmittel und Wärmespeicher; Hauptbestandteil von Schleimstoffen; dient als Schmiermittel

c) Magensaft (pH-Wert 1,8)

d) Herz-Kreislauf-System: geringere Herzkraft, Abnahme der maximalen Herzfrequenz; **Atmungssystem:** verminderte Brustkorbbeweglichkeit, Verlust von Lungenbläschen; **Nervensystem und Sinne:** Abnahme der Gehirndurchblutung, veränderte Schlafmuster

Transfer

a) Bruch des linken Oberschenkelknochens am körpernahen Teil

b) ein Molekül Glyzerin und mehrere Fettsäuremoleküle mit mindestens zwei Doppelbindungen in der Kohlenstoffkette

c) Schließmuskel, der willkürlich gesteuert werden kann

d) künstliche Vitaminzufuhr ist mittlerweile sehr kritisch zu sehen und nur bei extremen Avitaminosen angebracht; mit künstlicher Vitaminzufuhr sind auch Risiken verbunden (z. B. Erhöhung des Krebsrisikos)

I/15 Grundlagen der Hygiene

Grundlagen

a) Infektion: Ansteckung; Merkmale: Aufnahme, Vermehrung, Reaktion aufgrund von Keimen; **Nosokomiale Infektion:** Infektion aufgrund einer medizinischen Durchführung; **Infektionsausbruch:** rasches Ausbreiten einer Infektion in einem Heim oder Landkreis; **Kolonisation:** Besiedlung mit Keimen ohne Infektionszeichen; **Flora:** natürliche, physiologische Keimbesiedlung bestimmter Körperareale; **Kontamination:** Besiedlung von Gegenständen, Materialien mit Keimen

b) A 2; B 1; C 4; D 3

c) Desinfektion: gezielte Reduktion von Mikroorganismen; **Sterilisation:** Abtötung und irreversible Inaktivierung aller Mikroorganismen, Ziel: Keimfreiheit

d) Botulismus; Cholera; Diphtherie; akute Virushepatitis; Pest; Tollwut

Vertiefung

a) ➤ Tab. LI/15.1

Tab. LI/15.1		
Wirkstoff	**Vorteil**	**Nachteil**
Alkohole	Schnelle Wirkung, keine Rückstände, hypoallergen, eingeschränkt viruzid	Explosionsgefahr, Geruch, Eiweißfehler, Wasser beeinträchtigt Wirkung
Aldehyde	Preiswert, Umweltverträglichkeit, materialfreundlich	Eiweißfehler, Geruch, Schmutzfixierung, allergisierend, hautschädigend
Oberflächenaktive Substanzen	Kostengünstig, gute Reinigungswirkung, kein Geruch	Eiweißfehler, störende Rückstände
Alkylamine	Zuverlässige Wirkung, kein Geruch	Eingeschränkt viruzid, teuer
Sauerstoffspalter	Nicht gesundheitsschädlich, materialverträglich	Geruch, teuer, geringe Lagerfähigkeit

b) Eigenschaften des Keimpotenzials – Überzeugung der Anwender – Wirkungsbeeinträchtigungen durch Verunreinigungen – Temperaturerhöhungen

c) Tragen von Handschuhen mit hohen Stulpen, evtl. Schutzbrille und feuchtigkeitsdichte Schürze; Dosierhilfen zum exakten Anmischen verwenden; Wannen oder Eimer mit Deckel verschließen; sichere Lagerung der Desinfektionsmittel

d) Händedesinfektion: Infektionsprophylaxe durch Anwendung alkoholischer Einreibepräparate; **Hautdesinfektion:** Abtöten der Hautflora vor medizinischen Eingriffen mit alkoholischen Mitteln; **Flächendesinfektion:** Wischdesinfektion kontaminierter oder möglicherweise kontaminierter Flächen; **Schlussdesinfektion:** abschließendes Aufbereiten eines Bewohnerzimmers bei Infektion oder Kolonisation

e) Sterilisiergut: Material, das sterilisiert werden soll; **Sterilgut:** Material, das sterilisiert ist

f) Langärmelige Schutzkittel: Zur Pflege infizierter oder kolonisierter Bewohner; **Flüssigkeitsdichte Schürzen:** Schutz bei Arbeiten mit Flüssigkeiten; **Mund- und Nasenschutzmaske:** Verhinderung einer aerogenen Infektionsübertragung; **Handschuhe:** Unterbindung von Hautkontakt mit infektiösen oder gefährlichen Stoffen; **Schutzbrille:** Schutz der Augen von gefährlichen Substanzen; **Haarschutz:** Schutz im Rahmen der Lebensmittelhygiene

g) trockene, schmuckfreie Hände; nicht in Kombination mit Händewaschen; 30 Sek. Dauer; Hände müssen ganze Zeit feucht bleiben; Menge mindestens 3 ml; lückenlose

Benetzung aller Handpartien, besonders Daumen, Handrücken, Fingerspitzen, Fingerzwischenräume

h) **Druck:** Blutfluss aus dem Gewebe durch Druck für mindestens eine Minute fördern; **Spülung:** intensive Spülung des Wundgebietes und nachfolgende Desinfektion mit einem alkoholischen Hautdesinfektionsmittel; **Auflegen:** Auflegen eines desinfektionsmittelgetränkten Tupfers; **Aufbewahrung:** Gegenstand, mit dem der Unfall geschehen ist, sicher aufbewahren; **Meldung:** Meldung des Unfalls beim Betriebsarzt oder zuständigem Arbeitsmediziner

i) ➤ Tab. LI/15.2

Tab. LI/15.2

Aussage	wahr	falsch
1. Eine physikalische Schädigung von Lebensmitteln ist z. B. Pilzbefall		×
2. Primäre Keimpotenziale entstehen z. B. durch rohe Milch	×	
3. Von allen Speisen muss vorher gekostet werden, um zu prüfen, ob eine Speise verdorben ist		×
4. Alle Mitarbeiter, die mit der Verarbeitung und Verteilung von Lebensmitteln befasst sind, müssen sich beim Gesundheitsamt umfassend untersuchen lassen		×
5. Der direkte Kontakt mit Lebensmitteln – auch durch das Pflegepersonal – sollte mit Handschuhen erfolgen.	×	

k) **Erkrankter Bewohner:** verbleibt im Zimmer; keine Teilnahme an Gemeinschaftsangeboten; keine Aufenthalte außer Haus; wenig Besucher; Bewohnerzimmer wird als Isolierzimmer hergerichtet (Schutzkittel, Handschuhe usw., Entsorgungsmöglichkeiten, Bereitstellung von Desinfektionsmittel); **Schutzkleidung:** wird direkt im Zimmer bereitgestellt: langärmelige Schutzkittel, Handschuhe, Mund-Nasen-Schutzmasken; **Kontakt mit Stuhl, Erbrochenem, …:** sofortige Händedesinfektion; **Erkrankte Mitarbeiter:** nach Ausbleiben der Symptome für 48 Std. kann wieder mit dem Dienst begonnen werden

Transfer

a) geschützte, staubfreie und trockene Lagerung und Transport; regelmäßige Kontrolle der Lagerung; Verfalldatum und Zustand der Verpackung beachten; Steriles darf nur mit Sterilem in Berührung kommen; nicht über geöffneter Packung sprechen, niesen oder husten; Arbeitsfläche in einen sterilen und einen unsterilen Bereich teilen

b) häufiges Händewaschen statt -desinfektion; häufiges Arbeiten im feuchten Milieu ohne Handschuhe; zu häufiges Tragen flüssigkeitsdichter Handschuhe; Handkontakt mit sensibilisierenden Stoffen

c) Verwendung geeigneter Hautpflegeprodukte; **Während der Pflege:** Öl-in-Wasser-Produkte; vor Arbeiten mit Wasserkontakt Wasser-in-Öl-Produkte; **Nach dem Dienst:** Wasser-in-Öl-Produkte

d) **Kontaminierte Abfälle ohne Verletzungsgefahr:** Entsorgung wie Hausmüll; orientiert sich an dem örtlichen Entsorgungsunternehmen; evtl. Trennung nach verschiedenen Stoffgruppen; **Kontaminierte Abfälle mit Verletzungsgefahr:** Entsorgung in durchstichfestem Behältnis, geschlossen, sodass keine Entnahme möglich ist; **Altmedikamente:** Rückgabe an die Apotheke

e) Gefährlich sind Resistenzen, die bestimmte Stämme dieses Bakteriums gegen gängige Antibiotika gebildet haben; somit müssen sogenannte „Reserveantibiotika" eingesetzt werden. **Schutzmaßnahmen:** Versorgung des Bewohners nur von informiertem Personal; nachbetreuende Institutionen werden rechtzeitig informiert; Unterbringung in einem Einzelzimmer; Abdeckung von offenen Wunden bei Teilnahme von Gemeinschaftsangeboten; evtl. vorhandenes Tracheostoma sollte mit einem HME-Filter abgedeckt sein

I/16 Grundlagen der Ernährungslehre

Grundlagen

a) Defizit an Energie und bestimmten Nährstoffen, z. B. Vitamine, Proteine, Mineralstoffe, Ballaststoffe, essenzielle Fettsäuren

b) Beispiele: Religion, z. B. freitags kein Fleisch; soziale Gewohnheiten, z. B. gemeinsames Frühstück am Sonntag; regionale Vorlieben, z. B. Brezn in Bayern; Lieblingsspeisen, Tischgewohnheiten

c) **Körpergröße:** Größe des Menschen (gemessen in Metern); **Körpergewicht:** Masse der Körperzellen des Menschen (gemessen in kg); **BMI:** Body-Mass-Index, Verhältnis von Körpergröße und Körpergewicht (Einheit: m/kg^2); **Gewichtsverlauf:** Beobachtung des Körpergewichts über einen bestimmten Zeitraum; **Subjektiver Eindruck:** Beobachtungen der Pflegekraft, z. B. konzentrierter Urin, eingefallene Wangen; **Laborparameter:** chemische Bestimmung verschiedener Werte des Körpers, z. B. Cholesterin, HBA1c

d) **Kalorie:** Energiemenge, die benötigt wird, um die Temperatur von einem Liter Wasser von 14,5 °C auf 15,5 °C zu erhöhen; **Energiebedarf:** tägliche Energiemenge, die benötigt wird, um den Energieverbrauch eines Menschen zu decken; **Grundumsatz:** Energiemenge, die für die physiologischen Grundfunktionen (z. B. Atmung, Gehirnfunktion etc.) aufgewendet werden muss; **Leistungsumsatz:** Energiebedarf für Muskelarbeit, Bewegung, Ansatz von Körpermasse und der Wärmeproduktion

e) Lösung: A 2; B 3; C 1

Vertiefung

a) Störungen des Wasserhaushalts werden nicht berücksichtigt (Ödeme, Aszites); erhebliche Normabweichungen im bisherigen Essverhalten (z. B. Untergewicht im bisherigen Leben) fließen nicht in Beurteilung ein

b) Screening: bei allen Bewohnern im Rahmen der Pflegeanamnese (z. B. Einzug) und danach alle drei Monate; **Assessment:** tiefer gehende Untersuchung der Ernährungssituation (über Ess-/Trinkprotokoll und ein Assessment); sollte dann erfolgen, wenn ein Punkt im Screening mit ja beantwortet wurde

c) ➤ Tab. LI/16.1

Tab. LI/16.1

Lebensmittelgruppe	Diese Gruppe liefert …	Beispiele für Lebensmittel
Gruppe 1	Stärke, pflanzliches Eiweiß, Vitamin B, Mineral- und Ballaststoffe, Wasser	Vollkornmehle, -flocken, -nudeln, Naturreis, Kartoffelzubereitungen
Gruppe 2	Stärke, Vitamin B und C, Folat, Mineral- und Ballaststoffe, Wasser	Saisonales Gemüse und -säfte, fettarme Zubereitung
Gruppe 3	Einfachzucker, Vitamine, Mineral- und Ballaststoffe, Wasser, sekundäre Pflanzenstoffe	Frisches, saisonales Obst, -säfte, Nüsse, zuckerarme Zubereitung
Gruppe 4	Tierisches Eiweiß, Vitamin B und D, Kalzium, Fett, Wasser	Fettarme Milch, Quark, Joghurt, Käse und deren Zubereitungen
Gruppe 5	Tierisches Eiweiß, Fett, Jod, Eisen, Vitamin A und B	Geräucherter oder frischer Fisch, fettarmes Fleisch, fettarme Wurst
Gruppe 6	Fett, essenzielle Fettsäuren, Vitamin A und E	Raps-, Soja-, Olivenöl, wenig fettreiche Kuchen u. Zubereitungsarten
Gruppe 7	Wasser, Einfachzucker, Vitamine, Mineralstoffe	Mineralwasser, Früchte-, Kräutertees, Säfte mit 100 % Fruchtanteil in Maßen

d) Selbstständigkeit fördern und erhalten (z. B. Tische decken lassen); Einsatz von Hilfsmitteln; gemeinsames Essen; Dekoration auf dem Esstisch; ruhige Atmosphäre, Zeit lassen

e) Triglyzeride: Energielieferant, Schutzfunktion von Fettgewebe, Träger fettlöslicher Vitamine, sensorische Funktion; **Mehrfach ungesättigte Fettsäuren:** Bestandteil von Zellmembranen, Nervengewebe, Photorezeptoren des Auges, regulatorisch wirksamen Gewebshormonen; **Cholesterin:** Bestandteil von Zellmembranen, Bildung von Gallensäuren und Steroidhormonen, Vorstufe des Vitamin D

f) Biologische Wertigkeit: Qualitätsausdruck von Eiweißen, je höher die Wertigkeit ist, desto mehr körpereigenes Eiweiß kann aus dem verzehrten Eiweiß aufgebaut werden; **Biologische Ergänzungswirkung:** die Mischung aus pflanzlichen und tierischen Eiweißen erhöht in ihrer Ergänzungswirkung die biologische Wertigkeit

g) Zu wenig: C, D, E, Folat; **Angemessen oder zu viel:** A, Thiamin, Riboflavin, Vitamin B_{12}, Niacin, Biotin

h) A 2; B 1; C 4; D 5; E 3

i) Umweltfaktoren: ungewohnte Umgebung; **Altersbedingte Veränderungen:** verringertes Durstgefühl, Schluckstörungen; **Biografische Gründe:** Gewohnheiten werden nicht beachtet; **Fehlende Anpassung:** erhöhter Bedarf (z. B. Diarrhö) wird nicht berücksichtigt; **Körperliche Beeinträchtigungen:** ungeeignete Hilfsmittel, mangelnde Erreichbarkeit von Getränken; **Geistige Beeinträchtigungen:** Verwirrtheit; **Toilettengänge:** Inkontinenz, Prostataleiden führen zu einem „Vermeiden wollen" von häufigen Toilettengängen (und dadurch zu einem reduzierten Trinkverhalten); **Soziale Gründe:** Trauer, Einsamkeit, Ängste

Transfer

a) individuelle Antwort; Beispiele: Vollkost, Diabetes-Kost, vegetarische Kost

b) individuelle Antwort; Beispiele: Vollkornbrötchen/ -brot, Naturreis, Vollkornnudeln, Hülsenfrüchte

c) individuelle Antwort

Beispiel 1: übergewichtige Frau, 95 kg bei einer Körpergröße von 1,60 Meter

Flüssigkeitsbedarf:

- 100 ml je kg für erste 10 kg = 1.000 ml
- 50 ml je kg für zweite 10 kg = 500 ml
- 15 ml für jedes weitere kg = 75 × 15 = 1.125 ml

Gesamtmenge = 2.625 ml Flüssigkeitsbedarf

Beispiel 2: untergewichtiger Mann, 60 kg bei einer Körpergröße von 1,70 Meter

Flüssigkeitsbedarf:
- 100 ml je kg für erste 10 kg = 1.000 ml
- 50 ml je kg für zweite 10 kg = 500 ml
- 15 ml für jedes weitere kg = 40 × 15 = 600 ml

Gesamtmenge = 2.100 ml Flüssigkeitsbedarf

d) individuelle Antwort; Beispiele: Gespräche führen; abwechslungsreiche Getränkeauswahl; Wünsche berücksichtigen; Hilfsmittel einsetzen; Getränke in Reichweite stellen; ans Trinken erinnern

I/17 Unterstützung alter Menschen bei präventiven Maßnahmen

Grundlagen

a) Beide arbeiten gezielt darauf hin, Schäden vom alten Menschen abzuwenden und Unterstützung während des Krankheitsverlaufs zu bieten. Prophylaxen sind ein wesentlicher Teil der Primärprävention

b) ➤ Tab. LI/17.1

Tab. LI/17.1

Risikofaktor	Beispiel
Verminderte Lagerungswechsel	Immobilität, Bettlägerigkeit, Ruhigstellung durch Medikamente
Eingeschränkte Wahrnehmung von Druck und Schmerz	Schlaganfall, Nervenschädigungen bei Diabetes mellitus, Multiple Sklerose
Durchblutungsstörungen	Herzinsuffizienz mit Ödemen, Anämie, chronisch venöse Insuffizienz, Diabetes mellitus
Geschädigte Haut	Schwitzen, chron. Hauterkrankungen, Altersveränderungen der Haut
Längere Druckeinwirkung auf die Haut	Kachexie, Abwehrschwäche, Falten, Krümel, Sonden, Katheter, Schienen, Gipsverbände

c) ➤ Abb. LI/17.1

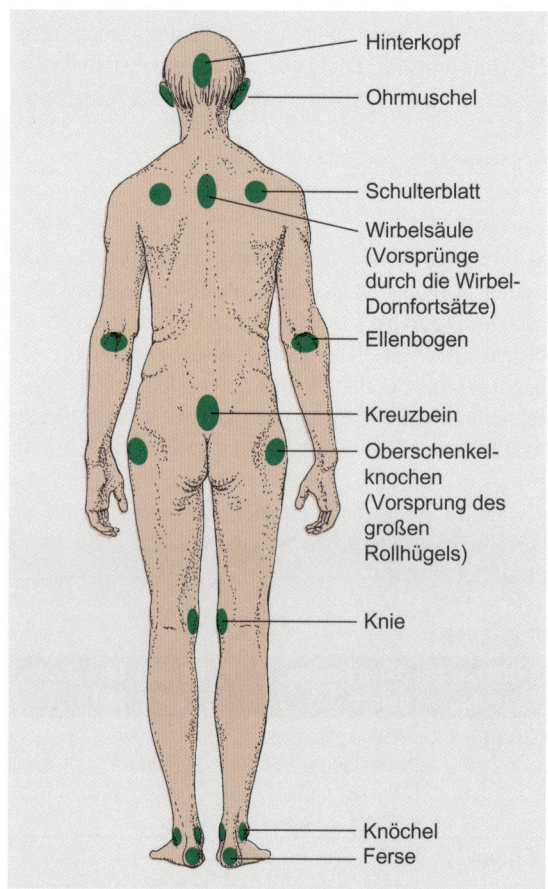

Hinterkopf
Ohrmuschel
Schulterblatt
Wirbelsäule (Vorsprünge durch die Wirbel-Dornfortsätze)
Ellenbogen
Kreuzbein
Oberschenkelknochen (Vorsprung des großen Rollhügels)
Knie
Knöchel
Ferse

Abb. LI/17.1 Dekubitusgefährdete Körperstellen. [L190]

d) Verminderung der Abwehrkraft – Kaugummikauen – Fasten – unzureichende Mundhygiene – Mundspülungen – Zitronengeschmack – Atmen mit offenem Mund – übermäßiges Schlucken

e) Kontraktur: Unumkehrbare Bewegungseinschränkung durch Verkürzung verschiedener Gelenkstrukturen bis zur Gelenkversteifung; **Physiologische Mittelstellung:** Lagerung der Gelenke weder in Überstreckung noch starker Beugung; entspricht etwa der Gelenkstellung im Stehen

f) eingeschränkte Bewegungsabläufe; Wahrnehmungsstörungen; eingeschränkte Orientierung; verlangsamte Reaktion; Gleichgewichtsstörungen; hormonelle/neurologische Ursachen; Medikamente; Demenz; Flüssigkeitsmangel; Schmerzen

g) Altersbedingte, körperliche Ursachen: nachlassendes Immunsystem, Wissensdefizit, Fehl-/Mangelernährung, Erkrankungen, erhöhte Verletzungsgefahr; **Psychische Ursachen:** Angst, Unzufriedenheit, Depression, Lebenskrisen; **Umgebungsbedingte Ursachen:** ungewohnte Umgebung führt zu Stress mit Schwächung des Immunsystems, überhitzte Räume

h) niedrige Körpertemperatur – Mattigkeit – Schwellungen – freie Atmung – körperliche Fitness – Bettlägerigkeit

i) Eine Lungenentzündung bei Menschen mit bestehenden, zusammenwirkenden Erkrankungen

k) Schäden der Gefäßinnenwand; erhöhte Gerinnungsneigung; verringerte Fließgeschwindigkeit des Blutes

l) Psychische Schädigung infolge unzureichender körperlicher und emotionaler Zuwendung im Rahmen der Langzeitpflege mit evtl. tödlichem Ausgang

Vertiefung

a) „Ein Dekubitus ist eine lokal begrenzte Schädigung der Haut und/oder des darunter liegenden Gewebes, in der Regel über knöchernen Vorsprüngen, infolge von Druck oder von Druck in Kombination mit Scherkräften. Es gibt eine Reihe weiterer Faktoren, welche tatsächlich oder mutmaßlich mit Dekubitus assoziiert sind; deren Bedeutung ist aber noch zu klären." (internationale Definition der *NPUAP/EPUAP, 2009*)

b) Gefährdete Körperstellen werden so gelagert, dass kein Druck auf ihnen ruht: Hohllagerung; **Mit Hilfe spezieller Matratzen wird der Auflagedruck auf eine große Fläche verteilt:** Weichlagerung; **Die Druckverweildauer wird in regelmäßigen Zeitabständen verkürzt:** Umlagern

c) Pagavit®: Erfrischung, austrocknende Wirkung, greift Zahlschmelz an; **Glandosane®:** Anfeuchtung des Mundraums, evtl. Verstärkung einer Mundtrockenheit; **Hexoral®:** Desinfektion des Mund- und Rachenraums

d) Übungen erfolgen zweimal täglich im Rahmen der Grundpflege; ergänzend werden anregende Düfte eingesetzt; beide Hände werden zur Durchführung seitens der Pflegekraft eingesetzt; ca. 5–10-maliges Durchbewegen der Gelenke; auf Schmerzäußerungen des Bewohners sofort reagieren; bei demenzerkrankten Bewohnern Mimik und Körperhaltung beobachten

e) Lose Teppiche: Beseitigen oder Fixieren; **Badewanne, Dusche:** rutschfeste Matten verwenden; **Lose Kabel:** so legen, dass sie nicht gefährden; **Niedrige Toilette:** Sitz erhöhen, Haltegriffe anbringen; **Viele Medikamente:** den Arzt bitten, die Medikation auf mögliche Wechselwirkungen zu überprüfen

f) Lagerung in stabiler Seitenlage; Vitalzeichenkontrolle; Maßnahmen der ersten Hilfe einleiten; Hilfe anfordern (Klingel); Notarzt rufen (lassen); Bewohner nicht alleine lassen; Dokumentation

g) ➤ Tab. LI/17.2

Tab. LI/17.2		
	Bedeutung	**Mögliche Maßnahmen**
L	Lungenbelüftung verbessern	Mobilisation, Atemübungen, atmungserleichternde Lagerungen, atemstimulierende Einreibung
I	Infektion vermeiden	Mund- und Nasenpflege, aseptisches Arbeiten beim Absaugen
S	Sekret verflüssigen, lösen und entleeren	Flüssigkeitszufuhr, Inhalation, Einreibung mit ätherischen Ölen, Brustwickel und -kompressen, produktives Abhusten, Drainagelagerungen
A	Aspirationsprophylaxe	mögliche Maßnahmen ➤ APH I/22.4

h) ➤ Abb. LI/17.2

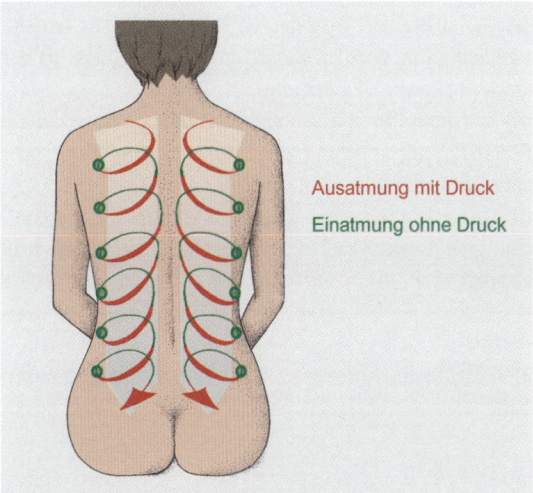

Ausatmung mit Druck
Einatmung ohne Druck

Abb. LI/17.2 Atemstimulierende, rhythmische Einreibung. [L119]

i) Dampf: Mund- und Nasenhöhle, Rachen bis zum Kehlkopf; **Aerosole:** Trachea, Bronchien; **Nebel:** bis zu den Alveolen

k) ➤ Tab. LI/17.3

Tab. LI/17.3

Maßnahme	Wirkung
Kompressions-strümpfe anziehen	Druck von außen erhöht die Wirkung der Muskelpumpe und steigert die Fließgeschwindigkeit
Heparin spritzen	medikamentöse Herabsetzung der Gerinnung
Zum tiefen Durch-atmen anleiten	der Unterdruck im Thorax setzt sich bis in die Hohlvene fort und übt eine Sogwirkung in den Beinvenen aus
Beine hochlagern	schnelleres Zurückfließen des Blutes zum Herzen durch Hochlagerung der Beine
Bewegungs-übungen	Aktivierung der Muskelpumpe, Vertiefung der Atmung
2 Liter Flüssigkeits-aufnahme	Fließgeschwindigkeit des Blutes wird durch höheren Flüssigkeitsanteil des Blutes verbessert

l) interessante Gestaltung des Zimmers: Bilder oder Mobile aufhängen, Fotos aufhängen oder aufstellen; Pflegebett so aufstellen, dass der Bewohner auf Tür/Fenster schauen kann; Medien einsetzen zum Kontakt mit der Umwelt (Radio, TV, Zeitung)

m) an Biografie orientieren; Angehörige einbeziehen; Beschäftigungsangebote zur Strukturierung des Tages gezielt einsetzen

n) aufmerksames Beobachten; medizinische Untersuchungen; Angehörige befragen, um Vergleiche ziehen zu können

Transfer

a) individuelle Antwort, z.B. Kissen, Rollen, Schaumstoff

b) individuelle Antwort, es sollten die Sturzrisikofaktoren bestimmt werden

c) Beispiele: zu tiefer Ein- und Ausatmung anleiten; Kontaktatmung; Ausatmen gegen einen Widerstand; Giebelrohr; SMI-Atemtrainer; Luftballon aufpusten; Strohhalm in ein Wasserglas stellen und hineinpusten

I/18 Mit existentiellen Erfahrungen des Lebens umgehen und sich dabei entwickeln können

Grundlagen

a) Lebens- und Kompetenzbereich, der alle Fähigkeiten umfasst, mit deren Hilfe der Mensch Erfahrungen, gleich ob sie negativer oder positiver Natur sind, in sein Dasein integriert; diese ABEDL® entspricht der dritten Kategorie des Pflegemodells von *Monika Krohwinkel*

b) Selbsteinschätzung eines Menschen und seine Fähigkeit, ein ausgewogenes Verhältnis zwischen dem Selbstbild und den tatsächlich zur Verfügung stehenden Ressourcen zu schaffen, um sinnvoll und erfüllt zu leben

c) ➤ Tab. LI/18.1

d) ➤ Abb. LI/18.1

Vertiefung

a) Veränderungen im Körperbild; körperliche Einschränkungen, die dazu führen, dass alte Menschen sich nichts mehr zutrauen und so die Einschränkung verstärken; negative gesellschaftliche Einstellungen gegenüber dem Alter; Verlust der Selbstbestimmung; fehlende individuelle Interessen und Aufgaben; erlernte Hilflosigkeit; traumatische Erlebnisse in der Vergangenheit

b) selbstabwertende Äußerungen; Abwehren von Lob und Anerkennung; Überbewerten negativer Erlebnisse; unangemessene Schuldgefühle; Verleugnen und Baga-

Tab. LI/18.1

Erfahrungen, die die Existenz gefährden (13 Begriffe)	Erfahrungen, die die Existenz fördern (7 Begriffe)	Erfahrungen, die die Existenz sowohl fördern als auch gefährden (5 Begriffe)
Abhängigkeit	Unabhängigkeit	Kulturgebundene Erfahrungen
Machtlosigkeit	Freude	Weltanschauung
Sorge	Zuversicht	Glaube
Angst	Vertrauen	Religionsausübung
Misstrauen	Integration	Lebensgeschichtliche Erfahrungen
Trennung	Hoffnung	
Isolation	Wohlbefinden	
Verlegungsstress		
Ungewissheit		
Hoffnungslosigkeit		
Schmerzen		
Sterben		
Trauer		

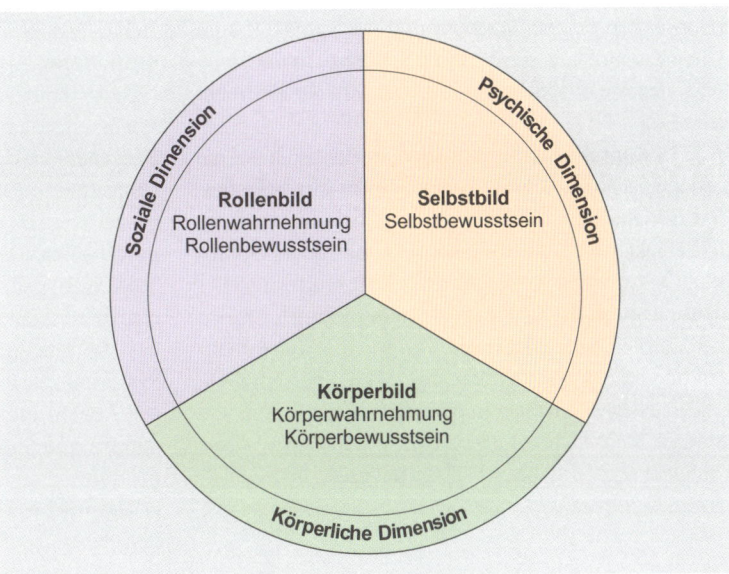

Abb. LI/18.1 Dimensionen des Selbstkonzepts.

tellisieren; Beschuldigen anderer zur Vertuschung eigener Fehlleistungen

c) Selbstzerstörerisches Verhalten, Vernachlässigung der eigenen Selbstpflege: wird dem alten Menschen das Gefühl gegeben, angenommen und verstanden zu werden, stützt ihn das; ein verständnisvolles Klima erleichtert es, aufgestaute Spannungen und Gefühle abzureagieren; **Inaktivität und Apathie, Bewegungseinschränkungen:** Angebote der Einrichtung, z. B. Angebote zur Lebensraum- und Lebenszeitgestaltung; die Erlaubnis, Haustiere zu halten; Humor in der Pflege als therapeutisches Konzept

d) Altersbedingt: verändertes Aussehen, Veränderungen in der körperlichen und geistigen Leistungsfähigkeit, nachlassende Sinnesfunktionen; **Körperlich:** Schmerzen, Einschränkungen in den Gelenken, Inkontinenz, Zu- oder Abnahme von Körpergewicht, vorübergehende oder dauerhafte körperliche Behinderungen, entstellende Körperschäden; **Seelisch:** Verlustgefühle, fehlende Bestätigung durch das soziale Umfeld, seelische Erkrankungen; **Geistig:** Störungen der Merkfähigkeit, Störungen der Orientierung, Verwirrtheit, Demenz; **Sozial:** fehlende Unterstützung bei Einschränkungen, unzureichende gesellschaftliche Akzeptanz, abwertende Bemerkungen oder Blicke

e) abwertende Bemerkungen über den eigenen Körper/ die eigene Leistung – befreites Lachen – Integration von Körperteilen – Nichtbeachten/Nichtberühren eines veränderten Körperteils – selbstverletzendes Verhalten – neues Knüpfen von Kontakten

Transfer

a) Frau Elberts hat das Gefühl, wegen der chronischen Erkrankung evtl. umsonst gekämpft zu haben, d. h., sie hat viel Energie dafür aufgewandt, was ihr nun sinnlos erscheint; die Erkrankung gehört nicht zu ihr, „sie ist ekelhaft", Frau Elbert jedoch ist sauber und gepflegt; sie grenzt sich von der Krankheit ab, empfindet sie als nicht zu sich gehörend; sie ist nicht mehr die, die sie einmal war

b) sie ermutigen, die körperlichen Veränderungen zu akzeptieren; sie behutsam ermuntern, ihren veränderten Körper anzusehen und ihn zu berühren; positive Rückmeldung geben bei Fortschritten und Eigenleistung; Bezugspersonen und Angehörige ermutigen, Frau Elbert nicht zu unterfordern oder zu bemitleiden; ihr Informationen geben über geeignete Hilfsmittel, Selbsthilfegruppen, Beratungsstellen und Therapien; aufzeigen, welche Ressourcen vorhanden sind und Hilfen geben, diese zu nutzen; Selbstwertgefühl stärken durch Aufgaben, die ihr Freude machen, und die sie gut bewältigen kann; Kompetenz fördern und erhalten, d. h. mit ihr Entscheidungen treffen und nicht über ihren Kopf hinweg; motivieren zur Teilnahme an Veranstaltungen und Gruppenaktivitäten, Eigeninitiative fördern; Möglichkeiten zum Genießen schaffen; Echtheit (Kongruenz) bei Lob und Anerkennung, d. h. Frau Elbert nicht wie ein Kind behandeln

I/19 Soziale Kontakte und Beziehungen aufrecht erhalten können

Grundlagen

a) Lebens- und Kompetenzbereich, der alle Möglichkeiten der Selbstpflege für ein ausgewogenes Verhältnis zwischen Kontaktfähigkeit und der Fähigkeit zum Alleinsein umfasst; diese ABEDL® entspricht der zweiten Kategorie des Pflegemodells von *Monika Krohwinkel*

b) 1. In Kontakt sein und bleiben: bezieht sich auf die Beziehungsfähigkeit eines Menschen; **2. Mit belastenden Beziehungen umgehen:** bezieht sich auf die Konfliktfähigkeit und die Fähigkeit, einen eigenen Standpunkt konstruktiv zu vertreten; **3. Unterstützende Beziehungen erhalten, erlangen, wiedererlangen:** meint die Fähigkeit eines Menschen, sich in einer annehmenden und schwachen Position angemessen zu verhalten, z. B. als Pflegebedürftiger in der Lage zu sein, Hilfen von anderen Menschen entgegennehmen zu können; diese Fähigkeit setzt ein hohes Maß an Reflexion und Selbstbewusstsein voraus

Vertiefung

a) Physische Ursachen: vermindertes Seh- oder Hörvermögen, Sprech- und Sprachstörungen, Rückgang der körperlichen Energie und Aktivität, chronische Erkrankungen (z. B. Diabetes mellitus, Morbus Parkinson), Schmerzen, Unfälle, Stürze, Verletzungen und Erkrankungen, die Bettlägerigkeit zur Folge haben, Harn- oder Stuhlinkontinenz, Stoma, verminderte geistige Beweglichkeit (z. B. Demenz); **Psychische Ursachen:** neurotische Störungen (z. B. Zwänge, Phobien), affektive Störungen (z. B. Depression, Manie, Aggression), psychiatrische Erkrankungen (z. B. Schizophrenie); **Soziale Ursachen:** räumliche Umgebung (z. B. bei Bettlägerigkeit), Wohnverhältnisse, Familienstand, familiäre Verhältnisse, soziales Umfeld (z. B. Freunde, Nachbarn), wirtschaftliche Verhältnisse (z. B. Altersarmut)

b) Durch Kenntnis der Biografie und des sozialen Umfeldes des alten Menschen kann die Pflegeperson erkennen, welchen Einfluss zwischenmenschliche Kontakte im früheren Berufsleben, in der Freizeit und in der Familie auf den alten Menschen ausgeübt haben, und inwieweit diese Beziehungen für den alten Menschen immer noch hilfreich gestaltet werden können

c) Art der Kommunikation; Kommunikationsstörungen; Störungen der Sinnesorgane; Stimmungen und Affekte; Konzentrationsfähigkeit; Belastungsfähigkeit; psychische Erkrankungen

Transfer

a) Aussagen über Unzufriedenheit mit der sozialen Situation, z. B. fühlt sich allein gelassen, abgelehnt oder als Außenseiter; Stereotypien, z. B. ständiges Hin- und Herwiegen, Nesteln; selbstverletzendes Verhalten; Hypochondrie; Apathie; Regression; Resignation, Traurigkeit; fehlender Blickkontakt; reservierte und verschlossene Haltung; ständiges Suchen nach Nähe zum Pflegepersonal, z. B. ständiges Hinterherlaufen oder Klingeln

b) Misstrauen und Ablehnung Fremden gegenüber; psychosomatische Erkrankungen, z. B. Magen-Darm-Störungen; depressive Verstimmung bis hin zu schweren Depressionen mit Suizidgefährdung; Schwächung des Immunsystems, Vitalstörungen; psychiatrische Symptome, z. B. Halluzinationen, Wahnideen; geistiger Abbau und Verwirrtheit infolge fehlender Anregungen und Sinnesreize; Resignation, Gereiztheit, Aggression

c) Gespräche: durch Gespräche kann der alte Mensch Beziehungen aufbauen, in denen er sich verstanden und angenommen fühlt; **Gruppenarbeit:** alte Menschen, die zwischenmenschliche Beziehungen suchen und die noch etwas leisten wollen, schließen sich aus diesen Gründen gern einer Gruppe an

I/20 Unterstützung alter Menschen beim Kommunizieren

Grundlagen

a) Kommunikation: bedeutet Verständigung untereinander und meint die Fähigkeit, etwas ausdrücken, mitteilen und signalisieren und dabei gleichzeitig Nachrichten und Signale anderer empfangen, interpretieren und darauf reagieren zu können; **Wahrnehmung:** umfasst sowohl die Aufnahme und Verarbeitung von Reizen (Informationen) aus der Umwelt oder aus dem eigenen Innern durch die Sinnesorgane, als auch die Weiterleitung der Reize in Form von Nervenimpulsen an das Gehirn, das sie in subjektive Empfindungen umsetzt; **Kognitive Kompetenz:** umfasst die Prozesse der Wahrnehmung, des Gedächtnisses und des Denkens; Wahrnehmung wird hier neben der sensorischen Verarbeitung von Reizen auch als Beurteilung und Einordnung des Wahrgenommenen in Bedeutungszusammenhänge verstanden; Voraussetzung hierfür ist das Gedächtnis; damit neu aufgenommene Reize eine Bedeutung erhalten, müssen sie mit bereits bekannten und verarbeiteten Gedächtnisinhalten abgeglichen und in diese integriert werden; dieser Vorgang wird als Denken bezeichnet

b) ➤ Abb. LI/20.1

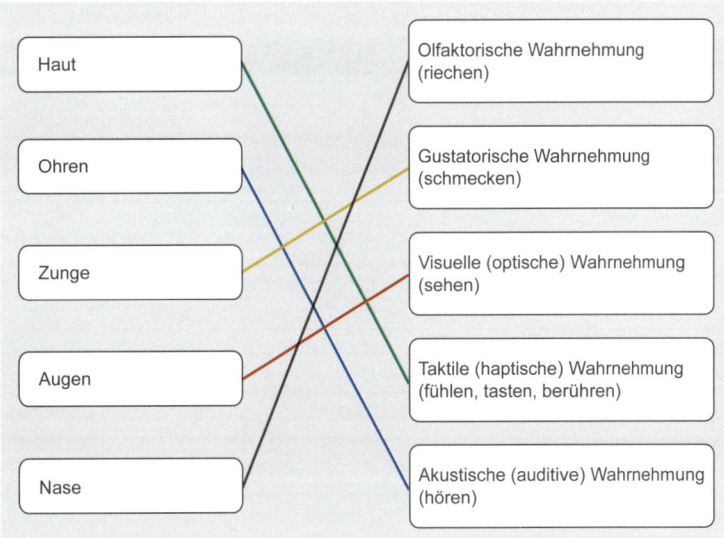

Abb. LI/20.1 Wahrnehmung (nach D. Weis-Krebs). [L143]

c) ➤ Tab. LI/20.1

Tab. LI/20.1

Rezeptortyp	Sinnessystem
Photorezeptoren	Gesichtssinn (Hell-, Dunkel-, Farbensehen)
Thermorezeptoren	Temperatursinn
Mechanorezeptoren	Mechanischer Sinn für Berührungen und Druck; Gehörsinn (Tonhöhen); Statokinetischer Sinn (Körperlage, Körperempfinden, Kraftempfindung)
Chemorezeptoren	Geruchssinn; Geschmackssinn
Nozizeptoren	Schmerzsinn

Vertiefung

a) Verbale Kommunikation: Muttersprache, hören, sprechen, Wortschatz, Brief, intakte Sprechorgane, Pflegedokumentation, Stimmmodulation; **Nonverbale Kommunikation:** Mimik, lächeln, Gestik, äußere Erscheinung, Körperhaltung, Körpersprache, Kleidung, Berührungen

b)
- Schwerpunkte evtl. auch auf **andere** Wahrnehmungs- und Ausdrucksmöglichkeiten als die Sprache, z. B. **Berührungen** als Ausdruck von **Gefühlen** zu setzen
- **Biografie** und den Krankheitsverlauf des alten Menschen zu kennen und in den täglichen Umgang **einzubeziehen**
- Die eigene Art des Wahrnehmens und Denkens nicht zum **Maßstab** für eine korrekte **Wahrnehmung** zu erheben, sondern auch andere Verhaltensweisen und Interpretationen der **Wirklichkeit** zuzulassen

- Den alten Menschen trotz seiner **Einschränkungen** ernst zu nehmen und ihn nicht mit einem **oberflächlichen Etikett** zu stigmatisieren
- Offen zu sein im Umgang mit **technischen** Hilfsmitteln

c) Hören: Schwerhörigkeit, letzter Arztbesuch, Hilfsmittel (Hörgerät), Gebärdensprache, soziale Kontakte eingeschränkt? **Sehen:** Sehfähigkeit, letzter Augenarztbesuch, Hilfsmittel (Brille, Kontaktlinsen, Augenprothese), Verletzungen durch häufiges Anstoßen, z. B. an der Tischkante? **Riechen, Schmecken, Tasten:** Veränderungen des Riechens und Schmeckens, fades Essen? Appetit, Gewichtsverlust? Veränderungen des Tastempfindens, Empfinden von Temperaturunterschieden; **Schmerzen:** Akute Schmerzen, chronische Schmerzen (Lokalisation, Häufigkeit), Körperhaltung, Schmerztagebuch? **Kognitive Kompetenz:** Orientierung (zur Zeit, zum Ort, zur Person, zur Situation), Vergesslichkeit; **Sprache, Körpersprache:** Muttersprache, Sprachstörungen? Mimik, Gestik, Ausdrucksfähigkeit, Körperhaltung

Transfer

a) ➤ Tab. LI/20.2

b) Frau Zenker verhält sich kongruent, z. B. gemeinsames Lachen; sie achtet auf nonverbale Signale von Frau Hohm und reagiert angemessen; durch die basale Waschung erhält Frau Hohm Orientierung in Bezug auf ihre Körpergrenzen, die sie dringend benötigt, dadurch erfährt sie durch Frau Zenker Sicherheit; Frau Zenker hat engen Körperkontakt während des Transfers, Frau Hohm fühlt sich dadurch sicher und geborgen; Frau Zenker geht insgesamt wertschätzend und respektvoll mit der Pflegebedürftigen um

Tab. LI/20.2

	Ressourcen	Einschränkungen
Hören	besitzt ein Hörgerät	vermutlich Altersschwerhörigkeit, trägt das vorhandene Hörgerät nicht
Sehen	besitzt eine Brille	Kurzsichtigkeit, trägt im Bett keine Brille, liegt die meiste Zeit des Tages im Bett
Riechen, Schmecken, Tasten	Fähigkeit zum Riechen ist vorhanden, schmeckt Süßes, empfindet Berührungen	altersbedingtes Nachlassen ist möglich
Schmerzen	Schmerzäußerung durch nonverbale Kommunikation möglich, sowie durch unartikulierte Laute	Schmerzen sind aufgrund der Kontrakturen möglich
Kognitive Kompetenz	Orientierung zur Person ist erkennbar, Tochter ist immer anwesend	Orientierung ist in allen Bereichen eingeschränkt aufgrund der Demenz
Sprache, Körpersprache	Muttersprache ist Deutsch, kann sich mit Lauten äußern und Gefühle ausdrücken, Mimik ist ausdrucksstark und Gefühle werden erkennbar ausgedrückt, Anwesenheit und Geduld der Tochter	eingeschränktes Sprachvermögen durch fortschreitende dementielle Erkrankung, Worte und deren Bedeutung werden aufgrund der Erkrankung kaum verstanden; nonverbale Kommunikation durch mangelnde Seh- und Hörfähigkeit eingeschränkt

I/21 Unterstützung alter Menschen bei der Bewegung

Grundlagen

a) Aktivität des Lebens, die alle Selbstpflegeerfordernisse umfasst, die eine den individuellen Bedürfnissen entsprechende Bewegung und Mobilität voraussetzen; diese ABEDL® gehört zur ersten Kategorie „Lebensaktivitäten realisieren können" des Pflegemodells von *Monika Krohwinkel*

b) Richtig sind folgende Sätze: 1. Bewegung ist elementar für das Leben. 4. Bewegung beugt zahlreichen Erkrankungen vor

c) Geistige Beweglichkeit: geistige Fähigkeit, Neues in die Gedanken einzubeziehen, Fähigkeit zum Mitdenken, Umdenken, Weiterdenken; **Mobilität durch Bewegung:** Mobilität ist die Fähigkeit, die durch Bewegung erreicht wird. Mit ihrer Hilfe lassen sich Aktivitäten des Lebens frei ausüben. Damit ist der Zugang zur Außenwelt gewährleistet und die Möglichkeit zur sozialen Interaktion gegeben. **Bewegung als Ausdruck seelischer Stimmungslagen:** Art, wie sich ein Mensch bewegt, lässt häufig Rückschlüsse auf seine momentane Stimmung und das innere Befinden zu. Vor allem der Wille zur Bewegung wird durch die seelische Verfassung beeinflusst. Bewegung ist ein Teil der nonverbalen Kommunikation. **Gangbild:** typische Art des gesamten Bewegungsablaufs. Gangbildstörungen können sowohl Ausdruck eingeschränkter Bewegungsfähigkeit und Erkrankungen als auch Ausdruck der seelischen Verfassung sein. **Haltung:** statische Erscheinungsbild des Körpers; körperliche Haltung eines Menschen ist individuell verschieden, abhängig von seiner psychischen Verfassung

d) Alle Bewegungsmöglichkeiten bleiben nur erhalten, wenn sie regelmäßig ausgeübt werden

Vertiefung

a) ➤ Tab. LI/21.2

b) Gangbild: Wie sieht der Gang aus: sicher, unsicher, schlurfend, schwankend, neigt sich auf eine Seite, trip-

Tab. LI/21.2

Erkrankungen des Bewegungsapparats	Erkrankungen des Nervensystems	Erkrankungen anderer Organsysteme
• Arthrose • Osteoporose • Chron. Polyarthritis • Morbus Bechterew • Gicht • Frakturen • Prellungen • Zerrungen • Amputationen	• Lähmungen, z. B. durch Apoplexie, Hirntumoren • Morbus Parkinson • Multiple Sklerose • Polyneuropathie bei Diabetes mellitus • Schädigung des Rückenmarks, z. B. Querschnittlähmung • Depression • Demenzerkrankung	• Erkrankungen, die mit Schmerzen einhergehen • Erkrankungen, die den Körper schwächen, z. B. Infektionen mit Fieber • Erkrankungen mit Atemnot • Chronische Durchblutungsstörungen der Beine • Schwindel • Bewusstseinseinschränkungen • Starkes Über- oder Untergewicht • Schilddrüsenfunktionsstörungen

pelnd, zittrig, mit Hilfsmitteln? **Körperliche Verfassung:** Wie ist die körperliche Verfassung zu bezeichnen: gute oder schlechte Kondition, körperliche Schwäche? **Körpergewicht:** Besteht Über- oder Untergewicht? **Krankheitsfolgen:** Liegen Amputationen oder Lähmungen vor? **Hautfarbe:** Blässe, Zyanose, Rötung des Gesichts bei Anstrengung? **Welche Anforderungen können bewältigt werden?** Sind folgende Tätigkeiten möglich: Im Bett allein drehen? Allein auf die Toilette gehen? Sich allein waschen und anziehen? Allein vom Bett in den Sessel kommen? Treppen steigen? Sich allein versorgen (kochen, einkaufen)? **Wie werden Bewegungen durchgeführt?** Unter Schmerzen, unkoordiniert, in Schonhaltung, zielgerichtet?

c) Schmerzäußerungen oder -zeichen, z. B. Schonhaltung der schmerzenden Körperregion, Hinken; eingeschränkte Gelenkbeweglichkeit; unkoordinierte Bewegungen; Dyspnoe bei Bewegungsausübung; Blässe, Zyanose oder Gesichtsröte bei körperlicher Anstrengung; fehlende Freude des alten Menschen, sich zu bewegen

Transfer

a) Gestaltung der Umgebung: Umgestaltung des Badezimmers (ebenerdige Dusche, Haltegriffe, erhöhte Toilette, Sitzmöglichkeit in der Dusche, Spiegelhöhe anpassen); Gestaltung der Umgebung im Hinblick auf das Fahren mit dem Rollstuhl, Sturzgefahr und die Erreichbarkeit von für Frau Blume wichtigen Dingen; **Technische Hilfsmittel:** Geeignete Seh- und Hörhilfen; Transport- und Transferhilfen (Rollstuhl, Aufstehhilfe, Lifter, Drehscheibe …); Badewannenlifter; Strumpfanzieher; Knöpfhilfen

b) Diese Art des Hochziehens darf nicht bei Halbseitenlähmung nach einem Schlaganfall durchgeführt werden. Durch den fehlenden muskulären Widerstand im Schultergelenk entstehen Mikrotraumen im Gelenk und es kommt zu starken Schmerzen in dem betroffenen Arm

c) Wenn die aktivierende Pflege sehr belastend wirkt. Wenn der Pflegebedürftige die aktivierende Pflege gezielt ablehnt

I/22 Vitale Funktionen aufrecht erhalten

Grundlagen

a) „Vitale Funktionen aufrecht erhalten" ist der Lebensbereich, der alle **Selbstpflegeerfordernisse** umfasst, die die **Regulierung** der Atmung, des **Herz-Kreislauf-Systems** und der Körpertemperatur zum **Ziel** haben, um das für alle **Stoffwechselvorgänge** notwendige innere Milieu des **Organismus** zu sichern. Diese ABEDL® gehört zur ersten Kategorie **„Lebensaktivitäten realisieren kön-**

nen" des Pflegemodells von Monika **Krohwinkel.** Die Fähigkeit, vitale Funktionen aufrecht zu erhalten, ist unabdingbar für die **Erhaltung des Lebens.** Ohne ausreichende **Atmung,** ohne ein **funktionierendes** Herz-Kreislauf-System und ohne die Regulierung der **Körpertemperatur** ist menschliches Leben **nicht** möglich

b) Akute und massive Störungen der Vitalfunktionen führen zu lebensbedrohlichen Notfällen, die sofortiger Erste-Hilfe-Maßnahmen bedürfen; **Chronische bzw. weniger akute Beeinträchtigungen der Vitalfunktionen** vermindern die Leistungsfähigkeit eines Menschen und seine Lebensaktivitäten

c) ➤ Tab. LI/22.1

Tab. LI/22.1

	Ort	Temperaturwert
Kerntemperatur	im Körperinneren (innere Organe, ZNS)	36,3–37.4 °C
Schalentemperatur	an der Körperoberfläche (z. B. Haut und Extremitäten)	je nach Körperregion ca. 23–33 °C

d) Wärmebildung: geschieht durch Stoffwechselvorgänge; Bildung von etwas mehr als der Hälfte in der Leber in Ruhe; durch Muskelkontraktionen; **Wärmeabgabe:** erfolgt überwiegend über die Haut (90 %); erfolgt über die Atmung; erfolgt über die Ausscheidung von Harn und Stuhl; Wärmestrahlung; Wärmeströmung; Verdunstung

e) Atmungssystem: akute Bronchitis, chronische Bronchitis, Asthma bronchiale, Pneumonie, Bronchialkarzinom, Lungenödem, Tbc, Lungenemphysem; **Herz-, Kreislauf- und Gefäßsystem:** Koronare Herzkrankheit, Herzinfarkt, Herzinsuffizienz, Herzrhythmusstörungen, Hypertonie, Arterielle Durchblutungsstörungen, Lungenembolie, Varikosis, Thrombophlebitis, Phlebothrombose; **Andere:** Diabetes mellitus

f) Ein Arzneimittel

Vertiefung

a) Bewusstsein; Atmung; Puls; Blutdruck

b) ➤ Tab. LI/22.2

Tab. LI/22.2

Vitalfunktion	Beobachtungskriterien	Normwerte
Atmung	Atemfrequenz Atemintensität Atemrhythmus Atemgeräusche Atemgeruch Atembeschwerden	16–20 Atemzüge/Min. angepasst regelmäßig geräuschlos geruchlos keine Beschwerden

Tab. LI/22.2 *(Forts.)*

Vitalfunktion	Beobachtungs-kriterien	Normwerte
Husten	Qualität Geräusche Auslöser Zeitpunkt und Dauer	kein Normwert kein Normwert Reizungen bei Reizungen
Sputum	Beimengungen Farbe und Konsistenz Geruch Menge	keine Normwerte
Puls	Pulsfrequenz Pulsqualität Pulsrhythmus	60–80 Schläge/Min. kräftig, klar rhythmisch
Blutdruck	Systole Diastole Blutdruckamplitude	90–145 mmHg 60–90 mmHg 40–60 mmHg
Körper-temperatur	Kerntemperatur Schalentemperatur	36,3–37.4 °C je nach Körperregion ca. 23–33 °C

c) ➤ Abb. LI/22.0

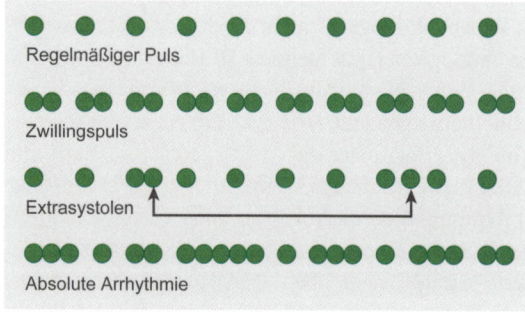

Abb. LI/22.0 Pulsrhythmus. [L231]

Transfer

a) ➤ Abb. LI/22.1

b) Notarzt rufen; Vitalzeichen kontrollieren; Pflegebedürftigen in eine stabile Seitenlage bringen; bei Herz-Kreislauf-Stillstand Wiederbelebungsmaßnahmen einleiten

I/23 Unterstützung alter Menschen bei der Körperpflege und beim Kleiden

Grundlagen

a) Reinigen des Körpers, Waschen, Duschen, Baden, Mund- und Zahnpflege, Augen- und Ohrenpflege; Pflege der Haut (z. B. mit Lotion); Haar-, Nagel- und Bartpflege/Rasur; Anwendung von Parfum, Eau de Toilette, Deodorant, After-shave

b) Integration in den Tagesablauf: die Körperpflege ist ein markanter Punkt im Tagesablauf und sollte so bald wie möglich durchgeführt werden (individuelle Vorlieben berücksichtigen); **Möglichkeit** zum Gespräch: besonders bei Zeitmangel bietet sich bei der Körperpflege die Möglichkeit ein längeres Gespräch anzubieten; Einbruch in die **Intimsphäre:** die Waschung berührt durch die intimen Zonen und das Nacktsein das Schamgefühl der älteren Menschen und sollte daher behutsam und respektvoll ausgeübt werden; die Gestaltung der **Umgebung** hat einen starken Einfluss auf das Wohlbefinden bei der Körperpflege und trägt dazu bei, dass die Pflegehandlung unter dem Gesichtspunkt der Sicherheit durchgeführt werden kann; bei Waschungen wird der alte Mensch berührt, diese **Berührung** sollte gestaltet werden, da oft ein Berührungsdefizit besteht und eine bewusste Berührung zu einer guten Pflegebeziehung

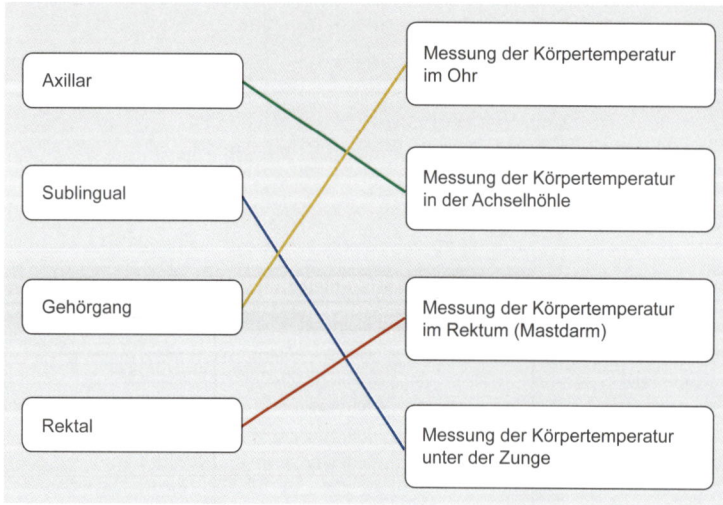

Abb. LI/22.1 Messmethoden Körpertemperatur (nach D. Weis-Krebs). [L143]

beiträgt. Dabei sollten die Grenzen der Berührung beachtet werden

c) synthetische Detergenzien, flüssige waschaktive Lotionen mit einem neutralen oder sauren pH-Wert. Sie reinigen wie eine Seife, sind aber deutlich schonender zum Säureschutzmantel der Haut

d) vgl. APH Tab. I/23.26 (Übersicht über Hautpflegemittel und deren Wirkung)

Wasser-in-Öl-Emulsionen (W/O) Vorteile: guter Hautschutz, insbesondere bei trockener Haut; Nachteile: keine; **Öl-in-Wasser-Emulsionen (O/W)** Vorteile: gut geeignet zur Pflege fettiger Haut; Nachteile: bei trockener Haut zusätzliche Hautaustrocknung; in Cremes enthaltene Emulgatoren können Haut belasten

e) alle drei Arten der Teilpflege sind bei gesunden Menschen nicht notwendig

Vertiefung

a) **Rötung:** Gefäßweitstellung, z. B. durch Hitze, Anstrengung, Aufregung, pathologisch auch durch Entzündungen, Verbrennungen 1. Grades, Fieber und Hypertonie; **Blässe:** Gefäßengstellung, z. B. durch Schreck, Angst, Kälte, pathologisch durch Blutung, Hypotonie, Schock; **Gelbfärbung:** immer pathologisch durch Lebererkrankungen wie Leberzirrhose, Hepatitis, Verschluss der Gallenwege; **Blaufärbung:** mangelnde Sauerstoffsättigung des Blutes durch Herz- und Lungenkrankheiten wie Herzinsuffizienz, Asthma

b) Genesungsprozess forcieren – Fremdwahrnehmung verbessern – Interaktion nach außen wegen Schonung so weit wie möglich eindämmen – Eigenaktivität steigern – Wahrnehmung des geistigen Schemas unterstützen – Orientierungsmöglichkeiten wegen der Gefahr der Verwirrung abschwächen

c) Die Obstsäure greift den Zahnschmelz an, dieser wird dann durch das Putzen beschädigt

Tab. LI/23.1

Aussage	Stimmt?	Ggf. Korrektur
1. Die Mundpflege sollte zuerst durchgeführt werden, sie verbessert die Wachheit des alten Menschen.		der Anfang der Körperpflege richtet sich nach individuellen Vorlieben
2. Pneumonie-, Kontraktur-, Thrombose-, Intertrigo- und Dekubitusprophylaxe sollten in die Körperpflege integriert werden.	×	–

Tab. LI/23.1 *(Forts.)*

Aussage	Stimmt?	Ggf. Korrektur
3. Es spricht nichts gegen die Körperpflege morgens um fünf Uhr durch die Nachtwache.		die Körperpflege sollte nicht nachts durchgeführt werden, da dies den alten Menschen aus seiner Tiefschlafphase reißen kann
4. Wenn möglich, sollte der Körper von oben nach unten gewaschen werden.	×	(allerdings ist die Regel flexibel zu handhaben)

d) ➤ Tab. LI/23.1

e) Gefahr von Abschnürungen und Durchblutungsstörungen der Eichel (*Paraphimose*)

f) bei Menschen mit Diabetes mellitus (verschlechterte Wundheilung, falls beim Schneiden eine Wunde entsteht); bei Menschen mit Antikoagulantientherapie (falls eine Wunde entsteht, dauert die Blutung länger an)

g) **Vorteil:** Kleiderwechsel kann rasch, schmerzfrei und mit weniger Anstrengung durchgeführt werden (z. B. bei Sterbenden); **Nachteil:** das Hemd wärmt am Rücken nicht optimal, es kann das Gefühl entstehen, man habe eine Art Sterbehemd an

Transfer

a) Die Berührungsqualität sollte so gesteigert werden, dass Berührungen als angenehm empfunden werden können (auch ohne störenden Fremdkörper dazwischen)

b) individuelle Antwort; Beispiele: Beine am Abend waschen oder an einem Tag die Beine waschen, am nächsten Tag gründlich einreiben

c) individuelle Antwort; Beispiele: Aromaölbad in der Badewanne, warmes Fußbad bei kalten Füßen

I/24 Unterstützung alter Menschen beim Essen und Trinken

Grundlagen

a) **Aufbau** von körperlichen Strukturen wie Zellen und Gewebe; **Energie** liefern für den Bedarf in Ruhe und bei körperlicher Aktivität; **Gleichgewicht** (Homöostase) halten durch aufeinander abgestimmte Regulationsmechanismen

b) **Appetit:** Empfindung, die auf der Lust aufs Essen basiert; **Hunger:** physiologisches Verlangen des Menschen nach Nahrung, der u. a. durch das Absinken des Blutzuckers entsteht und dem Körper zu verstehen gibt, dass er Nährstoffe benötigt

c) ➤ Abb. LI/24.1

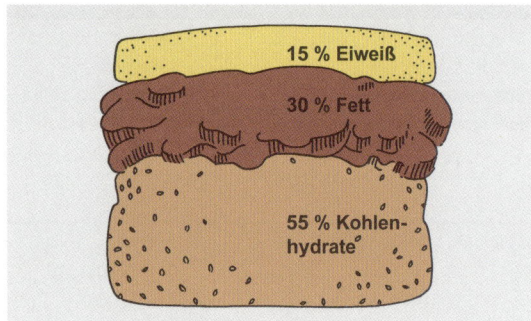

15 % Eiweiß

30 % Fett

55 % Kohlen-
hydrate

Abb. LI/24.1 Hauptbestandteile der Nahrung. [L119]

d) Körpergröße, Körpergewicht; hieraus wird der Body-Mass-Index (BMI) berechnet (BMI [kg/m^2] = Gewicht [kg]/Größe [m] × Größe [m])

e) Flüssigkeitsmangel des Körpers durch ein Ungleichgewicht zwischen Flüssigkeitszufuhr und -ausscheidung

Vertiefung

a) **Zu viel Industriezucker:** Diabetes mellitus; **Zu fettreich:** Adipositas; **Zu wenig Ballaststoffe:** Kolonkarzinom

b) **Zahnverlust:** wird durch Zahnprothesen ausgeglichen, falls sich diese lockern, ist die Nahrungsaufnahme beeinträchtigt; **Leber:** die Leistungsfähigkeit der Leber nimmt im Alter ab, dadurch geringere Toleranz gegenüber Alkohol; **Schlucken:** Schluckstörungen kommen im Alter häufig vor und beeinträchtigen die Nahrungszufuhr; **Depression:** kann das Interesse an Nahrungsaufnahme vermindern und bis zur Nahrungsverweigerung führen

c) **BMI < 18,5 kg/m^2:** WHO; **BMI < 20 kg/m^2:** Deutsche Gesellschaft für Geriatrie (DGG); **BMI < 24 kg/m^2:** *Beck & Ovesen* 1998

d) Mini Nutritional Assessment (MNA), Subjective Global Assessment (SGA), Nutri Risk Analyse (NRA)

e) Medikamente – Lieblingsspeisen – Demenz – Bettlägerigkeit – optisch ansprechende Speisen – unpassende Zahnprothese

f) beide Ausdrücke sind unangebracht und entwürdigend

g) **Hautfaltentest:** eine abgehobene Hautfalte bleibt bei einem Menschen mit einem Flüssigkeitsdefizit länger stehen

h) Aspiration

Transfer

a) Eiweiß, auch Wasser

b) individuelle Antwort, vgl. APH Tab. I/24.14 (Verschiedene Kostformen)

c) **Tremor beim Trinken:** Trinkbecher mit verengter Öffnung; **Halbseitenlähmung:** Tellerranderhöhung; **Taubheitsgefühle in den Händen:** Besteckhalterung

d) blähende Nahrungsmittel (z. B. Kohl) vermeiden; Speisen langsam und gut kauen lassen; nach der Mahlzeit Wärmflasche auf den Bauch legen; Anis-Fenchel-Kümmel-Tee anbieten; mehrere kleine Mahlzeiten verabreichen; ggf. ärztliche Unterstützung anfordern (medikamentöse Therapie)

e) Der Pflegebedürftige sollte darüber informiert werden, dass er die Inkontinenz verstärken kann, wenn er zu wenig trinkt (eine unzureichende Trinkmenge führt zu konzentriertem Urin, der die Blasenwand reizen und dadurch eine Dranginkontinenz hervorrufen kann)

I/25 Unterstützung alter Menschen beim Ausscheiden

Grundlagen

a) **Im Vordergrund:** Urin, Stuhlgang; **Im Hintergrund:** Schweiß, Speichel, Sputum, Erbrochenes, vaginaler Ausfluss, Wundexsudat

b) **Polyurie:** erhöhte Ausscheidungsmenge von mehr als 3.000 ml/Tag, z. B. bei Diabetes mellitus; **Trüber, flockiger Urin:** Eiweiß, Schleim, Eiter, z. B. bei Nieren- oder Harnwegsinfektionen; **Bierbrauner Urin mit gelbem Schaum:** Störungen der Leberfunktion, Abflussbehinderung in den Gallengängen; **Azetongeruch:** nicht behandelter/entgleister Diabetes mellitus, massiver Hunger

c) **Unvermögen, bei gefüllter Blase Harn zu lassen:** Harnverhalt (Harnretention); **Häufiges Wasserlassen bei gleich bleibender Gesamtausscheidungsmenge:** Pollakisurie; **Häufiges nächtliches Wasserlassen:** Nykturie

d) **Verminderte Stuhlmenge/Häufigkeit der Entleerung:** mechanische Entleerungsbehinderungen; **Bleistiftförmiger Stuhl:** mechanische Verengung des Darmes, z. B. bei Dickdarmkarzinom; **Schwarzer Stuhl:** Blutung im Magen oder oberen Darmabschnitten; **Frische Blutauflage:** Hämorrhoiden, Tumoren

e) eingeschränkte Fähigkeit, die Entleerung der Harnblase zu kontrollieren

f) ein bis dreimal pro Tag bis drei Mal pro Woche

g) **Akute Diarrhö:** Infektionen des Magen-Darm-Trakts, Stresssituationen; **Chronische Diarrhö:** Resorptionsstörung des Darms, Hyperthyreose

h) Gefahr der Dehydratation

Vertiefung

a) Gegenüberstellung von Ein- und Urinausfuhr nach einer Miktion, meist für 24 Stunden (ggf. Einlagen wiegen; ermöglicht Rückschlüsse auf die Ausscheidungsmenge)

b) Stressinkontinenz: unfreiwilliger Harnverlust bei Erhöhung des Drucks im Bauchraum (z. B. beim Niesen, Lachen, Tragen, Treppensteigen); **Dranginkontinenz:** starker, kaum beherrschbarer Harndrang, ggf. mit Brennen und Schmerzen

c) Angebotene Toilettengänge; Toilettengang zu individuellen Zeiten; Toilettengang zu festgelegten Zeiten

d) Prüfungsstress – langes Sitzen – zu viel Trinken – verdreckte Toiletten – schwache Bauchmuskulatur – ballaststoffreiche Ernährung

e) Obstipation führt zu einem erhöhten Druck im Bauchraum, der den Harnverhalt bzw. die Harninkontinenz (Stressinkontinenz) verursachen kann

f) Lactulose ist geeignet, da sie vom Darm nicht resorbiert wird

g) ➤ Tab. LI/25.1

Tab. LI/25.1

Aussage	Stimmt?	Ggf. Korrektur
1. Ein Suppositorium sollte in der Hand angewärmt werden.		ein Suppositorium sollte nicht zu lange in der Hand gehalten werden, da es sonst schmilzt
2. Die Spitze eines Klysmas sollte nie mit Vaseline eingefettet werden.		die Spitze eines Klysmas sollte unbedingt eingefettet werden
3. Die digitale Ausräumung ist das letzte Mittel der Wahl.	×	
4. Ein Darmeinlauf wirkt nur mechanisch.		ein Darmeinlauf wirkt mechanisch, thermisch und ggf. chemisch-osmotisch

h) in Seitenlage bringen oder Kopf zur Seite drehen und halten, Aspirationsprophylaxe

Transfer

a) Beckenbodentraining ist hier nicht angebracht, weil die Ursache nicht muskulär ist, sondern mechanisch

b) individuelle Antwort; erfahrungsgemäß können bei orientierten Bewohnern die Trinkmenge, die Art der Getränke sowie die Urinmenge (wenn sie gezielt gemessen wird) erfasst werden. Die Schätzung der Harnmenge ist oft sehr ungenau, auch sind oft mögliche Gründe für Inkontinenz spekulativ

c) Kontinenzprofile dienen einerseits dem Assessment (Zusammenhang zwischen Kontinenz/Inkontinenz, Hilfebedarf und Hilfsmitteleinsatz), andererseits als Planungsinstrument (angestrebtes Kontinenzprofil)

d) individuelle Antwort; meist werden Quellmittel (z. B. Lactulose) und osmotische Laxanzien (z. B. Movicol®) eingesetzt

I/26 Unterstützung alter Menschen beim Ruhen und Schlafen

Grundlagen

a) Im Schlaf sind Bewusstsein und damit Aufnahme-, Reaktions- und Handlungsvermögen herabgesetzt, während **in der Wachphase** der Körper aufnahmefähig für Reize von außen und von innen ist

b) Osteoporose (Schmerzen); Herzinsuffizienz (Nykturie); Demenz (nächtliche Unruhe); Schlafapnoe

c) ➤ Abb. LI/26.1

d) Dekubitusgefährdung; Nykturie; ausgeprägte Harn- und Stuhlinkontinenz

e) Einschlaf- und Durchschlafstörungen

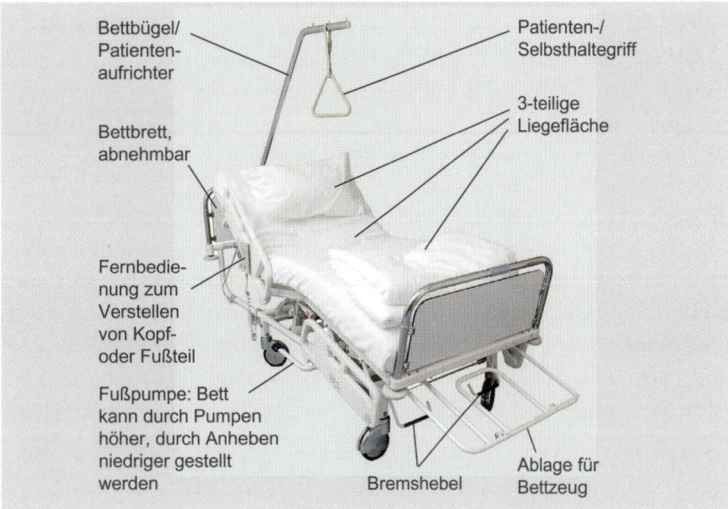

Abb. LI/26.1 Beispiel eines Pflegebetts mit mechanischer Verstellmöglichkeit. [K115]

Vertiefung

a) mangelnde Regeneration, Gesundheitsstörungen

b) 90 %

c) Schock; akute Blutungen; Kreislaufversagen

d) beruhigende Körperpflege; schlaffördernde Aromatherapie; Anleitung zu Entspannungsübungen; beruhigende Musiktherapie; Sorge für eine ruhige und angenehme Umgebung; Vorlesen; Snoezelen

Transfer

a) individuelle Antwort; die Literatur geht von 6–8 Stunden Schlaf aus

b) Höhenverstellbare *Einlegerahmen*, die man in ein bestehendes Bett integrieren kann

c) das Bett in Arbeitshöhe bringen (rückenschonende Arbeitsweise)

I/27 Sich beschäftigen, Lernen, sich entwickeln

Grundlagen

a) Lebens- und Kompetenzbereich, der alle Möglichkeiten der Selbstpflege für ein ausgewogenes Verhältnis zwischen Aktivität und Passivität umfasst. Diese ABEDL gehört zur ersten Kategorie „Lebensaktivitäten realisieren können" des Pflegemodells von *M. Krohwinkel.*

b) Allgemeinbildung; berufliche Bildung; persönliche Bildung

c) eingeschränkte oder fehlende Fähigkeit oder Möglichkeit, den Tag zu strukturieren und sich befriedigend zu beschäftigen

d) 1. Bestandsaufnahme, 2. Planung, 3. Durchführung, 4. Auswertung

Vertiefung

a) Für die körperliche und seelische Gesundheit ist ein Gleichgewicht zwischen den beiden Polen Tun und Lassen notwendig

b) Aktivitäten und Hobbys; besondere Talente; Vereinszugehörigkeit; Freizeitgestaltung

c) Handwerklich orientierte Beschäftigungsangebote: Anfertigen von Weihnachtsschmuck; **Familien- und hausarbeitsorientierte Angebote:** Gartenarbeit; **Bildungsorientierte Beschäftigungsangebote:** gemeinsame Zeitungslektüre; **Kulturorientierte Beschäftigungsangebote:** Theaterbesuch; **„10-Minuten-Aktivierung":** Obsträtsel (tasten, riechen, schmecken)

Transfer

a) individuelle Antwort

b) individuelle Antwort; Beispiele: finanzielle und soziale Sicherheit, Anerkennung, Zwang, Knochenarbeit, Selbstverwirklichung; vgl. auch APH I/27.1

I/28 Die eigene Sexualität leben

Grundlagen

a) Bei der ABEDL® „Die eigene Sexualität leben" geht es nicht nur um Geschlechtlichkeit und Sexualität, sondern auch um Selbstbewusstsein und darum, wie man sich „als Mensch" fühlt und wahrnimmt mit seinen Stärken, Schwächen, Vorlieben und Abneigungen. Dazu gehören auch das Bedürfnis nach Anerkennung sowie die Fähigkeit zur Selbstkritik

b) 1. stimmt nicht; 2. stimmt; 3. stimmt

Vertiefung

a) Erkrankungen der Geschlechtsorgane; Apoplex; Demenz; Herzerkrankungen

b) individuelle Antwort; Beispiel: Links stehende Frau: „Oh, das geht mir aber nun doch zu weit. Ich will das gar nicht hören!"; Sitzender Mann: „Schwarze Dessous! Eigentlich stehe ich drauf, aber doch nicht bei der …"

c) Das PTBS ist zwar keine sexuelle Störung, kann aber ein Leben lang die Beziehung zu Menschen und zur Sexualität erschweren oder verhindern

Transfer

a) individuelle Antwort; Beispiele: klärendes Gespräch mit dem alten Menschen führen, zu zweit das Zimmer des alten Menschen betreten, auf die eigene Intimsphäre achten

b) Beispiele: Gartenarbeit, Mithilfe beim Abwasch, Hilfe beim Zubereiten von Nahrung, Hilfe beim Verteilen von Wäsche (alles biografie- und ressourcenorientiert)

I/29 Für sichere und fördernde Umgebung sorgen

Grundlagen

a) Bedürfnisse wie Hunger, Schlaf oder Wärme (physiologische Erfordernisse)

b) Schutz vor Gefahr; Geborgenheit; Vorsorge; Unabhängigkeit

c) Haut und Schleimhäute: schützen vor dem Eindringen von Krankheitserregern; **Immunsystem:** vernichtet in den Körper eingedrungene Erreger; **Schutzreflexe:** wehren unmittelbare Gefahren ab (z. B. Hustenreflex);

Sinne: warnen uns vor äußeren Gefahren (z.B. Stolperfallen)

d) antisoziales Verhalten mit Vernachlässigung und Selbstgefährdung der eigenen Person

e) Antriebsstörungen: mangelnder oder fehlender Impuls zur adäquaten Selbstversorgung; **Ticks ("Spleens"):** Aufbewahren von alten Lebensmitteln kann zu unzureichender Ernährung und Selbstgefährdung führen; **Aggressionen:** können wachsende Distanz zu sich selbst ausdrücken und zu selbstverletzenden Verhaltensweisen führen

Vertiefung

a) Schutz vor Gefahr: unversehrter Wohnraum; **Geborgenheit:** Platz im Familiengefüge; **Vorsorge:** Unfallversicherung; **Unabhängigkeit:** Schuldenfreiheit

b) in der frühen Kindheit, wenn er Verlässlichkeit, Akzeptanz, Stabilität, emotionale Anteilnahme und Liebe erfährt (*E. Erikson*)

c) durch Singen religiöser Lieder; durch Beten, Bibellesen; Praktizieren von religiösen Ritualen

d) Vorsorgevollmacht: eine Person bevollmächtigt eine andere Person, für den Fall der Hilflosigkeit an ihrer Stelle Rechtsgeschäfte tätigen zu können; **Betreuungsverfügung:** eine Person macht für den Fall ihrer Betreuungsbedürftigkeit Vorschläge zu der Person des Betreuers und/oder Wünsche zur Wahrnehmung der Aufgaben des Betreuers

Transfer

a) führen zu unzureichender Aufnahme von lebenswichtigen Nährstoffen und schwächen dadurch das Immunsystem und wesentliche Körperfunktionen

b) Beispiele: Erste-Hilfe-Maßnahmen, Notrufnummern, Notfallpläne, Verhalten bei Bränden und Katastrophen, Evakuierungsmaßnahmen

I/30 Pflege alter Menschen mit Behinderungen

Grundlagen

➤ Abb. LI/30.1

Vertiefung

a) Apoplexie; Schädel-Hirn-Verletzung; Hirndurchblutungsstörung; Vergiftung; Multiple Sklerose

b) Zeit einplanen bei Gesprächen; keine Ungeduld aufkommen lassen; Unterstützung durch Logopädie anbieten; verschiedene Kommunikationskanäle nutzen; ja/nein-Fragen stellen; bei Unklarheiten ggf. nachfragen; Hilfsmittel anbieten

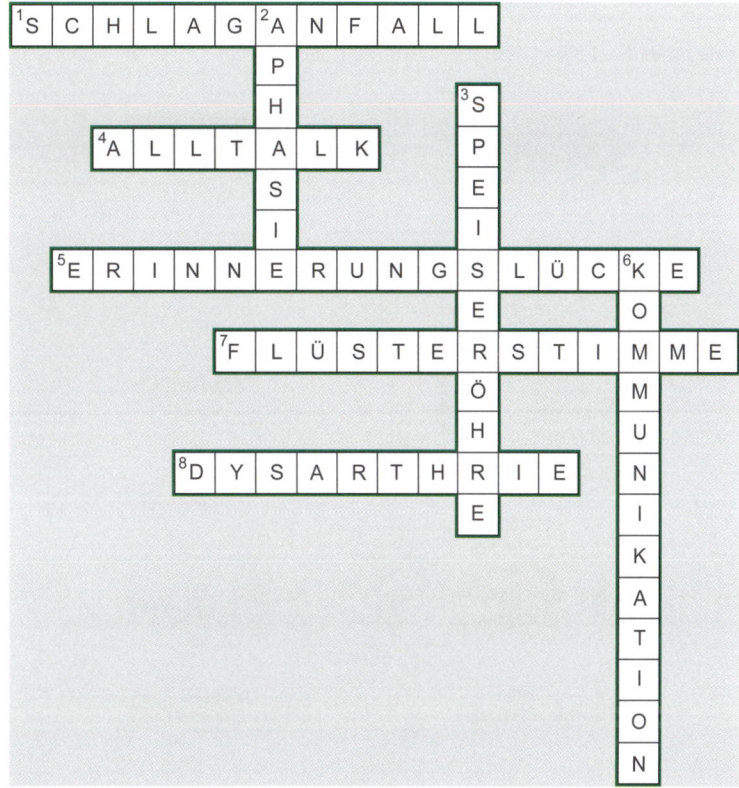

Abb. LI/30.1 Kreuzworträtsel „Grundlegende Begriffe". [L143]

I/31 Case Management und Überleitungspflege

Grundlagen

a) Bezeichnung für die umfassende Organisation, Auswertung, Kontrolle und Erbringung aller Leistungen, die ein Mensch zur Wiedererlangung seiner Gesundheit benötigt

b)
- Bestehende Ressourcen sollten genutzt werden
- Krankenhäuser sollten optimal ausgelastet werden
- Expertenhandeln statt unvernünftiger Eigenaktion
- Gesamtkonzept von therapeutischen und pflegerischen Hilfeleistungen
- Optimale Lebensqualität von Pflegebedürftigen.

c) Beratung der Betroffenen und ihrer Angehörigen zu Fragen der häuslichen Pflege nach SGB XI und SGB V; **Organisation** ambulanter Pflege; **Sicherstellung** der Hilfsmittelversorgung; **Dokumentation** (Überleitungsbogen), Information an Hausarzt; **Herstellung** von Kommunikation zwischen einzelnen Versorgungsinstanzen

Vertiefung

a) medizinische Diagnose; psychiatrische Diagnose; differenzialdiagnostischer Ausgang (DDA); psychosozialen Ressourcen des Erkrankten (v. a. biografisch verankerte); Einschätzung der Rehabilitationsfähigkeit durch Bezugsperson
b) Qualitätssicherung: Formulierung von Maßgaben, die die Qualität des Entlassungsmanagements fördern; **Assessment:** Assessment ist Bestandteil des Entlassungsmanagements, das an den Pflegeprozess angelehnt ist; **Offene bzw. detaillierte Vorgaben:** offene Formulierung, keine einzelnen Vorgaben, Aufgabe muss für jede Einrichtung neu gefasst werden

Transfer

individuelle Antwort; Beispiele: **Perspektive des Krankenhauses:** zu wenig Raum für Diagnosen und Medikation; **Perspektive des ambulanten Dienstes:** Angabe der Pflegestufe, Besonderheiten zu klein; **Perspektive des Pflegebedürftigen/der Angehörigen:** mehr Angaben von Vorlieben und Gewohnheiten

I/32 Grundlagen der Krankheitslehre

Grundlagen

a) individuelle Antwort
b) individuelle Antwort
c) individuelle Antwort
d) moderne Konzepte gehen davon aus, dass Gesundheit und Krankheit zwei Pole eines Kontinuums sind und fließend ineinander übergehen; was für den Einen gesund ist, gilt für den Anderen noch lange nicht
e) Anamnese: Krankheits(vor)geschichte; **Pathogenese:** Entstehung und Entwicklung einer Krankheit; **Diagnose:** Erkennung und Benennung einer Krankheit; **Prognose:** Vorhersage des voraussichtlichen Krankheitsverlaufs
f) ➤ Abb. LI/32.1

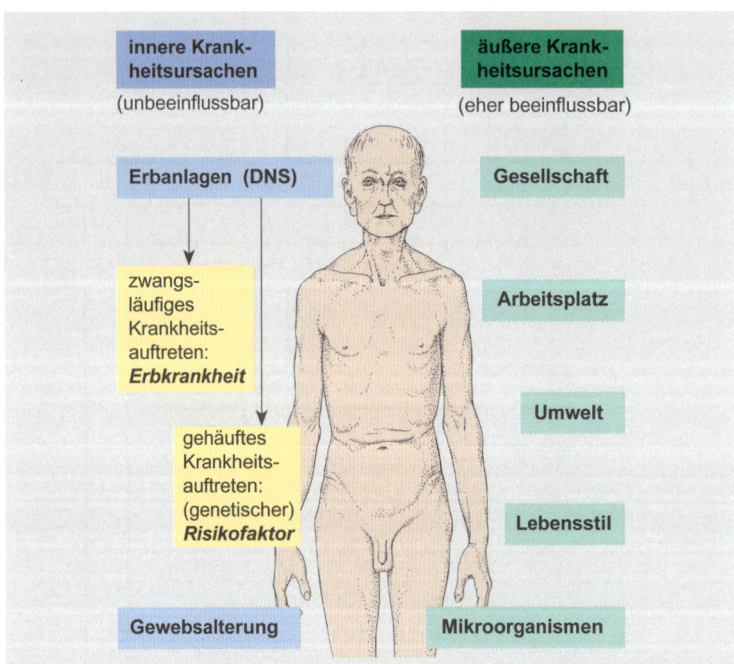

Abb. LI/32.1 Innere und äußere Krankheitsursachen. [L190]

Vertiefung
a) ➤ Tab. LI/32.1

Tab. LI/32.1

	Biomedizinisches Krankheitsmodell	**Salutogenese**
Wie wird Krankheit gesehen?	Krankheit ist eine Abweichung	Krankheit ist ein natürlicher Zustand
Wie wird Krankheit und/ oder Gesundheit betrachtet?	Entweder man ist gesund oder krank	Krankheit und Gesundheit bewegen sich auf einem Kontinuum
Mit welcher Frage beschäftigt sich das Modell?	Wann, warum, unter welchen Bedingungen entsteht Krankheit?	Warum bzw. wie bleiben Menschen gesund?

b) Funktionsverlust; Schmerz; Schwellung; Rötung; Überwärmung

Transfer

a) **Fibrose:** chronische Entzündungen, Ulcus cruris; **Degeneration:** Morbus Alzheimer, Arthrose; **Nekrose:** Herzinfarkt, Erfrierung
b) Ödeme, Ruhedyspnoe

I/33 Grundlagen der medizinischen Diagnostik und Behandlung

Grundlagen
a) ➤ Abb. LI/33.1
b) Bezeichnung für einen Symptomkomplex, der in höherem Lebensalter gehäuft auftritt und durch mehrere Teilursachen hervorgerufen werden kann
c) Abgrenzung von verschiedenen Diagnosen mit ähnlichen Krankheitszeichen von der vermuteten Diagnose
d) **Inspektion:** Betrachtung, z. B. von Hautveränderungen; **Palpation:** Tastuntersuchung, z. B. des Pulses; **Perkussion:** Klopfuntersuchung in erster Linie von Brust und Abdomen; **Auskultation:** Abhorchen in der Regel mit einem Stethoskop zur Schallverstärkung
e) Nein, es besteht keine Strahlenbelastung

Vertiefung
a) **Physikalische Therapie:** durch physikalische Reize wie Wärme, Kälte, Licht und Wasser sollen die Heilkräfte des Körpers aktiviert werden; **Physiotherapie:** Bewegungsübungen werden zur Vorbeugung, Behandlung und Rehabilitation eingesetzt
b) Aussagen 1, 2, 5
c) Es können z. B. Herzrhythmusstörungen auftreten, die ein notfallmäßiges Eingreifen erforderlich machen

Transfer
individuelle Antwort

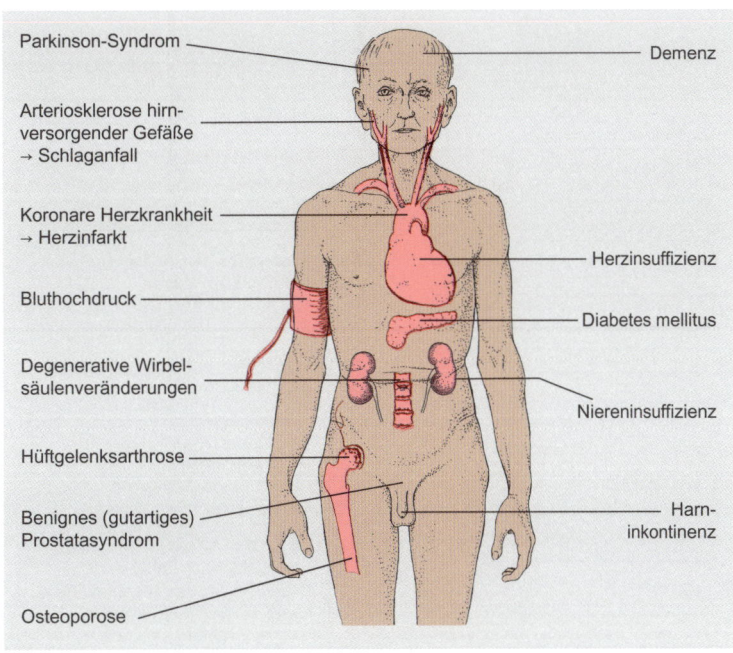

Abb. LI/33.1 Multimorbidität. [L190]

I/34 Grundlagen der Arzneimittelkunde

Grundlagen

Richtiges Medikament in richtiger Arzneimittelverpackung? Regel 2

Sind die Angaben in der Bewohnermappe (Medikamentenblatt) erfasst? Regel 6

Rektal, oral? Regel 4

Richtiges Medikamententablett, Übereinstimmung des Bewohnernamens mit der Verordnung? Regel 1

Form = Einfach-, Depot- oder Retardform? Regel 3

Einnahme am Morgen, Mittag oder Abend? Regel 5

Tropfen oder Tabletten? Regel 4

Präparatename = Verordnungsname (oft ähnliche Namen z. B. ASS oder ACC)? Regel 2

Stärke = z. B. 2 mg, 5 mg oder 10 mg; 1 % oder 10 %? Regel 3

Vertiefung

a) ➤ Abb. LI/34.1

b) Kapseln; Dragees

c) Sie beraten Frau Leydig dahingehend, dass es auch andere Darreichungsformen gibt, die der Arzt verordnen kann und die die Einnahme vereinfachen können

I/35 Durchführung ärztlicher Verordnungen

Grundlagen

a) Die Übernahme ärztlicher Verordnungen durch Pflegekräfte setzt ein **theoretisches** und **praktisches** Fachwissen voraus. Bei der Delegation ärztlicher Tätigkeiten tragen die Beteiligten die Verantwortung für ihr Handeln. Der Arzt trägt die **Anordnungsverantwortung.** Die Pflegekraft trägt die **Durchführungsverantwortung**

b) Name des Pflegebedürftigen; genaue Beschreibung der durchzuführenden Tätigkeit (z. B. Art, Dosis, Zeitpunkt); Name bzw. Handzeichen des verantwortlichen Arztes

c) Im Notfall, dann muss die schriftliche Anordnung so rasch wie möglich nachgeholt werden

d) Fachliche Qualifikation und Können, Kontrollverantwortung, Dokumentations- und Kommunikationsverantwortung

e) Medizinprodukt: Gegenstand, der für die Verwendung am Menschen für diagnostische, therapeutische Zwecke oder zum Ersatz oder zur Unterstützung körperlicher Strukturen und Funktionen oder zur Empfängnisverhütung geeignet ist. **Aktive Medizinprodukte:** Geräte, die für den Betrieb eine künstliche Energiequelle benötigen wie z. B. Pflegebetten, Inhalationsgeräte. **Inaktive Medizinprodukte:** Geräte, die keine künstliche Energiequelle benötigen wie z. B. sterile Systeme für Sondennahrung, manuell zu bedienende Lifter

f) Das **Medizinproduktegesetz (MPG)** (das MPG regelt nach europaweit einheitlichen Maßgaben den Umgang mit Medizinprodukten) und die **Medizinproduktebe-**

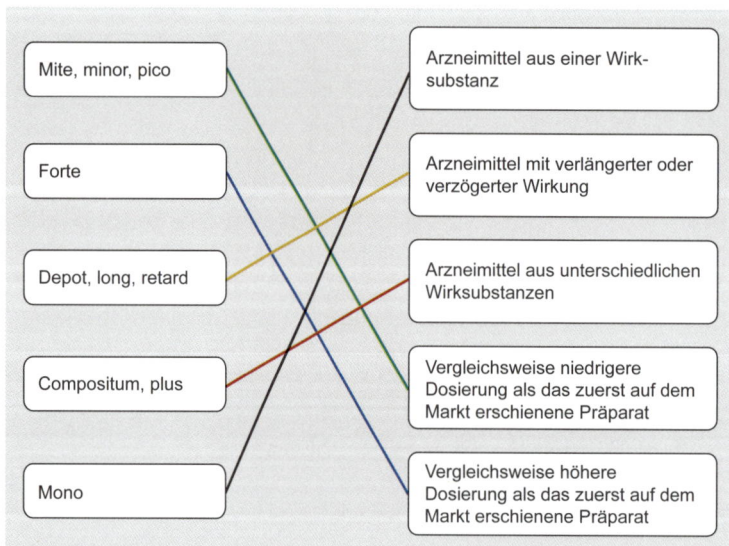

Abb. LI/34.1 Namenszusätze bei Arzneimitteln (nach J. Frommelt). [L143]

treiberverordnung (MPBetreibV) (ergänzt das MPG, indem es das Errichten, Betreiben, Anwenden und Instandhalten von Medizinprodukten regelt)

g) Hautstelle desinfizieren (Einwirkzeit!); Hautfalte bilden; Kanüle zügig im passenden Winkel einstechen; ggf. Aspiration nach Herstellerangaben durchführen; Medikament langsam injizieren, dabei den alten Menschen beobachten; Kanüle zügig entfernen; Hautfalte loslassen; Hautstelle mit trockenem Tupfer komprimieren

h) **Exsudationsphase:** 1.–4. Tag: Wunde füllt sich mit Blut, verklebt durch Gerinnungsvorgänge, austretende Gewebsflüssigkeit führt zum Wundödem; **Proliferationsphase:** Kapillaren und Bindegewebszellen sprossen von den Wundrändern her ins Wundbett ein, Granulationsgewebe wird gebildet; **Reparationsphase:** Bindegewebe wird zellärmer und faserreicher, die Narbe festigt sich

Vertiefung

a) Ja, in begründeten Fällen, z. B. wenn der Pflegende einen Fehler in der Verordnung bemerkt, die Verordnung nicht dem Ziel der Behandlung dient oder der Pflegende sich nicht ausreichend kompetent fühlt

b) Fehler niemals verheimlichen, sondern offen kommunizieren. Katja muss die verantwortliche Schichtleitung informieren, den Arzt benachrichtigen (nach Absprache mit der Schichtleitung) und beide Bewohnerinnen auf Veränderungen beobachten

c) Freiheitsbeschränkung und Freiheitsentziehung unterscheiden sich in der Intensität des Eingriffs. **Freiheitsberaubung:** laut Strafgesetzbuch ein Vergehen (ungerechtfertigte Beschränkung der Bewegungsfreiheit), das bestraft wird; **Freiheitsbeschränkung** (kein Straftatbestand): liegt vor, wenn die Fortbewegung zwar erschwert, aber nicht unmöglich gemacht wird. Es bedarf keiner richterlichen Genehmigung; **Freiheitsentziehung:** bedarf der richterlichen Genehmigung

d) medikamentöse Ruhigstellung; Fixierung; Bettgitter; Rollstuhltisch; Trickschlösser

e) **Vorteile:** Ernährung bei Beeinträchtigungen (z. B. Schluckstörungen) möglich; ausreichende Ernährung ist gewährleistet; **Nachteile:** jemand kann gegen seinen Willen ernährt werden; Genuss, Geschmack und Freude am Essen gehen verloren; das Risiko von Munderkrankungen steigt

f) Ja. Dem Betroffenen wird hier der „mutmaßliche Wille" unterstellt, eine sachgemäße Behandlung durchführen zu lassen

g) Nach schulmedizinischem Standard ist davon auszugehen, dass jede Wunde tetanuskontaminiert ist

Transfer

a) ➤ Abb. LI/35.1

b) **Gesüßte Tees, Obstsäfte:** Verklebungsgefahr, Gefahr der Ausflockung und Verstopfung der Sonde – nicht verabreichen! **Fehlende Kautätigkeit:** Gefahr von Soor und Parotitis, Munderkrankungsprophylaxe durchführen; **Schonatmung:** unzureichende Belüftung der Lunge, konsequente Pneumonieprophylaxe

c) individuelle Antwort; Beispiele: überhaupt keine Hautdesinfektion, einmal mit einem Alkoholtupfer wischen, Sprüh-Wisch-Sprüh-Methode

d) 1. richtig; 2. falsch; 3. falsch: 4. richtig

I/36 Pflege alter Menschen mit Erkrankungen der Sinnesorgane

Grundlagen

a) ➤ Abb. LI/36.1

b) Die „Gerstenkorn" genannte, akute eitrige Infektion der Liddrüsen, meist hervorgerufen durch Staphylokokken.

c) Es treffen zu: 2; 3; 5

Vertiefung

a) individuelle Antwort

b) Vgl. APH Tab. I/36.2 (Auszug Pflegeplanung)

Checkliste zum Umgang mit freiheitsentziehenden Maßnahmen (FEM)	✔
● Gibt es alternative Maßnahmen?	☐
● Überwiegt der Nutzen der FEM gegenüber den Nachteilen?	☐
● Fortbildungen	☐
● Teambesprechungen/Supervision	☐
● Erarbeiten von Leitlinien	☐
● Kontrolle der Ausgabe und der Rücknahme von Hilfsmitteln zur Fixierung	☐
● Führen von Fixierungsprotokollen	☐
● Statistische Erfassung von FEM als Diskussionsgrundlage im Team	☐

Abb. LI/35.1 Checkliste mit Regeln zum Umgang mit Freiheitsbeschränkung (nach S. Rommel). [L143]

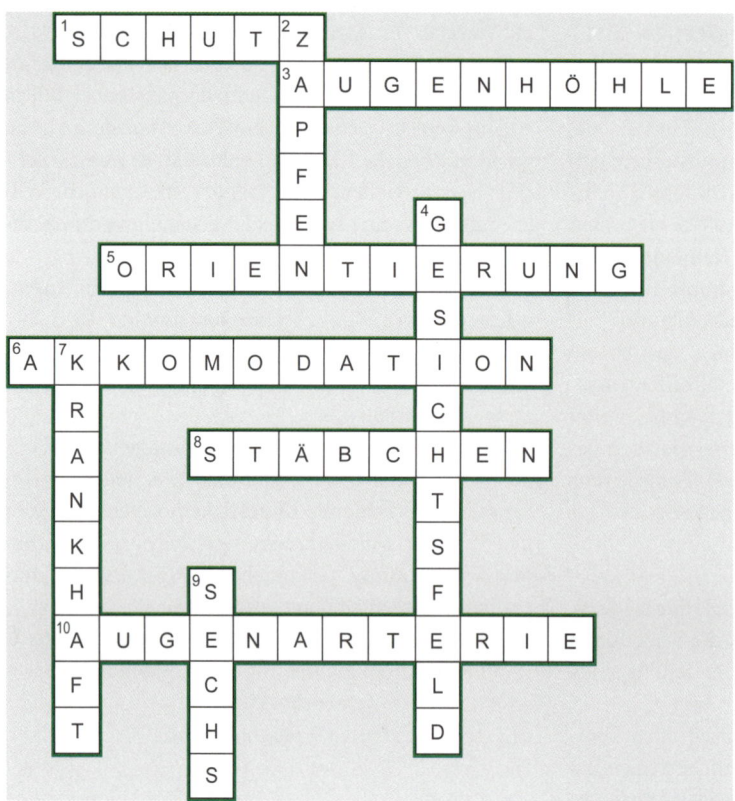

Abb. LI/36.1 Kreuzworträtsel „Begriffe rund um's Auge". [L143]

Transfer

Beispiele: Beobachten der Verhaltensreaktionen, um Einschränkungen beurteilen zu können; prüfen, ob Hilfsmittel eingesetzt werden oder verordnet werden können; Blickkontakt; direkte Kommunikation; mit Berührungen arbeiten; Verletzungsrisiken minimieren; Orientierung in der Wohnumgebung erleichtern

I/37 Pflege alter Menschen mit akuten und chronischen Erkrankungen

I/37.1 Erkrankungen des Bewegungsapparates

a) Inkontinenz; Kontrakturen; Thrombose; Pneumonie
b) ➤ Tab. LI/37.1

Tab. LI/37.1

	Fachbegriff	Deutsche Übersetzung
1.	Cranium	Schädel
2.	Columna vertebralis	Wirbelsäule
3.	Thorax	Knöcherner Brustkorb
4.	–	Schulter- und Beckengürtel

Tab. LI/37.1 *(Forts.)*

	Fachbegriff	Deutsche Übersetzung
5.	obere Extremitäten	Arme
6.	untere Extremitäten	Beine

c) Ab dem 40.–50. Lebensjahr nimmt die Muskelmasse pro Jahr um ca. 1% ab, entsprechend werden Muskelkraft und -ausdauer geringer. Training verzögert diesen Prozess
d) **C1–C7:** 7 Halswirbel; **Th1–Th12:** 12 Brustwirbel; **L1– L5:** 5 Lendenwirbel
e) Weil die Gelenkpfanne den Kopf des Oberarmknochens nicht vollständig aufnehmen kann und die Stabilität des Schultergelenks durch Kapsel und Muskeln gewährleistet ist. Bei einer Halbseitenlähmung können die beteiligten Muskeln ggf. diese Stabilität nicht gewährleisten
f) Eine Platte aus Muskeln und Bändern zur unteren Begrenzung des kleinen Beckens
g) Depression – Schmerzen – Müdigkeit – Schwellung – andauerndes Durstgefühl – Bewegungs- und Funktionseinschränkung – Glücksgefühle
h) eingeschränktes Schmerzempfinden; fehlende Schutzreflexe, z. B. gegen Überdehnung; lokale Entzündungen; Gewebetraumata

i) Rotation und Adduktion: starke Rotation und Adduktion des operierten Beines vermeiden (z.B. Beine nicht übereinander schlagen); **Sitzhöhe:** hohe, feste Sitzgelegenheit bevorzugen; **Hüftbeugung:** zu starke Hüftbeugung führt ggf. zu unerwünschten Rotationsbewegungen, evtl. teilweise Übernahme beim Anziehen von Strümpfen und Schuhen

k) Ernährungsumstellung; Bewegungsförderung; Sturzprophylaxe

l) ➤ Tab. LI/37.2

Tab. LI/37.2

Frakturzeichen	sicher	unsicher
Schwellungen		×
Durchgespießtes Knochenfragment	×	
Störungen der Beweglichkeit		×
Krepitation	×	
Schmerzen		×
Hämatome		×
Fehlstellung der Knochen	×	
Abnorme Beweglichkeit	×	

I/37.2 Erkrankungen von Haut und Hautanhangsgebilden

a) lauwarmes Wasser mit seifenfreier Waschlotion benutzen; Hautkontakt mit Urin und Schmierstuhl vermeiden; Leinenläppchen oder Mullkompressen zwischen Hautfalten legen

b) Haare: Schutzfunktion, Tastfunktion; **Hautdrüsen (Talg-, Schweiß-, Duftdrüsen):** Talgproduktion (Säureschutzmantel), Schweißproduktion (Temperaturregulation), Duftsekret (Körpergeruch); **Nägel:** Greiferleichterung, Schutzfunktion, Tastverstärkung

c) Eine Rhagade ist ein spaltförmiger Hauteinriss durch Dehnung ausgetrockneter oder stark verhornter Hautareale (z.B. am Mundwinkel)

d) Die Dekubitusentstehung wird durch die Faktoren Druck, Zeit und Disposition (zusätzliche Hautschädigung durch: Feuchtigkeit, Scherkräfte, mangelnde Durchblutung und Druckentlastung) sowie an gefährdeten Stellen (dünne Hautschicht über Knochen) bedingt

e) An Oberlippe, Nase und Wangen erfolgt der venöse Abfluss zu Venen an der Hirnbasis. Bei Ausdrücken eines Furunkels können Komplikationen wie eine Sinusthrombose, eine Hirnhautentzündung oder eine Gehirnentzündung entstehen

f) A 2; B 4; C 1; D 3

I/37.3 Endokrine, stoffwechsel- und ernährungsbedingte Erkrankungen

a) Sie regulieren Energiehaushalt und Stoffwechsel. **Sie halten** das innere Milieu konstant. **Sie passen** die Organleistungen Belastungen aller Art (z.B. Hunger, Stress) an. **Sie steuern** die Fortpflanzungsvorgänge. **Sie fördern** Wachstum und Entwicklung

b) TSH: regt die Bildung und Freisetzung der Schilddrüsenhormone an; **ADH:** fördert die Wasserrückresorption aus den Harnkanälchen der Niere ins Blut. Die Urinausscheidung sinkt; **STH/HGH:** fördert Zellwachstum und -vermehrung

c) ➤ Tab. LI/37.3

Tab. LI/37.3

Glukokortikoide	Adrenalin und Noradrenalin
• Entzündungshemmung • Infektanfälligkeit, verminderte Immunabwehr • Fett- und Eiweißabbau • Blutzuckeranstieg • Konzentrations- und Schlafstörungen • Erschwertes Lernen	• Anstieg von Herzfrequenz und -schlagkraft • Blutdruckanstieg • Verbesserte Muskeldurchblutung • Verminderte Verdauungstätigkeit • Atemwegserweiterung • Erschwertes Denken

d) Steigerung von Fett- und Eiweißabbau – Senkung des Blutzuckerspiegels – Erhöhung des Zuckerspiegels im Urin – Neubildung von Glukose aus Aminosäuren – gesteigerte Aufnahme von Glukose in die Zellen

e) 50 mg/dl: Untergrenze des physiologischen Nüchternbereichs; **140 mg/dl:** physiologischer Bereich nach dem Essen; **180 mg/dl:** Nierenschwelle (Zucker ist im Urin nachweisbar)

f) ➤ Tab. LI/37.4

Tab. LI/37.4

Insulin	Wirkungsbeginn	Wirkungsdauer
Normalinsulin	15–30 Min.	4–6 Std.
Intermediärinsulin	1 Stunde	12–20 Std.
Langzeitinsulin	nach mehreren Stunden	24 Std. und mehr
Mischinsulin	keine Pauschalangaben	keine Pauschalangaben

g) > Tab. LI/37.5

Tab. LI/37.5

Beobachtung	Hypoglykämischer Schock	Diabetisches Koma
Beginn	rasch (Minuten)	langsam (Stunden bis Wochen)
Leitsymptome	Heißhunger, oft neurologische Anfälle	starker Durst, oft Exsikkose
Muskulatur	Tremor	hypoton
Haut	feucht	trocken

h) > Abb. LI/37.1

I/37.4 Erkrankungen des Blutes und des lymphatischen Systems

a) Antikoagulanzentherapie; gestörte sensorische Wahrnehmung; unvorsichtiger Gebrauch von scharfkantigen Gegenständen (z. B. Messer, Rasierklingen); reduzierte Muskelkoordination; fehlendes Wissen bezüglich der Risiken

b) **Transportfunktion:** Beförderung von Sauerstoff und Nährstoffen zu den Zellen, Abtransport von Kohlendioxid und Stoffwechselprodukten; **Abwehrfunktion:** Bekämpfung von Krankheitserregern sowie entarteten oder infizierten körpereigenen Zellen; **Wärmeregulationsfunktion:** Erhalt einer gleich bleibenden Temperatur von etwa 37 °C; **Abdichtung:** von Gefäßwanddefekten; **Pufferfunktion:** Ausgleich von pH-Wert-Schwankungen durch Puffersysteme

c) Sie sind am Entzündungsprozess beteiligt und Bestandteil der körpereigenen Abwehr

d) regelmäßige Kontrollen von Puls und RR; Belastungen anpassen; ausreichende Pausen gewähren; langsame Lagewechsel vom Liegen in die Aufrechte; ausreichende Flüssigkeitszufuhr; ggf. Dekubitusprophylaxe

e) Weil die Hämophiliepatienten dieser Jahrgänge bereits gestorben sind

f) Magen-Darm-Beschwerden; blutende Magenulcera; Allergien und Verengungen der Atemwege (Vorsicht bei Asthmatikern!)

I/37.5 Herzerkrankungen

a) Ab einem Alter von 70 Jahren sind die Herzerkrankungen Herzinsuffizienz, Herzinfarkt und chronische KHK die häufigsten Todesursachen

b) Husten; Zyanose an Fingernägeln und Lippen; kaltschweißige Haut; Unruhe und Angst; Gewichtszunahme durch Ödeme; Nykturie (häufiges nächtliches Wasserlassen)

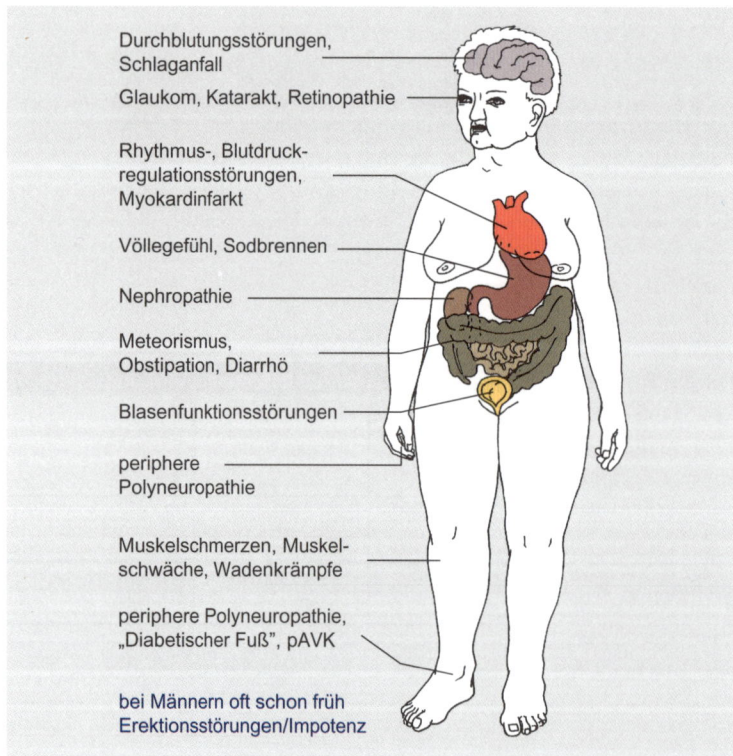

Durchblutungsstörungen, Schlaganfall

Glaukom, Katarakt, Retinopathie

Rhythmus-, Blutdruckregulationsstörungen, Myokardinfarkt

Völlegefühl, Sodbrennen

Nephropathie

Meteorismus, Obstipation, Diarrhö

Blasenfunktionsstörungen

periphere Polyneuropathie

Muskelschmerzen, Muskelschwäche, Wadenkrämpfe

periphere Polyneuropathie, „Diabetischer Fuß", pAVK

bei Männern oft schon früh Erektionsstörungen/Impotenz

Abb. LI/37.1 Diabetische Spätschäden. [L215]

c) Eine Reduktion der Flüssigkeitszufuhr entlastet das ohnehin schwache Herz, es bilden sich weniger Ödeme

d) 1. wahr; 2. wahr; 3. falsch; 4. wahr; 5. wahr; 6. falsch

e) Die **KHK** ist eine mangelhafte Durchblutung des Herzmuskels; der **Herzinfarkt** ist eine akute, schwere Manifestation der KHK mit umschriebener Nekrose des Herzmuskelgewebes

f) **Rechtsherzinsuffizienz:** lagerungsabhängige Ödeme (v. a. an Knöcheln und Unterschenkeln); **Linksherzinsuffizienz:** zunehmende Atemnot bis zum Lungenödem

I/37.6 Erkrankungen des Kreislauf- und des Gefäßsystems

a) **Aktuelle Pflegediagnosen:** beeinträchtigte Gewebeintegrität, chronischer Schmerz; **Risikopflegediagnosen:** Risiko einer Infektion, Risiko einer beeinträchtigten Hautintegrität

b) Sie ermöglicht einen gleichmäßigen Blutstrom

c) **Akute starke Schmerzen:** akuter Arterienverschluss; **Langsam einsetzende Schmerzen:** Venenverschluss

d) **Stufe 1:** syst. 140–159 mmHg, diast. 90–99 mmHg; **Stufe 2:** syst. 160–179 mmHg, diast. 100–109 mmHg; **Stufe 3:** ≥syst. 180 mmHg, diast. ≥110 mmHg

e) Arteriosklerose (begünstigt z. B. Herzinfarkt, Schlaganfall); Linksherzinsuffizienz; Hirnblutung

f) konsequente 30°-Lagerung zur Vermeidung von Druck – Streichung der Venen herzwärts bei Stauungsschmerzen – Mobilisation und Kompressionsverbände zur Unterstützung der Venenfunktion – leichte Fingergymnastik zur Vermeidung von Überanstrengung – Heparinisierung

I/37.7 Erkrankungen des Atmungssystems

a) die Luft wird nicht gereinigt (Flimmerhärchen), nicht angefeuchtet und nicht erwärmt (Nasenschleimhaut)

b) ➤ Abb. LI/37.2

c) 1. falsch; 2. richtig; 3. falsch

d) **Mechanisch-reflektorische Atemkontrolle:** bei starker Dehnung bzw. Verkleinerung werden durch Dehnungsrezeptoren Reize ausgesandt, die zu einer Gegenbewegung führen; **Atmungskontrolle durch die Blutgase:** O_2- und CO_2-Partialdruck sowie pH-Wert des Blutes werden durch Chemorezeptoren gemessen und im Atemzentrum des ZNS verarbeitet; **Beeinflussung der Atmung durch Schmerz etc.:** Schmerz, Temperaturreize, Muskeltätigkeit und psychische Faktoren beeinflus-

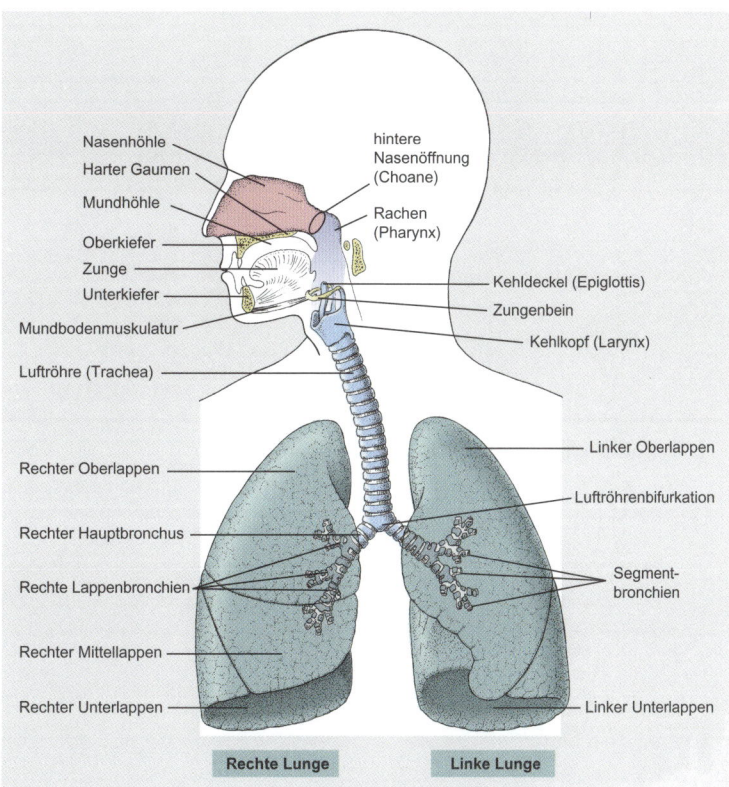

Abb. LI/37.2 Das Atmungssystem – Übersicht. [L190]

sen die Atmung (z. B. wird die Atmung durch Kältereize reduziert)

e) Hilfe holen, Betroffenen nicht allein lassen, Ruhe vermitteln, Atmung erleichtern durch Oberkörperhochlagerung, beengende Kleidung entfernen, evtl. Fenster öffnen, Vitalzeichen kontrollieren; Geschehen zeitnah dokumentieren; Bedarfsmedikation oder Sauerstoff nach Arztanordnung verabreichen, ggf. Krankenhausverlegung vorbereiten

f) Dyspnoe: Erschwerung der Atmung (Atemnot); **Orthopnoe:** extreme Dyspnoe, die nur in aufrechter Haltung unter Zuhilfenahme der Atemhilfsmuskulatur kompensiert wird; **Hämoptoe:** Aushusten größerer Blutmengen; **Schlafapnoe:** schafbezogene Atemstörung

g) ➤ Abb. LI/37.3

h) Typische Pneumonie: schweres Krankheitsbild mit hohem Fieber, Husten, Auswurf, ggf. Atemnot und Atemschmerz; entwickelt sich zwischen 12 und 24 Stunden. **Atypische Pneumonie:** Krankheitsbild beginnt langsam und uncharakteristisch mit Husten und mäßigem Fieber; eine Fehldeutung als Erkältung ist möglich

i) 1. falsch; 2. richtig; 3. richtig; 4. falsch; 5. falsch; 6. richtig

I/37.8 Erkrankungen des Verdauungssystems

a) Exsikkose, Dehydratation

b) ➤ Tab. LI/37.8

Tab. I/37.8

Verdauungs-abschnitt	Verdauungs-sekret	Verdauungsfunktion
Mund	1–1,5 Liter Speichel	Spaltung von Stärke, Speisebrei wird gleitfähig, Geschmacksstoffe werden gelöst
Magen	1,5–2 Liter Magensaft	Desinfektion des Speisebreis, Denaturierung und Spaltung der Eiweiße, Spaltung von Fetten
Dünndarm	1,5–2 Liter Pankreassaft, 2 Liter Dünndarmsekret	Neutralisierung des Speisebreis, Eiweiß-, Kohlenhydrat- und Fettspaltung
Gallenwege	0,5–1 Liter Galle	Feinstverteilung der Fette

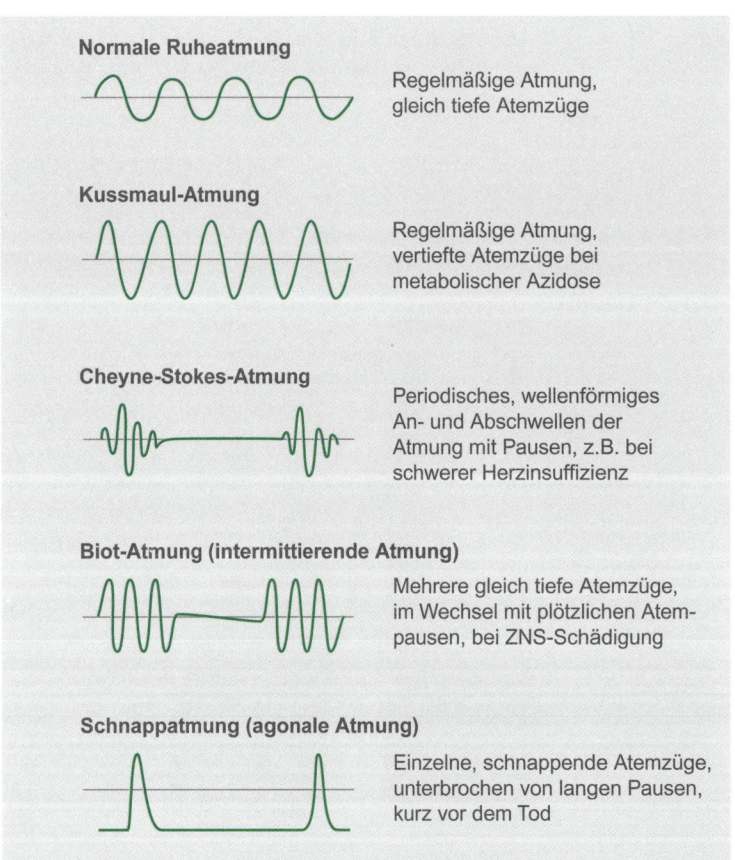

Abb. LI/37.3 Pathologische Atmungstypen.

c) mangelnder Speichelfluss/Mundtrockenheit, Abwehrschwäche (z. B. bei Diabetes), Antibiotikabehandlung

d) Weil ohne Antibiose Streptokokken-Folgeerkrankungen drohen, z. B. Endokarditis rheumatica mit Spätschäden, Streptokokken-Glomerulonephritis

e) **Ursache:** unzureichender Verschluss des unteren Ösophagussphinkters; **Folge:** chronische Entzündung der Speiseröhrenschleimhaut (Refluxösophagitis)

f) **Herzinfarkt:** richtig, **Ekel:** richtig, **Gähnen:** falsch, **Vergiftungen:** richtig, **Orientierungsstörungen:** falsch, **Diabetes:** richtig

g) **Symptome/Folgen:** Bluterbrechen (Hämatemesis), Teerstuhl, Volumenmangel, Schock; **Maßnahmen:** Vitalzeichenkontrolle, Nahrungskarenz, möglichst Flachlagerung, Notfalleinweisung vorbereiten

h) Während mindestens 12 Wochen in den zurückliegenden 6 Monaten wurden mindestens zwei der folgend aufgeführten Symptome beobachtet:

- Weniger als drei Stuhlgänge pro Woche
- Klumpiger oder harter Stuhl
- Starkes Pressen bei der Darmentleerung
- Gefühl der unvollständigen Darmentleerung
- Gefühl der Blockade im Enddarm
- Hilfe des Fingers als einzige Möglichkeit zur Entleerung des Enddarms

i) ➤ Tab. LI/37.9

Tab. LI/37.9

Laxanzien	Wirkweise	Beispiel
Quellmittel	Nicht resorbierbare Substanzen, die im Darm aufquellen, die Darmwand dehnen und reflektorisch die Darmperistaltik anregen.	Weizenkleie
Osmotische Laxanzien	Schwer resorbierbare Substanzen, die osmotisch Wasser im Darm zurückhalten. Sie wirken wie Quellmittel.	Macrogol (Movicol®)
Schleimhautreizende Laxanzien	Hemmen die Resorption von Elektrolyten und Wasser, vermehren das Stuhlvolumen und vermindern die Festigkeit des Stuhls.	Natriumpicosulfat (Laxoberal®)

k)
- Einzelzimmerunterbringung bei Hepatitis A bei unzureichender persönlicher Hygiene (etwa Inkontinenz, Demenz); bei Hepatitis B und C nur in Sonderfällen (z. B. blutigen Durchfällen)
- Separate Toilette/Waschbecken (regelmäßige Desinfektion)
- Tragen von Handschuhen und Schutzkittel, wenn ein Kontakt mit infektiösem Material zu erwarten ist

- Händedesinfektion nach Umgang mit infektiösem Material (auch wenn Handschuhe getragen wurden); auch getrocknetes Blut ist infektiös
- Hygieneartikel des Erkrankten beschriften und gesondert aufbewahren (z. B. im Nachttisch)
- Verwerfen oder Desinfizieren kontaminierter Gegenstände; Kennzeichnen und separates Entsorgen von kontaminierter Wäsche, Waschen bei ≥ 60 °C oder mit desinfizierendem Waschmittel

l) Weil hinter dem akuten Abdomen eine Vielzahl sehr ernster, z. T. lebensbedrohlicher Erkrankungen stehen können, z. B. Magenperforation, Harnverhalt, Lungenentzündung

I/37.9 Erkrankungen des Harnsystems und Störungen des Wasser- und Elektrolythaushalts

a) Richtig sind die Aussagen 2, 3, 5 und 6

b) Die Wasservergiftung (*hypotone Hyperhydration*) ist eine lebensbedrohliche Entgleisung des Wasser- und Elektrolythaushalts mit Hyponatriämie und Schwindel, Übelkeit, Erbrechen bei zu hoher Wasseraufnahme mit gleichzeitigem Salzverlust in kurzer Zeit

c) **Gemeinsamkeit:** kaum bis keine Urinausscheidung; **Unterschied:** bei Anurie ist die Blase fast leer, bei Harnverhalt ist die Blase voll

d) beeinträchtigtes Allgemeinbefinden; trockene, schuppige, bräunlich-gelbe Haut; urämischer Fötor; renale Anämie

I/37.10 Erkrankungen der Geschlechtsorgane

a) **Ausfluss:** Ein leichter farb- und geruchloser Ausfluss ist physiologisch. Ursachen für krankhaften Ausfluss können sein: Infektionen oder Tumoren der weiblichen Geschlechtsorgane; **Juckreiz der Vulva:** Candidiasis, Parasiten, Diabetes mellitus, mangelnde bzw. übertriebene Hygiene, Östrogenmangel, Lichen sclerosus; **Blutungen nach der Menopause:** Entzündungen, bösartige Tumoren, Schleimhautverletzungen

b) Abbau von Übergewicht; häufiges Hochlagern des Armes; regelmäßige Betätigung der Muskelpumpe am betroffenen Arm; Stauungsvermeidung am betroffenen Arm

c) schwächerer Harnstrahl, verzögerter Miktionsbeginn, Pollakisurie, Nykturie, Restharnbildung, Dranginkontinenz, Harnwegsinfekte, Überlaufinkontinenz, Harnstau mit Nierenschädigung

I/37.11 Erkrankungen des Nervensystems

a) gestörte oder verlorengegangene Bewegungsabläufe sollen wieder erlernt werden, Normalisierung des Muskeltonus, Verbesserung der Körperwahrnehmung

b) Durch ständiges Üben sollen die betroffenen Hirnzellen reaktiviert werden. Ist dies nicht mehr möglich, können ausgefallene Funktionen z. T. von anderen Teilen des Gehirns ersetzt werden

c) A2, B4, C1, D3

d) Richtig sind **1. Aphasie** (zentrale Sprachstörung nach abgeschlossener Sprachentwicklung und intakten Sprechorganen), **5. Alexie** (Unfähigkeit zu lesen) und **6. Apraxie** (Unfähigkeit, bestimmte Handlungen auszuführen)

e) Halbseitige Sensibilitätsstörungen und Kraftminderungen, Hemianopsie, Hemiparese (ggf. armbetont), Harninkontinenz, ggf. Aphasie, Apraxie, Neglect, Bewusstseinstrübungen

f) Die TIA (transitorische ischämische Attacke) ist ein durch Minderdurchblutung hervorgerufener, kurzzeitiger neurologischer Ausfall, der sich innerhalb von Sekunden bis Minuten vollständig zurückbildet

g) Weil es sehr viele verschiedene Verlaufsformen und Kombinationen gibt (schubförmig, sekundär progredient, primär progredient, progredient schubförmig)

h) 1. Tonische Phase: Vermeidung von Verletzungen, Beobachtung von Atemstörungen, Notarzt muss nur bei status epilepticus gerufen werden; **2. Klonische Phase:** wie bei 1.; **3. Terminalschlaf:** Lagern in stabiler Seitenlage, Atemkontrolle, ruhen lassen

I/38 Pflege alter Menschen mit Infektionskrankheiten

Grundlagen

Immunsystem: hochentwickeltes Abwehrsystem, das den Menschen vor schädlichen Mikroorganismen der Außenwelt, aber auch vor abnormen Zellen des eigenen Körpers schützt; **Immunglobulin:** Antikörper; **Aktivimpfung:** künstliche Erzeugung einer Immunität durch die Verabreichung von Lebendimpfstoffen (abgeschwächte Krankheitserreger), Totimpfstoffen (Antigene toter Krankheitserreger), Toxoidimpfstoffen („entschärfte" Giftstoffe); **Passivimpfung:** Übertragung von spezifischen Antikörpern gegen bestimmte Erreger oder Toxine, die von einem anderen Organismus gebildet worden sind; **Infektion:** Übertragung, Haftenbleiben, Eindringen und Vermehrung von Mikroorganismen oder Parasiten im menschlichen Körper; **Infektionskrankheit:** Erkrankung durch eine Infektion. Viele, aber längst nicht alle Infektionskrankheiten werden von Mensch zu Mensch übertragen, sind also ansteckend; **Mikroorganismen:** nur mit dem Mikroskop, aber nicht mit dem bloßen Auge sichtbare Kleinstlebewesen (Bakterien, Pilze, Protozoen, Viren); **Epidemie:** zeitlich und örtlich begrenzte Häufung von Infektionskrankheiten; **Pandemie:** Ausbreitung einer Krankheit über einen Kontinent oder die ganze Welt; **Endemie:** „Dauerverseuchung", weit verbreiteter Erreger innerhalb einer bestimmten Region, ständig vorhanden; **Kontamination:** (zeitweilige) Verunreinigung von Substanzen, Gegenständen oder Personen durch Mikroorganismen; **Sepsis:** „Blutvergiftung", systemische Entzündungsantwort des Organismus durch eine Allgemeininfektion; **Inkubationszeit:** zeitlicher Abstand zwischen Ansteckung und Krankheitsausbruch; **Nosokomiale Infektion:** Krankenhausinfektion; **Legionärskrankheit:** Lungenentzündung durch Legionellen; **Antibiotika:** Medikamente gegen bakterielle Infektionen; **Antitoxin:** Gegengift; **Multiresistente Keime:** gegenüber mehreren Bakterien unempfindliche Bakterien; **Virostatika:** Medikamente gegen virale Infektionen; **Candidose:** Erkrankung durch Hefepilze der Gattung Candida; **Antimykotika:** Medikamente gegen Pilzinfektionen; **Hospitalismus:** alle durch bzw. während eines Krankenhaus- bzw. Heimaufenthalts aufgetretenen Schäden; **Antiinfektiva:** Medikamente gegen Infektionserreger; **Parasit:** Lebewesen, das in oder auf einem anderen Organismus (Wirt) lebt und sich auf dessen Kosten von Körpersubstanz, Körpersäften oder Magen-Darm-Inhalt ernährt; der Wirtsorganismus wird dabei direkt oder durch Entzug von Nährstoffen in seiner Funktion beeinträchtigt

Vertiefung

a) In der Regel ist Fieber die Folge einer Infektion mit Viren oder Bakterien. Der Körper setzt nach Kontakt mit den Erregern bestimmte Stoffe frei, die zur Erhöhung der Körpertemperatur führen. Durch den Anstieg der Temperatur werden Stoffwechselvorgänge beschleunigt, was die Abwehrreaktion des Körpers unterstützt. Fieber hilft also dem Organismus, Erreger zu bekämpfen

b) Über 38 °C Körpertemperatur

c) Axillar (Achselhöhle) oder rektal (Enddarm). Die rektale Messung fällt um ca. 0,4 °C höher aus als andere Messungen

d) Ältere Menschen nehmen häufig zu wenig Flüssigkeit zu sich. Dies kann fatale Folgen, bis hin zum Kreislauf- oder Nierenversagen, haben

e) Kontrolle der Vitalzeichen (Körpertemperatur, Puls und Blutdruck, Atmung, Bewusstsein und Orientierung); Erfassen der Trinkmenge, z. B. mit Flüssigkeitsbilanz; Ermöglichung von Bettruhe; Unterstützung bei den Selbstfürsorgedefiziten (z. B. schonende Waschung zur Erfrischung); bei starkem Schwitzen Wäschewechsel; Umsetzung ärztlicher Anordnungen

f) Das Immunsystem besteht aus Knochenmark, Thymus, lymphatischem Rachenring mit Rachen-, Gaumen- und Zungenmandeln, lymphatischem Gewebe des Darms, Lymphknoten, Milz, Abwehrzellen im Blut und fast allen Organen

g) ➤ Abb. LI/38.1

h) Das Abwehrsystem kann in vier Teilsystemen beschrieben werden: Die **unspezifische Abwehr** steht von Geburt an gegen alle Erreger zur Verfügung. Sie ist sehr schnell, reicht aber nicht immer aus. Die gezielte **spezifische Abwehr** entwickelt sich erst nach der Geburt. Sie benötigt für jeden neuen Erreger bei der Erstinfektion eine Zeitspanne von etwa 1–3 Wochen. Dafür ist sie dann sehr effektiv und kann Monate, Jahre oder sogar lebenslang vor diesem Erreger schützen. Sowohl an der unspezifischen als auch an der spezifischen Abwehr sind **zelluläre Mechanismen,** also Abwehrzellen, und **humorale Faktoren,** d. h. nicht-zelluläre Abwehrstoffe in den Körperflüssigkeiten, beteiligt

i) Belebte Infektionsquellen: Menschen, Tiere, Pflanzen. **Unbelebte Infektionsquellen:** Wasser, Nahrungsmittel, Geräte

k) Empfindlichkeit gegenüber Umwelteinflüssen, ob der Erreger nur auf feucht-warmen Schleimhäuten überlebt oder auf einem trockenen Tisch bei Raumtemperatur schnell abstirbt oder ob er sich in der Umwelt lange „halten" kann

l) Kontaktinfektion und fäkal-orale Infektion

m) die Hände des Personals

Transfer

a) Pflegeutensilien, Geräte und Instrumente, z. B. Inhalationsgeräte, Blutdruckmessgeräte; Textilien, z. B. feuchte Waschlappen und Handtücher; sanitäre Einrichtungen, z. B. Wasserhähne, Toiletten; Medikamente, z. B. Augentropen, Infusionslösungen; Menschen, z. B. Personal, Besucher, Pflegebedürftige; mit der Luft beförderte Tröpfchen, z. B. durch Husten, Niesen

b) individuelle Antwort möglich; Beispiele: Katheterpflege an der Eintrittsstelle des Katheters; Katheter und Schlauch nie trennen; Desinfektion des Ablasshahns

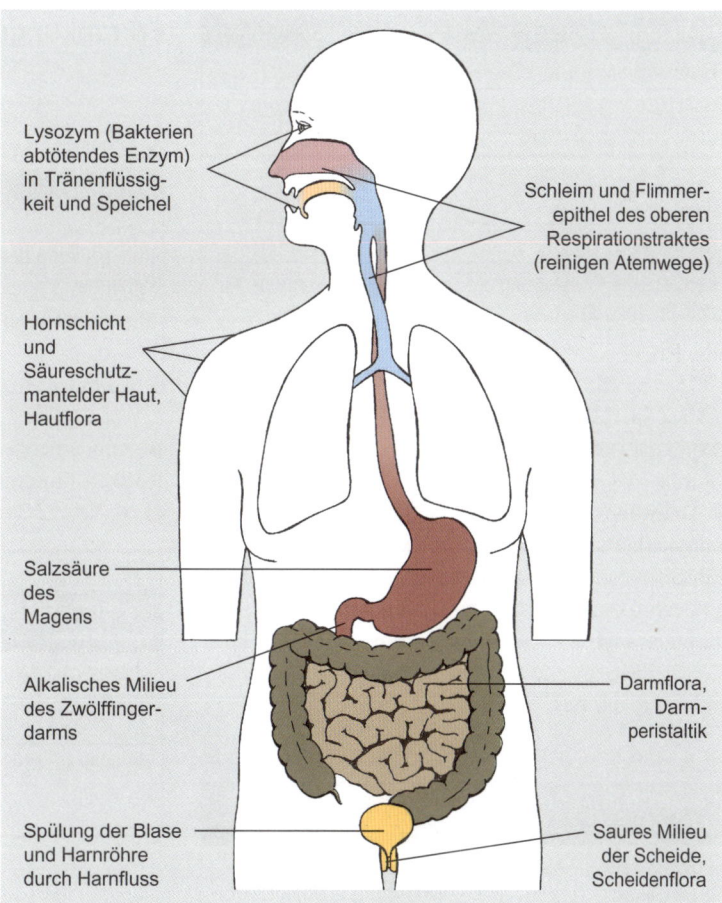

Lysozym (Bakterien abtötendes Enzym) in Tränenflüssigkeit und Speichel

Schleim und Flimmerepithel des oberen Respirationstraktes (reinigen Atemwege)

Hornschicht und Säureschutzmantel der Haut, Hautflora

Salzsäure des Magens

Alkalisches Milieu des Zwölffingerdarms

Darmflora, Darmperistaltik

Spülung der Blase und Harnröhre durch Harnfluss

Saures Milieu der Scheide, Scheidenflora

Abb. LI/38.1 Äußere Schutzbarrieren des menschlichen Körpers. [L190]

nach dem Öffnen des geschlossenen Systems; Katheterbeutel immer unter Blasenniveau hängen

c) individuelle Antwort möglich; Beispiele: Druck auf das umliegende Gewebe, Wunddesinfektion und -versorgung, Meldung an Vorgesetzte, Beurteilung der Infektionsgefährdung, Dokumentation, ggf. Vorstellung beim Durchgangsarzt

I/39 Pflege alter Menschen mit psychischen Erkrankungen

I/39.1 Ruheloses Umhergehen

a) Veränderte Gefühlslage, z. B. Heimweh, Angst; **Kognitive** Beeinträchtigung, z. B. Desorientiertheit; **Reiz**überflutung; **Trennung** von der gewohnten Umgebung; **Tages**zeit; **Hirnorganische** Veränderung, z. B. Abnahme der Hirnmasse

b) ➤ Tab. LI/39.1

Tab. LI/39.1

Maßnahme	Begründung
Festes Schuhwerk anziehen	Sturzgefahr
Dem Wetter angemessene Kleidung anziehen (lassen)	Gefahr von Unterkühlung
Reflektoren an der Oberbekleidung	Unfallgefahr
Ausreichende Trinkmenge	Gefahr der Exsikkose
Kontrolle der Orientierung auf dem Spazierweg	Gefahr des Verirrens

I/39.2 Leitsymptome und Diagnostik bei psychischen Erkrankungen

a) Orientierungsstörung: Beeinträchtigung der Fähigkeit, sich bezüglich Zeit, Ort, eigener Person und Situation zurechtzufinden; **Verwirrtheit:** uneinheitlich verwendeter Begriff, komplexes Bild aus Orientierungs-, Denk-, Gedächtnis- und Wahrnehmungsstörungen; **Delir:** akuter Verwirrtheitszustand durch eine organische Ursache

b) ➤ Tab. LI/39.2

Tab. LI/39.2

Bewusstseinsstörung	Definition	Symptomatik
Bewusstseinseintrübung	Mangelnde Bewusstseinsklarheit, Verlust von Zusammenhängen	Verwirrt, desorientiert, unruhig, ablenkbar

Tab. LI/39.2 *(Forts.)*

Bewusstseinsstörung	Definition	Symptomatik
Bewusstseinseinengung	Reduktion der Bewusstseinsinhalte	Fasziniert von einer einzigen Sache, kaum ablenkbar
Bewusstseinsverschiebung	Gefühl einer allgemeinen Intensitätssteigerung (z. B. Wachheit)	Wirkt ekstatisch, schildert umfassende Erkenntnisse und Einsichten

c) Das Delir ist ein psychiatrischer Notfall und bedarf umgehender ärztlicher Klärung

d) Zwar wird in beiden Zuständen etwas erlebt, was „in Wirklichkeit" nicht vorhanden ist, doch im ersten Fall handelt es sich um eine festgefahrene gedankliche Überzeugung, im zweiten Fall um eine erlebte sinnliche Wahrnehmung

I/39.3 Behandlung psychischer Erkrankungen

a) ➤ Tab. LI/39.3

Tab. LI/39.3

Vorurteil	Widerlegung
Dienen nur der Ruhigstellung der Patienten	Psychopharmaka sollen stabilisieren und therapiefähig machen
Machen abhängig	Bei sorgfältiger Indikationsstellung ist meist keine Abhängigkeit zu erwarten

b) Antidementiva, Antidepressiva, Anxiolytika, Neuroleptika, Stimmungsstabilisatoren

c) ➤ Tab. LI/39.4

Tab. LI/39.4

Psychotherapeutisches Verfahren	Wirkungsweise
Tiefenpsychologisches Verfahren	Lösung durch Bearbeitung von anfangs unbewussten Konflikten
Verhaltenspsychologische Verfahren	Lösung, indem gestörtes Verhalten durch geeignete Verfahren wieder verlernt wird

I/39.4 Demenzen

a) Nein, die Demenz ist keine normale Erscheinung des Alters. Die Wahrscheinlichkeit einer Demenz steigt zwar mit dem Alter, doch ist Demenz eine eigene spezifische Erkrankung. Obwohl die Hirnleistung im Alter teilweise nachlässt, bleibt der alte Mensch alltagskompetent, orientiert und geistig leistungs- und lernfähig

b) Störungen des Gedächtnisses, Störungen der Orientierung, Störungen des Denkens, affektive Störungen, Antriebsstörungen, neuropsychologische Störungen (Werkzeugstörungen)

c) Störungen des Langzeitgedächtnisses, zunehmende Orientierungsstörungen und deutlicher Verlust von Alltagskompetenzen; beginnende Hilfs- und Aufsichtsbedürftigkeit; ein unabhängiges Leben ist nicht mehr möglich, wohl aber noch einfache Tätigkeiten und damit ein Teil der Alltagsaktivitäten

d) ➤ Tab. LI/39.5

Tab. LI/39.5

Demenzform	Ursache	Verlauf
Demenz vom Alzheimer-Typ	Degenerative Veränderungen im ZNS	Langsam fortschreitend, zunehmende Pflegebedürftigkeit bis zum Tod
Vaskuläre Demenz	Gestörte Durchblutung im ZNS	Uneinheitlich, schreitet nicht zwangsläufig fort

I/39.5 Pflege bei Demenz

a) 1. falsch; 2. richtig; 3. falsch; 4. falsch; 5. richtig

b) Milieugestaltung (MG) und ROT sollen die Lebenswelt orientierungsfördernd gestalten. ROT versucht die Restfähigkeiten der Demenzerkrankten zu trainieren, während MG als Hauptziel eine Umgebung hat, in der sich Demenzerkrankte so wohl wie möglich fühlen können

I/39.6 Affektive Störungen

a) Ja. Nach den bekannten Zahlen (5–10 % aller älteren Menschen, ca. 15–20 % der Pflegeheimbewohner sind von einer Depression betroffen) ist Depression im Alter/im Pflegeheim ein wichtiges Thema

b) individuelle Antwortmöglichkeiten; Beispiel: „Haben Sie das Gefühl wertlos zu sein?" oder „Finden Sie es schön am Leben zu sein?"

c) 1. 10–14 Tage; 2. Unbedeutend; 3. bei starken Schmerzen

d) Diese Aussage ist unangebracht und hilft dem depressiv Erkrankten nicht weiter. Sie führt den Bewohner eher in eine Isolationssituation hinein als dass sie seine Öffnung unterstützt

e) Gehobene Stimmung, wechselnde Interessen, Ideenflucht, Selbstüberschätzung, Wahn, Antriebssteigerung

f) Sie wirken angstlösend, beruhigend, schlafanstoßend, zentral muskelentspannend und unterdrücken zerebrale Krampfanfälle

I/39.7 Erkrankungen des schizophrenen Formenkreises

a) **Formale Denkstörungen** sind z.B. Zerfahrenheit (Gedankenverbindungen werden lockerer und brechen ab), Begriffszerfall (Begriffe sind nicht mehr voneinander abgegrenzt), Neologismen (neue Wortschöpfungen). Eine **inhaltliche Denkstörung** ist meist ein Wahn, eine Vorstellung oder Wahrnehmung des Erkrankten, die nicht der Realität entspricht und von der er dennoch überzeugt und nicht abzubringen ist (Halluzinationen, Ich-Störung)

b) Da ein Wahn im Gespräch nicht argumentativ entkräftet werden kann, sollte der Altenpfleger mitteilen, dass er die Überzeugungen zwar wahrnimmt und als solche akzeptiert, dass er sie aber nicht teilen kann

c) ➤ Tab. LI/39.8

Tab. LI/39.8

1. Typische Neuroleptika	a) hochpotent
	b) mittelpotent
	c) niederpotent
2. Atypische Neuroleptika	

I/39.8 Persönlichkeitsstörungen und -änderungen

a) Lang dauernde Abweichungen im Erleben und Verhalten eines Menschen im Vergleich zur Mehrheit der Bevölkerung, die sich im Verlauf der Persönlichkeitsentwicklung ausgeformt haben und nicht Folge einer anderen psychischen oder Gehirnerkrankung sind

b) Bezugspflege ist die sinnvollste Pflegeorganisation. Wichtig sind verlässliche Beziehungen und klare, für den Pflegebedürftigen durchschaubare Regeln. Diese sollten von allen Pflegenden eingehalten werden

I/39.9 Angst-, Zwangs-, Belastungs- und somatoforme Störungen

a) ... **auf das Blut:** wird statt ins Gehirn in die Muskeln gepumpt; ... **auf den Verdauungsprozess:** wird verlangsamt oder eingestellt; ... **auf den Fortpflanzungstrieb:** ist gedämpft

b) Phobien: Angst vor bzw. in ungefährlichen Objekten bzw. Situationen; **Panikstörungen:** Angstanfälle ohne besondere Auslöser; **Generalisierte Angststörungen:** länger dauernde, diffuse Angst und Besorgnisse im Alltag verbunden mit Anspannung und weiteren körperlichen Beschwerden

c) Es wird eine multifaktorielle Entstehung angenommen. Meist treten die Zwangsgedanken oder -handlungen erstmalig in stressreichen, als belastend empfundenen Situationen auf. Das Zwangsverhalten oder die Gedanken führen anfänglich zu einer gewissen Stressreduktion im Sinne einer negativen Verstärkung, also eine Art falsch erlerntes, sich verfestigendes Verhalten

d) Nein, Altenpflegerinnen sind keine Psychotherapeuten. Zwangskranke in ihrem Zwang zu stören, kann zu Unruhe und Angst führen

I/39.10 Psychosomatische Störungen

a) Asthma bronchiale, Hypertonie, Magen-/Zwölffingerdarmgeschwür, Rheumatoide Arthritis, Colitis ulcerosa, Hyperthyreose, Neurodermitis

b) Die Listen der psychosomatischen Erkrankungen ändern sich ständig. Eine scharfe „Grenzziehung" zwischen psychosomatischen und somatischen Erkrankungen gibt es daher nicht

I/39.11 Abhängigkeitssyndrome

a) Beispiele: Kokain, Alkohol, Tabakprodukte, Benzodiazepine

b) Akute Vergiftung, Entzugssyndrom, psychotisches Syndrom, amnestische Störung

c) Auch nach einer Entwöhnung besteht noch sehr lange, meist lebenslange Rückfallgefahr. Daher sind die Kriterien für eine chronische Erkrankung erfüllt

d) Prädelir: beschleunigter Herzschlag, Blutdruckerhöhung, Übelkeit, Unruhe, Schlafstörungen, Verstimmung, Schreckhaftigkeit, Händezittern, Verlangen nach Alkohol; **Bei stärkerer Ausprägung des Prädelirs:** Gang- und Sprachstörungen, Halluzinationen, (kurzzeitige) Wahrnehmungsstörungen; **Delir:** weiter zunehmende Verwirrtheit, Bewusstseinsminderung, Suggesti-

bilität (Überzeugbarkeit); **Komplikationen des AES:** zerebrale Krampfanfälle, Stürze

I/39.12 Suizidalität

a) 1. 10.000; 2. 3×; 3. 65,3 %

b) Jede Suizidankündigung ist primär erst einmal ernst zu nehmen

I/40 Pflege alter Menschen mit bösartigen Tumorerkrankungen

Grundlagen

a) 1. richtig; 2. falsch; 3. falsch; 4. richtig; 5. richtig; 6. falsch

b) Kurzes Waschen/Duschen, keine Pflegemittel im Bestrahlungsfeld anwenden (außer bei Anordnung), Hautbelastung (Scheuern, Pflaster, synthetische Materialien, Injektionen, Sonnenbestrahlung, etc.) vermeiden, Hautveränderungen bei der nächsten Bestrahlung melden

c) Mundschleimhaut: Mundpflege mit weicher Zahnbürste, Mundspülung mit Tees, gegen Mundtrockenheit Kaugummis, genügend Flüssigkeit, wenig gewürzte, weiche Speisen anbieten, Mundschleimhaut beobachten; **Speiseröhre:** Pürierte Kost, evtl. enterale oder parenterale Ernährung anbieten, Schmerzmittel ggf. vor dem Essen verabreichen; **Magen-Darm-Trakt:** Medikamente gegen Übelkeit nach Arztanordnung geben, kleine Mahlzeiten nach Verträglichkeit über den Tag verteilen, auf Flüssigkeitszufuhr bei Erbrechen/Diarrhö achten; **Schädel/Gleichgewichtssinn** Begleitung beim Aufstehen, Medikamente gegen Gleichgewichtsstörungen nach Arztanordnung verabreichen

Vertiefung

Haarausfall: Anfertigung einer Perücke, bevor die Haare ausgefallen sind, Schutz der Kopfhaut vor starker Sonnenbestrahlung, wenn keine Perücke getragen wird; **ANE-Syndrom:** Antiemetika (abhängig vom verabreichten Zytostatikum) nach Arztanordnung vor dem Essen geben, kleine bekömmliche Mahlzeiten anbieten, Pflegebedürftigen aufklären, dass Nichtessen nicht gegen Übelkeit hilft; **Läsionen der Mundschleimhaut:** siehe Pflege bei Strahlentherapie/Mundschleimhaut; **Leukozytopenie:** Hygieneregeln (Küche, Toilette) beachten, Hände waschen, Menschenansammlungen, Kontakt zu infektiös Erkrankten sowie rohe, leicht verderbliche Speisen meiden, Umgang mit Haustieren in Absprache mit dem Onkologen, Frühzeichen einer Infektion kennen und beobachten, tägliche Temperaturkontrolle;

Thrombozytopenie: weiche Zahnbürste verwenden, keine scharfkantigen Nahrungsmittel essen, Stuhl/Urin auf Blutbeimengungen untersuchen.

Transfer

individuelle Antwort; Beispiele: Essen und Trinken: wenn möglich gleiche Kost anbieten wie Gesunde; Sich bewegen: krebsassoziierte Fatigue beachten, ggf. Schmerzen bei Bewegungen berücksichtigen; Soziale Kontakte aufrecht erhalten: soziale Kontakte ermöglichen, Betroffene nicht ausgrenzen

I/41 Pflege alter Menschen mit Schmerzen

Grundlagen
a) individuelle Antwortmöglichkeit
b) individuelle Antwortmöglichkeit

Vertiefung
a) Für die Betroffenen ist Schmerz eine Realität, diese muss ernst genommen werden. Nur die Betroffenen selbst können Auskunft über die Schmerzen geben, somit müssen Pflegende in ihre täglichen Arbeit den Pflegebedürftigen nach seinem Schmerzempfinden fragen und nach dieser Aussage handeln, indem z. B. der betreuende Hausarzt informiert wird
Merke: In Situationen, in denen Menschen nicht kommunizieren können, muss das individuelle Schmerzempfinden durch Fremdeinschätzung ermittelt werden
b) ➤ Tab. LI/41.1

Tab. LI/41.1

Kriterium	Bedeutung	Methoden/Instrumente
Schmerz-lokalisa-tion	Gibt Auskunft über das Schmerzent-stehen	Der Betroffene zeigt auf die schmerzhafte Körper-stelle oder markiert die entsprechende Stelle auf einer Körperskizze
Schmerz-intensität	Gibt Auskunft über die Stärke des Schmerzes	Der Betroffene schätzt den Schmerz mithilfe von stan-dardisierten Schmerzska-len ein
Schmerz-qualität	Informiert über die Schmerzentste-hung und ist be-deutsam für die Auswahl der Schmerzmedika-mente	Der Betroffene erklärt mit eigenen Worten den Schmerz, sollte dies schwerfallen können Be-griffe vorgegeben werden: stechend, pochend ...

Tab. LI/41.1 (Forts.)

Kriterium	Bedeutung	Methoden/Instrumente
Schmerz-verlauf	Wichtiges Merkmal für Chronifizierung von Schmerzen. Bedeutsam für die Pflegeplanung (Tagesablauf: Medikamentenein-ahmen, Schmerz-attacken)	„Wann treten die Schmer-zen auf – morgens oder abends?" „Ist es ein Dauerschmerz oder hält er nur einige Minuten an?"

Transfer
individuelle Lösung, je nach Schmerzassessment der Einrichtung

I/42 Erste Hilfe

Grundlagen
a) Störungen des Bewusstseins (z. B. Bewusstlosigkeit), Störungen der Herzreaktion (z. B. starke Schmerzen bei Herzinfarkt), Störungen des Kreislaufs (z. B. Schock), Störungen der Atmung (z. B. Husten, Atemnot und Aus-wurf bei COPD)
b) 1. Prüfung des Bewusstseins, 2. Prüfung der Atmung, 3. Prüfung der Kreislauffunktion
c) 1. Kontrolle der Vitalzeichen, 2. Atemwege freima-chen, 3. Herzdruckmassage, 4. Atemspende

Vertiefung
a) Die Blutzufuhr zum Gehirn wird dadurch evtl. einge-schränkt (Minderdurchblutung). Außerdem können be-drohliche Kreislaufreflexe ausgelöst werden
b) ➤ Abb. LI/42.1
c) Bei Verbrennungen 3. Grades werden die Hautan-hangsgebilde und die Schmerzrezeptoren der Haut zer-stört. Je geringer die Schmerzen nach einer Verbren-nung sind, desto schwerer kann also die Schädigung sein

Spezielle Situationen
a) Abnorme Stellung der Extremität, schmerzhaft einge-schränkte Beweglichkeit, offene Verletzungen durch Knochenteile, Blutergüsse und Schwellungen über der verletzten Stelle, starke Schmerzen
b) Aspiration
c) Name des Betroffenen – Alter – Geschlecht – Natio-nalität – Hobbies – Angehörige – Art des Eingenomme-nen – Pflegstufe – Zeit der Einnahme – Beobachtungen – Interventionen – Einverständnis – Vorerkrankungen

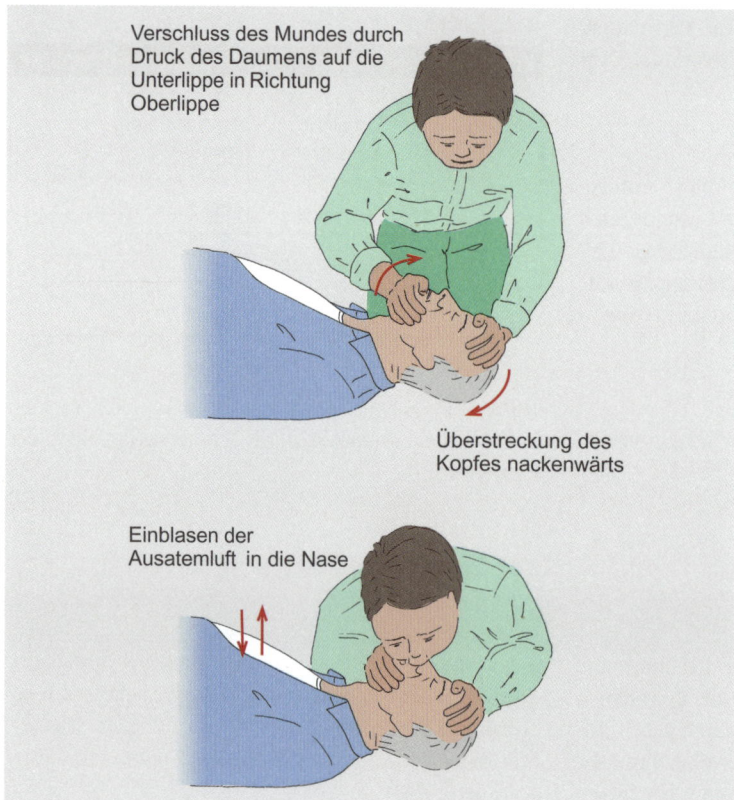

Verschluss des Mundes durch Druck des Daumens auf die Unterlippe in Richtung Oberlippe

Überstreckung des Kopfes nackenwärts

Einblasen der Ausatemluft in die Nase

Abb. LI/42.1 Mund-zu-Nase-Beatmung. [L190]

II/1 Altern als Veränderungsprozess

Grundlagen

a) Gerontologie: Wissenschaft, die sich mit dem Altern des Menschen, seinen Ursachen und Auswirkungen befasst; **Gerontopsychologie:** Teilgebiet der Entwicklungspsychologie, das sich mit den Veränderungen menschlichen Verhaltens und Erlebens im Alter befasst; **Geriatrie:** Lehre der Vorbeugung und Behandlung von Erkrankungen im Alter

b) Ab dem 65. Lebensjahr

c) Ab dem 70. Lebensjahr

d) Abnahme von Fähigkeiten: Leistungen der Sinnesorgane, Kurzzeitgedächtnis, Wahrnehmungs- und Verarbeitungsgeschwindigkeit, Muskelkraft, körperliche Leistungsfähigkeit; **Zunahme von Fähigkeiten:** Urteilsfähigkeit, Planerisches Denken, Verantwortungsbewusstsein, Zuverlässigkeit, Sinnzusammenhänge erfassen

Vertiefung

a) Medikamente im Alter: Unerwünschte Nebenwirkungen durch Multimorbidität und die Einnahme mehrerer Medikamente und Nebenwirkungen; Veränderter Medikamentenabbau (Alter, Geschlecht, Leistungsfähigkeit von Leber und Niere); **Bildung und Gesundheit:** Selbstständigkeit und „gesundes" Altern sind stark abhängig von höherer Bildung; Besserer Wohnkomfort, gesundheitsbewusstes Leben, bessere gesundheitliche Versorgung, Gestaltung einer gesundheitsfördernden Freizeit; **Emotionale Intelligenz:** „Intelligenz der Gefühle" zur Bewältigung des Alterns, z. B. Selbstmotivation bei Enttäuschungen, Empathievermögen; **Psychische Veränderungen:** Festhalten an Gewohntem, überängstliche Reaktionen, Krankheiten als Reaktion auf die Erscheinungen des Alterns; Lebenskrisen, Verlustsituationen verbunden mit fehlender Perspektive führen evtl. zur einer Bewertung der Sinnlosigkeit; **Ausstieg aus dem Berufsleben:** Abrupter Ausstieg aus dem Berufsleben führt zur Notwendigkeit, die Tagesstruktur und soziale Kontakte neu zu organisieren; Rechtzeitiges Auseinandersetzen mit dieser Problematik schützt vor einem „schwarzen Loch"; **Wohnen im Alter:** Eine Wohnsituation, die nicht den individuellen Bedürfnissen und Fähigkeiten entspricht, verringert oder verhindert Eigenaktivität und Fähigkeiten des Selbstversorgens

b) Disengagement-Theorie: Der alte Mensch hat das Bedürfnis nach Nichtstun. Zufriedenheit entsteht durch Nachlassen von Aktivitäten und Verpflichtungen; **Akti-**

vitätstheorie: Aktive Teilnahme an kulturellem und gesellschaftlichem Leben, Heime werden stadtnah erbaut, Angebot von verschiedenen Aktivitäten auch im Tagesablauf eines Seniorenheimes

c) Kontinuitätstheorie: Ein Mensch altert dann zufrieden, wenn er seinen Lebensstil, den er in früheren Jahren gelebt hat, weiterführen kann (Kontinuität des Lebensstils und der Aktivitäten). Dabei geht es nicht primär um das Aktivitätsniveau (wie bei der Aktivitätstheorie), sondern um das Ermöglichen gewohnter Handlungs- und Orientierungsmuster

II/2 Demografische Entwicklung

Grundlagen
➤ Tab. LII/2.1

Vertiefung

a) immer mehr Pflegebedürftige und weniger Pflege durch Familie, deshalb: Pflege mehr und mehr durch professionelle Dienstleister, ambulante vor stationärer Versorgung, Wohnformen im Alter

b) gleiche Altersstruktur wie in Bevölkerung: weniger Berufsanfänger, bzw. älteres Pflegepersonal, ggf. neue Arbeitszeitmodelle, Aufgabenteilung

Tab. LII/2.1

Konzept	Konkretisierung	Erläuterung
Verjüngung	Positiver Verjüngungseffekt	Jüngere Selbsteinschätzung der Älteren
	Negativer Verjüngungseffekt	Ältere Arbeitslose finden wegen Alter keine Arbeitsstelle
	Neutraler Verjüngungseffekt	Früherer Abschluss der Erziehungsphase mit längerer Lebenszeit für Frauen, Entwicklung neuer Rollenmuster notwendig
Entberuflichung	Teilweise Berufsaufgabe	Altersteilzeit ohne Berufausstieg
	Vollständige Berufsaufgabe	Konfrontation und Umgang mit der Flexibilisierung der Altersarbeitsgrenzen
Feminisierung des Alters	Anteil der Frauen im höheren Lebensalter überwiegt	Bedingt durch höhere Lebenserwartung der Frau; Frauen nutzen Angebote deutlich mehr als Männer
Singularisierung	Anteil der allein stehenden Personen steigt	Veränderung der Wohnformen im Alter
Hochaltrigkeit	Bedingt oft negative Seiten des Alterns	Isolierung/Vereinsamung, Multimorbidität, psychische Erkrankungen, Abhängigkeit, Behandlungs-/Pflegebedürftigkeit

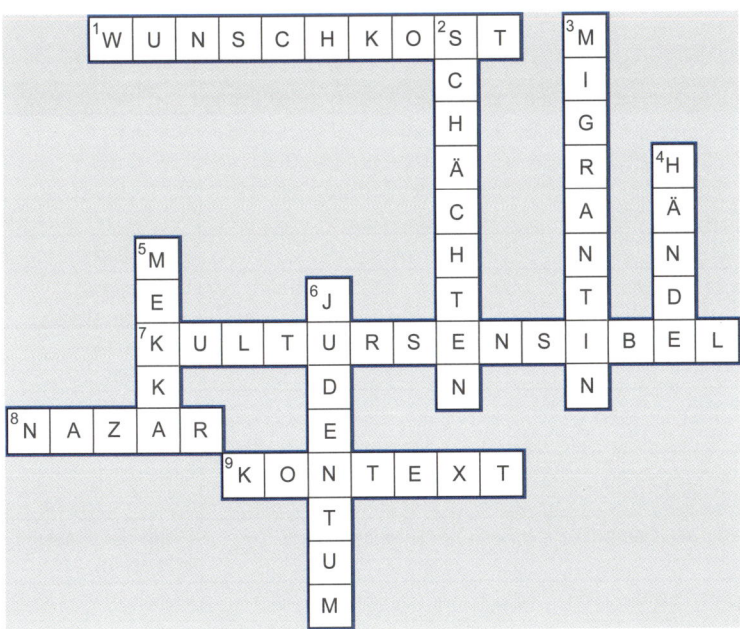

Abb. LII/3.1 Kreuzworträtsel „Interkulturelle Pflege". [L143]

Transfer

individuelle Lösungen möglich, z.B.: **Pro:** es fließt mehr Geld in die Sozialkassen ein; **Kontra:** durch die höheren Beiträge oder Kürzungen besteht die Gefahr, dass die Kluft zwischen Armut und Reichtum weiter auseinanderdriftet

II/3 Ethniespezifische und interkulturelle Aspekte

Grundlagen

a) ➤ Abb. LII/3.1
b) ➤ Tab. LII/3.1

Tab. LII/3.1

Belastungsfaktor	Beispiele
Strukturelle Belastungsfaktoren	Unsicherheit der ausländerrechtlichen Situation, Komplexität des Gesundheitssystems
Soziale Belastungsfaktoren	Altersarmut, Einsamkeit durch fehlende Nähe von Angehörigen, Isolation von der Umgebungsgesellschaft
Persönliche Belastungsfaktoren	Traumatisierungen, unproduktive Altersbilder

Vertiefung

a) **Fachkompetenz:** Wissen über Lebenswelt von Migranten und kultursensible Pflege erwerben; **Sozialkompetenz:** Sprachliches Niveau und Vorwissen älterer Menschen reflektieren und im Kontakt beachten; **Methodenkompetenz:** Pflegeplanung gezielt auf Menschen mit Migrationshintergrund abstimmen; **Personalkompetenz:** Empathiefähigkeit, Bewusstsein und Verständnis für die Bedürfnisse von Migranten entwickeln
b) ➤ Tab. LII/3.2

Transfer

individuelle Antwort; Beispiele: Wissen über die jeweilige Kultur und Religion, Unterstützung durch Angehörige, Leitlinien der Praxiseinrichtung zur kultursensiblen Pflege

II/4 Glaubens- und Lebensfragen

Grundlagen

a) Der Begriff Religion bezeichnet die Überzeugung einer Gruppe von Menschen, die sich auf Dinge jenseits der rationalen Erfahrung richtet. Religion ist meist verbunden mit einem Wertekanon sowie tradierten Ritualen. Diese sind überwiegend in Schriften niedergelegt, die als grundlegend verstanden werden. Religion umfasst beinahe immer den Glauben an eine Gottheit
b) Menschen versuchen eine Orientierung für ihr Leben und ihr Zusammenleben zu finden. **Religion** bietet dazu ein geschlossenes Werte- und Erklärungssystem, das auf dem Glauben an eine göttliche Kraft basiert. Im Gegensatz dazu versucht **Ethik** die Fragen in offener, wissenschaftlicher Weise zu klären
c) Wenn Ereignisse die Menschen aus ihrer gewohnten Bahn werfen, z.B. bei Schicksalsschlägen

Tab. LII/3.2

Anlass	Hygienische Maßnahme	Mittel
Tägliches Gebet	Dreimal Hände waschen, dreimal Mund spülen, dreimal Nase putzen, dreimal Gesicht waschen, dreimal die Arme bis zum Ellenbogen waschen, dann die Ohren waschen, den Hals kühl abwischen mit den Händen, ein Viertel des Kopfes mit der Hand befeuchten und die Füße waschen	Fließendes Wasser
Nase putzen		Linke Hand
Wasser lassen oder Stuhl absetzen	Danach nass oder trocken reinigen	Waschlappen, fließendes Wasser, Toilettenpapier, linke Hand
Achselhaare entfernen	Rasur	Linke Hand
Schamhaare entfernen	Rasur	Linke Hand
Während der Menstruation	Tgl. einmal die Zähne putzen, einmal die Genitalien und die Füße waschen	Fließendes Wasser, linke Hand
Nach der Menstruation	Rituelle Reinigung (Ganzkörperwaschung): Nachdem der Unterkörper gewaschen ist, muss man über den Kopf dreimal Wasser fließen lassen. Dreimal über die rechte Schulter und dreimal über die die linke Schulter, der ganze Körper muss von Kopf bis Fuß gewaschen werden; Hände waschen	Fließendes Wasser

Tab. LII/3.2 *(Forts.)*

Anlass	Hygienische Maßnahme	Mittel
Nach dem Geschlechtsakt	Nachdem der Unterkörper gewaschen ist, muss man über den Kopf dreimal Wasser fließen lassen, dreimal über die rechte Schulter und dreimal über die linke Schulter, der ganze Körper muss von Kopf bis Fuß gewaschen werden; Hände waschen	Fließendes Wasser

Vertiefung

a) Salat: das regelmäßige Gebet zu Allah. Es wird zu festgelegten Zeiten fünf Mal am Tag durchgeführt; **Saum:** Das Fasten findet alljährlich im Monat Ramadan statt; **Zakat:** Das Almosengeben ist eine Pflicht von gesunden freien Erwachsenen zur finanziellen Beihilfe von Armen

b) Bluttransfusionen sind erlaubt, da die Rettung von Menschenleben alle Gebote und Verbote im Judentum aufhebt

c) 1. Islam; 2. Buddhismus; 3. Christentum; 4. Judentum

Transfer

a) individuelle Antwort

b) individuelle Antwort

c) Glaubensfragen sind oft lebensgeschichtlich bedeutsame Erfahrungen, aus denen Menschen Kraft schöpfen. Dies entspricht den „fördernden Erfahrungen" des ABEDL® 13

II/5 Familienbeziehungen und soziale Netzwerke alter Menschen

Grundlagen

a) Sozialisation beginnt für die meisten Menschen in der Familie. Hier erlebt das Kind Vertrauen, Selbstwertgefühl und setzt sich mit anderen Menschen auseinander. Moralisches Bewusstsein und Leistungsverhalten (Werte) werden geprägt

b) Hausgemeinschaft, Wohngemeinschaft, ehrenamtliche Helfer, Nachbarschaft

Vertiefung

a) Merkmale des Erziehungsstils: Der Erziehungsstil war generell autoritärer; **Auswirkungen:** Alte Menschen mussten erst lernen, was demokratisches Denken heißt. Sie haben es schwer, sich von den Gesetzen und Erfahrungen ihrer Kindheit und Jugend zu befreien

b) Wenn pflegende Angehörige sich von professionell Pflegenden (und auch von den Pflegebedürftigen!) verstanden und wertgeschätzt fühlen, erhalten sie dadurch Ausgleich und Kraft und können ihrerseits den Pflegebedürftigen gegenüber mehr Verständnis aufbringen

Transfer

a) Hausbesuche daheim oder im Heim; Besorgungen; Begleitungen bei Spaziergängen; gemeinsame Freizeitgestaltung; Kontaktgestaltung

b) Fortbildungen; Plattform für Erfahrungsaustausch; Rückmeldung; Lob; Anerkennung; Beratung

II/6 Sexualität im Alter

Grundlagen

a) Moral, Sitte, Normen, Gesetze des jeweiligen Kulturkreises; Erfahrungen und Prägungen im Laufe des Lebens; Wissensdefizite in Bezug auf Sexualität; Vorurteile und Hemmungen durch sexualfeindliche Erziehung und übernommene Tabus

b) 1. falsch, 2. richtig, 3. falsch, 4. falsch

Vertiefung

Sie unterstützte die Liberalisierung der öffentlichen Haltung gegenüber der Sexualität und befreite die Frauen vor der Angst vor den Folgen des sexuellen Verkehrs (die sie bisher fast ausschließlich alleine getragen hatten)

Transfer

Kaum Freiräume durch festgelegte Tagesstruktur; Verlust der Privatsphäre, z. B. in Mehrbettzimmern; keine Rückzugsmöglichkeiten, weil Zimmer oft offen stehen oder beim Eintreten nicht angeklopft wird; negative Haltung des Pflegepersonals

II/7 Menschen mit Behinderung im Alter

Grundlagen

➤ Abb. LII/7.1

Vertiefung

Impairment: Halbseitige Lähmung, Seheinschränkung; **Disability:** Selbstversorgungsdefizit in verschiedenen Lebensbereichen, z. B. Mobilität, Körperpflege; beeinträchtigte visuelle Orientierung; **Handicap:** Beeinträchtigung der Teilnahme am öffentlichen Leben; Benachteiligung bei der Bereitstellung visueller Informationen (z. B. Fernsehangebote)

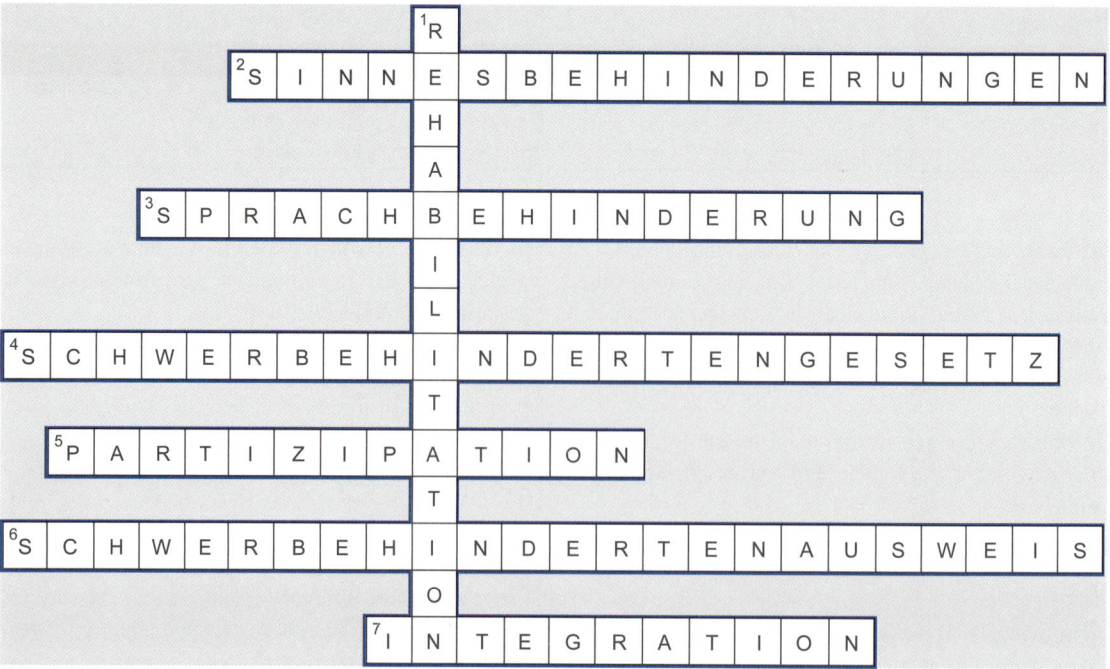

Abb. LII/7.1 Kreuzworträtsel „Grundbegriffe Behinderung". [L143]

II/8 Ernährung und Haushalt

Grundlagen

a) Zeitpunkt, bis zu dem das verpackte Lebensmittel seine spezifischen Eigenschaften behält, evtl. unter Angabe von Lagerungsbedingungen (z. B. Temperatur)

b) Frisches Obst und Gemüse im Gemüsefach des Kühlschranks aufbewahren; Pflanzenöle dunkel und kühl lagern; Speisen nicht länger als 30 Minuten warm halten; Konserven im Keller und unter 20 °C lagern; Kühlkette bei leicht verderblichen Lebensmitteln nicht unterbrechen

Vertiefung

a) Das Produkt enthält nicht mehr als 0,5 g Zucker pro 100 g oder 100 ml. Es ist also nicht 100 % zuckerfrei

b) Unzerkleinerte Lebensmittel so kurz wie möglich waschen, unter fließendem kaltem Wasser reinigen, empfindliche Lebensmittel in stehendem Wasser; Garverfahren mit wenig Flüssigkeit, z. B. Dämpfen bevorzugen; Garen in der Mikrowelle anwenden; kurze Garzeiten einhalten

c) ➤ Tab. LII/8.1

Tab. LII/8.1		
Verpflegungssystem	**Erläuterung**	**Bewertung**
Cook & Serve	Herstellung aus frischen Lebensmitteln und Ausgabe nach dem Garen	sach- u. fachgerechte Behandlung führen zu hochwertigen Speisen; Flexibilität bzgl. Anzahl und Wünschen
Cook & Chill	nach dem Garen erfolgt schnelles Abkühlen auf 3 °C; Aufbereitung vor Ort; Aufbewahrung bis zu 5 Tage	gute sensorische und ernährungsphysiologische Qualität möglich; Ergänzung mit Rohkost wünschenswert; Angebotsbreite eingeschränkt
Cook & Freeze	nach dem Garen werden Gerichte eingefroren und vor Ort erwärmt	gute sensorische und ernährungsphysiologische Qualität möglich; Ergänzung mit Salat und Rohkost sinnvoll; Speiseplangestaltung entscheidend; Angebotsbreite eingeschränkt

II/9 Wohnen im Alter

Grundlagen

a) „Für eine sichere und fördernde Umgebung sorgen" umfasst auch den Wohnraum

b) ➤ Tab. LII/9.1

Tab. LII/9.1

Sinn/ Funktion	Funktions- einschränkung	Lebensraum- gestaltung
Geistige Fähigkeiten	Orientierungs- schwierigkeiten	Orientierungsfördernde Informationen
Verminder- ter Sehsinn	Weniger Farb- wahrnehmung, verminderte Nah- sicht	Kontrastreiche Farbge- bung, ausreichend große Schriften und Informati- onen
Tastsinn	Vermindert	Mindestgröße bei Griffen, angeraute Oberfläche
Bewegungs- apparat	Verminderte Mus- kelkraft, geringe- re Festigkeit der Knochen	Barrierefreiheit (Hand- läufe, Stützgriffe, Schwellenfreiheit), Stol- perfallen beseitigen

c) Gestaltung von Lebensbereichen für behinderte Menschen, sodass sie in allgemein üblicher Weise ohne besondere Erschwernis und fremde Hilfe zugänglich und nutzbar sind

Vertiefung

a) 500 Lux

b) betreutes Wohnen; Seniorenresidenz; Pflegeheim

c) Seniorenresidenz, Pflegeheim

Transfer

a) individuelle Antworten

b) individuelle Antworten; Beispiele: Vorteile: Verbleib in der gewohnten Umgebung, Eingebundensein in ein soziales Netz; Nachteile: Gefahr der sozialen Isolation, Notruf nur mit ergänzender technischer Hilfe möglich

II/10 Tagesstrukturierende Maßnahmen

Grundlagen

a) Schlafen; Essen; Arbeiten

b) Regelmäßiges Gedächtnistraining erhält und steigert die Gedächtnisleistung, was zu einer Steigerung des Selbstwertgefühls beitragen kann. Die Durchblutung und der Stoffwechsel des Gehirns werden gesteigert

c) Die Zubereitung von Speisen ist eine bekannte, vertraute Tätigkeit (besonders bei weiblichen Senioren), sie fördert das Gefühl gebraucht zu werden sowie ein Gefühl der Gemeinschaft (soziale Integration) mit Erfolgserlebnissen

Vertiefung

a) Menschen mit Demenz verlieren mit der Zeit das Gefühl, sich sinnstiftend und zielgerichtet zu beschäftigen. Eine feste Tagesstrukturierung schafft Orientierung und dadurch Sicherheit in einer als fremd erlebten Umgebung

b) 1 falsch; 2 richtig; 3 richtig; 4 falsch; 5 richtig; 6 falsch

c) Gruppenangebote in Einrichtungen der Altenhilfe sind oft von den Themen wie auch von den Teilnehmern weiblich geprägt. Spezifische Angebote für Männer können die Lust an Aktivitäten in besonderem Maß wecken und werden den Bedürfnissen von Männern eher gerecht

d) Zeitung oder Gedichte vorlesen; Haare kämmen; bei der Hausarbeit helfen; Besuche mit Haustieren

Transfer

a) individuelle Antwort

b) individuelle Antwort, vgl. APH Tab. II/10.1 (Möglicher Tagesablauf für einen alten Menschen) und Abb. LII/10.2

c) individuelle Antwort

d) individuelle Antwort

e) Einrichtungen können sich auf spezifische Angebote spezialisiert haben, die Angebotsvielfalt hängt von der Qualifikation und dem Interesse der anbietenden Mitarbeiter ab, ggf. stehen unterschiedliche Rahmenbedingungen (Räume, Materialien, …) zur Verfügung

II/11 Musische, kulturelle und handwerkliche Beschäftigungs- und Bildungsangebote

Grundlagen

a) Brettspiele; Denksport; Ratespiele; Kim-Spiele; PC-Spiele

Tab. LII/10.2

	Montag (Tageszeiten)	Dienstag (Tageszeiten)	Mittwoch (Tageszeiten)	Donnerstag (Tageszeiten)	Freitag (Tageszeiten)	Samstag (Tageszeiten)	Sonntag (Tageszeiten)
Schlafen							
Essen							
Arbeiten							

b) Alten Menschen sind immer noch lern- und bildungsfähig, daher macht es Sinn, lebenslang zu lernen

c) Keine rohen Eier verwenden; Speisen ausreichend erhitzen; Reste nicht länger warm halten

d) Koordination und Geschicklichkeit verbessern; Muskeln kräftigen; Beweglichkeit fördern; positive Wirkung auf die seelische Gesundheit

e) Training der Koordination von Gehör und Körperbewegung; Erfahren von Spannung und Lösung, Befreiung und Selbstbestätigung; Förderung von Beziehung und Nähe zu anderen Menschen; Freude an der Bewegung

Vertiefung

a) Viele alte Menschen hatten früher kaum Zeit zum Spielen und verbinden diese Art der Tätigkeit mit kindlicher Beschäftigung

b) Es eignen sich vor allem Spiele, die auf kleinem Raum und mit wenigen Spielern zu spielen sind

c) Es können schmerzhafte Erinnerungen ausgelöst werden, daher auf einen geschützten Raum und eine vertrauensvolle Atmosphäre achten

d) Kritik und Korrektur sind eher weniger angebracht und sollten wenn überhaupt nur behutsam angebracht werden, da Tätigkeiten ggf. nicht so korrekt ausgeführt werden können

e) individuelle Antwort; Beispiel:
Zeitbedarf Vorbereitung: Vorbereiten der Ständer, je Ständer ca. 10 Min. Balsaholz grob vorformen, je 5 Min.
Zeitbedarf Durchführung: Erklärung: 10 Min., Zusammenfügen des Baums: 5 Min., Gestaltung des Baums: 30 Min. **Anzahl Treffen:** Ein Vorbereitungstermin, 1–2 Treffen, je nach Belastbarkeit der Teilnehmer

f) Rollstuhltanz

Transfer

a) individuelle Antwort; Beispiel: Seniorenakademie, Lichtbildervorträge, Lesenachmittage

b) Kontrakturprophylaxe; Pneumonieprophylaxe; Obstipationsprophylaxe

c) individuelle Antwort

d) Sport- und Physiotherapeuten; Tanztherapeuten

II/12 Feste und Veranstaltungen

Grundlagen

a) Feste bereiten nicht nur Spaß und Freude, sondern schaffen auch Gemeinschaft und soziale Kontakte und machen den Lauf der Zeit erlebbar

b) Sie informieren sich über Gewohnheiten, religiöse Regeln und Festbräuche sowie die jeweilige Bedeutung von Festen

Vertiefung

Das ganze Jahr über Stoff sammeln; an Altbewährtem und Bekanntem anknüpfen; Einladungen rechtzeitig verteilen; möglichst alle Mitarbeiter, Ehrenamtliche, Freunde und Angehörige einbeziehen; Behinderungen der Senioren berücksichtigen

Transfer

a) individuelle Antwort, Beispiele: Essen muss vorbereitet werden (Lösungsansatz: einfache Speisen ohne großen Aufwand anbieten); Personaleinsatz für ein Fest sollte vorgeplant werden (Lösungsansatz: bei einem ganz spontanen Fest müsste auf die Hilfe von Angehörigen und Ehrenamtlichen zurückgegriffen werden); evtl. keine umfangreiche Dekoration vorhanden (Lösungsansatz: improvisierte Dekoration aus Naturelementen, einfach gehalten); es gibt kein vorbereitetes Programm (Lösungsansatz: günstig wäre hier ein Moderator, der die Veranstaltung spontan strukturiert)

b) individuelle Antwort

II/13 Medienangebote

Grundlagen

Tab. LII/13.1

Medien im Pflegealltag	Funktion
Fernsehen	Information, Entspannung, Ablenkung, Konsum
Zeitungen, Zeitschriften	Information, Unterhaltung, Alltagsbeschäftigung
Radio	Unterhaltung, Entspannung, Information, Berieselung
Bücher	Beschäftigung, Entspannung, Bildung
Telefon, Handy	Kommunikation, moderne Funktionen wie Ortung

Vertiefung

a) individuelle Antwort

b) Neue Medien werden immer wichtiger: sie schaffen Zugang zu vielen Funktionen (auch zu sozialen Aspekten wie das Halten von Kontakten), sie sind anpassbar an Bedürfnisse älterer Menschen, sie ermöglichen zum Teil Selbstbestimmtheit

c) leichte, intuitive Bedienbarkeit; großes Display und große Tasten

Transfer
individuelle Antwort

II/14 Freiwilliges Engagement alter Menschen

Grundlagen
a) Tätigkeit, die freiwillig, d. h. ohne Bezahlung (unentgeltlich) verrichtet wird
b) Das wachsende Interesse wird erklärt durch den Strukturwandel des Alters: deutliche Verlängerung des dritten Lebensabschnitts aufgrund der höheren Lebenserwartung sowie eine verbesserte Lebenssituation älterer Menschen (meist finanzielle Absicherung, verbesserte Gesundheitsversorgung) ermöglichen neue, sinngebende Betätigungen

Vertiefung
a) Motive für freiwilliges Engagement älterer Menschen hängen möglicherweise mit dem Bedürfnis zusammen, neue interessante Menschen kennenzulernen
b) Altes Ehrenamt: klar strukturiert in Einrichtungen und Organisationen; **Neues Ehrenamt:** Nachbarschaftshilfe, Initiativen, Selbsthilfegruppen, Projekte

Transfer
individuelle Antwort

II/15 Selbsthilfegruppen

Grundlagen
Chronische/seltene Krankheiten; Lebenskrisen; belastende soziale Situationen

Vertiefung
a) Die Beantragung von öffentlichen Fördergeldern und die Abrechnung von Spenden sind erleichtert. Außerdem ist es in Deutschland einfach, einen Verein zu gründen
b) ➤ Abb. LII/15.1

Transfer
individuelle Antwort, mindestens: Aufgaben und Ziele der Selbsthilfegruppe, Kontaktmöglichkeiten, Kosten

II/16 Seniorenvertretungen und -beiräte

Grundlagen
Durch die Senioren einer Kommune gewählte Interessensvertretungen der älteren Bürger gegenüber Politik und Verwaltung

Vertiefung
a) Es gibt keine gesetzliche Verpflichtung zur Einrichtung von Seniorenvertretungen außer im Land Berlin (Berliner Seniorenmitwirkungsgesetz)

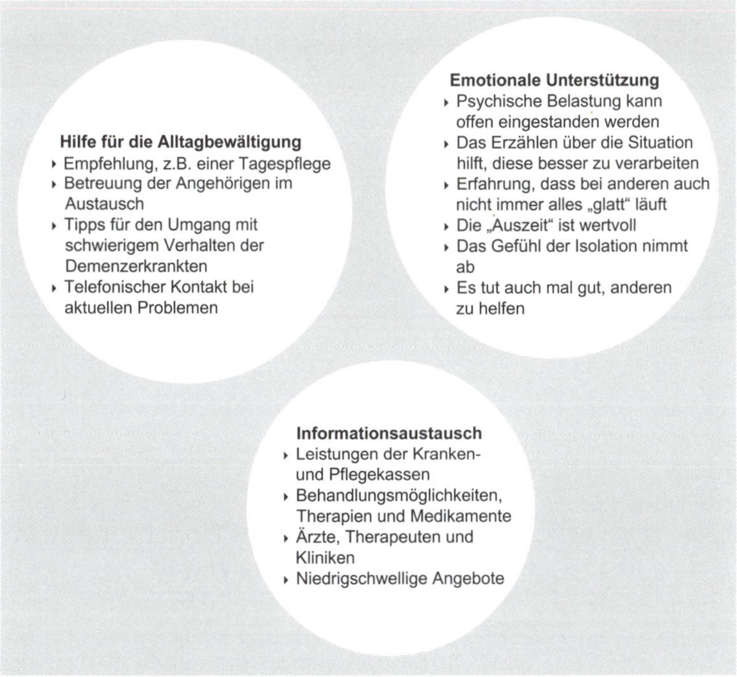

Hilfe für die Alltagbewältigung
‣ Empfehlung, z.B. einer Tagespflege
‣ Betreuung der Angehörigen im Austausch
‣ Tipps für den Umgang mit schwierigem Verhalten der Demenzerkrankten
‣ Telefonischer Kontakt bei aktuellen Problemen

Emotionale Unterstützung
‣ Psychische Belastung kann offen eingestanden werden
‣ Das Erzählen über die Situation hilft, diese besser zu verarbeiten
‣ Erfahrung, dass bei anderen auch nicht immer alles „glatt" läuft
‣ Die „Auszeit" ist wertvoll
‣ Das Gefühl der Isolation nimmt ab
‣ Es tut auch mal gut, anderen zu helfen

Informationsaustausch
‣ Leistungen der Kranken- und Pflegekassen
‣ Behandlungsmöglichkeiten, Therapien und Medikamente
‣ Ärzte, Therapeuten und Kliniken
‣ Niedrigschwellige Angebote

Abb. LII/15.1 Nutzen einer Selbsthilfegruppe.

b) Heimmitwirkungsverordnung
c) Beratung bei Pflege und Betreuung; **Mitwirkung** am politischen Entscheidungsprozess z. B. beim öffentlichen Nahverkehr; **Interessensvertretung** z. B. bei der Gesundheitsversorgung

Transfer
individuelle Antworten; z. B. Seniorenbüro, Hilfe für Ältere, Seniorenberatungsstelle

III/1 Systeme sozialer Sicherung

Grundlagen
a) ➤ Abb. LIII/1.1

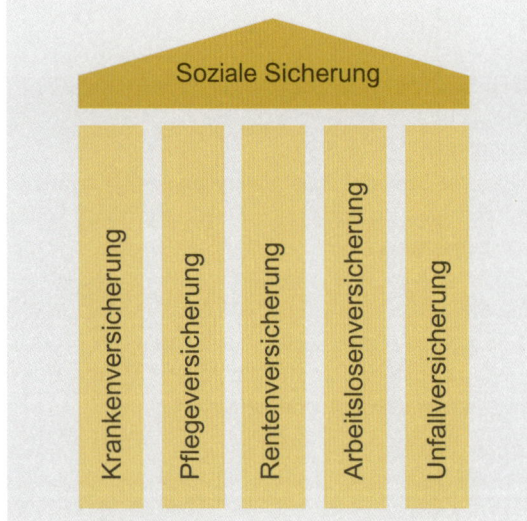

Abb. LIII/1.1 Soziale Sicherung.

b) Krankenversicherung: 1883; Unfallversicherung: 1884; Rentenversicherung: 1889; Arbeitslosenversicherung: 1927; Pflegeversicherung: 1995
c) Weil das Risiko der Pflegebedürftigkeit erst so spät an Bedeutung gewonnen hatte und die Kosten für Pflege stark gestiegen waren
d) Die Krankenkassen
e) Individualisierungsprinzip: ob ein Mensch bedürftig ist und Leistungen der Sozialhilfe erhält, wird im Einzelfall entschieden; **Nachrangigkeitsprinzip:** Leistungen werden erst gewährt, wenn alle anderen Finanzquellen ausgeschöpft sind und das Einkommen unter dem festgesetzten Regelsatz liegt

Vertiefung
a) 1. Durch eine körperliche, geistige oder seelische Krankheit oder Behinderung, 2. bei den alltäglich wie-

derkehrenden Verrichtungen des täglichen Lebens, 3. in erheblichem Maß auf Hilfe angewiesen sein, 4. auf Dauer, mindestens aber für 6 Monate
b) Es gibt einen neuen Entwurf zum Pflegebedürftigkeitsbegriff, der allerdings zurzeit (Stand März 2013) noch unter Verschluss ist
c) ➤ Tab. LIII/1.2

Tab. LIII/1.2

Aussage	stimmt	Korrektur
Pflegestufe 1: Zeitaufwand: mindestens 45 Minuten, davon mehr als 30 Minuten Grundpflege		mindestens 90 Minuten, davon mehr als 45 Minuten Grundpflege
Pflegestufe 2: Mindestens drei Mal täglich zu verschiedenen Tageszeiten erforderlicher Hilfebedarf bei Körperpflege, Ernährung oder Mobilität.	×	
Pflegestufe 3: Der Hilfebedarf muss so groß sein, dass jederzeit eine Rufanlage benutzt werden kann.		Der Hilfebedarf muss so groß sein, dass jederzeit eine Pflegeperson unmittelbar erreichbar sein muss.
Härtefallregelung: Regelmäßig besteht ein Anspruch auf Härtefallregelung, wenn ein außergewöhnlicher Pflegeaufwand vorliegt.		In Einzelfällen besteht ein Anspruch auf Härtefallregelung, wenn ein außergewöhnlicher Pflegeaufwand vorliegt.

d) Bei erheblich eingeschränkter Alltagskompetenz können bis zu 200 Euro monatlich aus der Pflegekasse gewährt werden (§§ 45b und 87b SGB XI)
e) Die Sozialversicherungen sind Versicherungen (beitragsfinanziert, Versicherungsprinzip), die Sozialhilfe ist eine steuerfinanzierte Leistung des Staates

Transfer
Leistungen nach **SGB V:** z. B. Verbandwechsel, Wundversorgung; Leistungen nach **SGB XI:** z. B. Grundpflege, hauswirtschaftliche Hilfe

III/2 Träger, Dienste und Einrichtungen im Gesundheits- und Sozialwesen

Grundlagen
Wohlfahrtsorganisationen: Gesamtheit aller sozialen Hilfen, die in organisierter Form frei und gemeinnützig

geleistet werden. Grundlage ist in der Regel ein durch Religion oder politische Ideale geprägtes Menschenbild. (Beispiel: Arbeiterwohlfahrt); **Private Träger:** Anbieter von Pflege und sozialen Leistungen, die nicht auf gemeinnütziger Grundlage oder in Trägerschaft einer Kommune arbeiten. Sind auf Gewinnerzielung ausgerichtet. (Beispiele: Kursana, advita Pflegedienste, Pro Seniore); **Offene Altenhilfe:** alle Einrichtungen und Angebote, die sich auf den Bereich der allgemeinen Beratung, des Wohnens, der Freizeitgestaltung und Beschäftigung älterer Menschen beziehen. (Beispiel: Altenbegegnungsstätte)

Vertiefung

a) Altenpflege ist ein Teilbereich der Altenhilfe
b) Ein geriatrisches Krankenhaus ist ein Krankenhaus zur Behandlung akuter Krankheiten des Alters
c) Versorgung schwerstkranker Menschen mit begrenzter Lebenserwartung
d) individuelle Antwort

III/3 Vernetzung, Koordination, Kooperation

Grundlagen

a) **Auskunft** und Beratung von Pflegebedürftigen und ihren Angehörigen (Rechte und Pflichten, Unterstützungsangebote); **Vernetzung** pflegerischer, medizinischer und sozialer Versorgungs- und Betreuungsangebote; **Koordinierung** der einzelnen Leistungen; **Einbindung** von Ehrenamtlichen
b) Die **Pflegeüberleitung** übernimmt eine wichtige Koordinierungsfunktion, indem sie die Versorgung des Patienten vor und bei dem **Übergang** aufeinander **abstimmt.** Die **Pflegeüberleitung** schließt damit eine **Lücke,** die nach einem Krankenhausaufenthalt entstehen kann

Vertiefung

a) **Externe Kooperation:** Zusammenwirken von zwei oder mehreren voneinander unabhängigen Partnern zur Erbringung von Leistungen; **Interne Kooperation:** Optimierung der Ablauforganisation und aller beteiligten internen Leistungserbringer in einer Einrichtung
b) Planungsinstrument und Qualitätskontrolle, Berechnungsgrundlage (z. B. Urlaub, Zeitzuschläge, Soll- und Überstunden), juristisches Dokument (z. B. bei Haftungsprozessen)
c) 5 Jahre
d) Summenspalte – Freiwunschbuch – Wochentage bunt markiert – Handschriftlichkeit – Lesbarkeit – Qua-

lifikation der Mitarbeiter – Übertragungsspalte für Mehrarbeit – kein Vorname wegen Datenschutz – dokumentenechte Führung – Überklebungen bei Fehlern erlaubt – Legende für Dienstzeiten – Mehrzeilig pro Mitarbeiter
e) Rahmenbedingungen erfordern hohe Flexibilität bei der Einsatzplanung, zusätzliche Pflegebedürftige sollten spontan in den Ablauf integriert werden können, Wege und Rahmenbedingungen (z. B. winterliche Bedingungen) müssen berücksichtigt werden

Transfer
Personaleinsatz muss Kontinuität der Primary Nurse ermöglichen, Vertretung sollte alternierend eingesetzt werden, Pflegeperson organisiert die Pflege ihrer Bezugsperson eigenständig, sie erstellt die Pflegeplanung und ist verantwortlich für die Dokumentation

III/4 Schnittstellenmanagement und Pflegeüberleitung

Grundlagen
a) ➤ Abb. LIII/4.1
b) **Interne Schnittstellen:** Pflegende, Verwaltung, Küche, Hauswirtschaft, Sozialarbeiter; **Externe Schnittstellen:** ambulante Dienste, Ärzte, Krankenhäuser, Therapeuten, Ehrenamtliche

Vertiefung
a) Erfassen des Unterstützungsbedarfs, Pflegeübergabe an die weiter betreuende Einrichtung oder die weiter betreuenden Personen, schriftliche Weitergabe der pflegerelevanten Informationen in Form eines Überleitungsbogens
b) „Jeder Patient mit einem erhöhten Risiko poststationärer Versorgungsprobleme und einem daraus resultierenden weiter andauernden Pflege- und Unterstützungsbedarf erhält ein individuelles Entlassungsmanagement zur Sicherung einer kontinuierlichen bedarfsgerechten Versorgung."

Transfer
Leistungen der Pflegeversicherung werden erhöht (ggf. höhere Preise für Pflegemodule möglich), Betreuungsbetrag für Menschen mit erheblich eingeschränkter Alltagskompetenz wird eingeführt (können auch ambulante Dienste leisten), Förderung von niedrigschwelligen Angeboten (können auch von ambulanten Diensten angeboten werden), jährliche unangemeldete Qualitätskontrollen auch im ambulanten Bereich

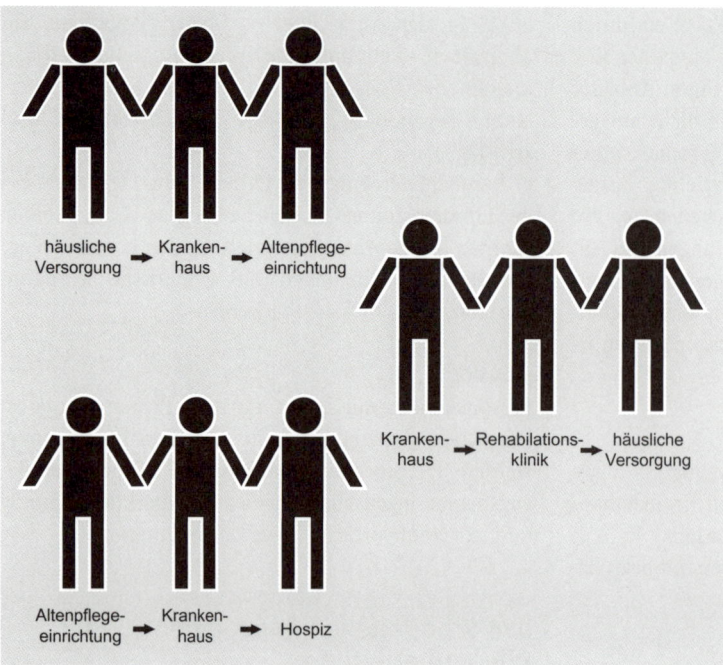

Abb. LIII/4.1 Versorgungsketten.

III/5 Rechtliche Rahmenbedingungen altenpflegerischer Arbeit

Grundlagen

a) Grundlegende individuelle Rechte, die durch die Verfassung garantiert werden

b) Menschenrechte, Bürgerrechte, Freiheitsrechte, Gleichheitsrechte, Schutzgarantien, Abwehrrechte, Leistungs-/Teilhaberechte

c) durch unmittelbare Schranken (Wortlaut im Gesetz), durch Gesetzesvorbehalt (ein Bundesgesetz regelt Näheres), durch Verfassungsschranken (Grundrechte treten in Konkurrenz), durch Grundrechtsmissbrauch (entschieden durch das Bundesverfassungsgericht)

d) Altenpfleger gehören zu den Berufsgruppen, die allein aufgrund ihrer Tätigkeit der Gefahr ausgesetzt sind, Fehler mit haftungsrechtlichen Konsequenzen zu begehen, also Fehler, die den Pflegebedürftigen einen Schaden zufügen

e) Dauerauftrag – Mitarbeitervertretung – Manteltarifvertrag – Gesundheitsamt – Schulzeugnis – Kündigung – Pausenregelung – Freiheitsstrafe – Arbeitskleidung – Kaufvertrag – Schwellenbeschreibung

Vertiefung

a) 1. richtig, 2. falsch, 3. falsch, 4. falsch, 5. falsch

b) **Betriebshaftpflichtversicherung:** Haftpflichtversicherung für den beruflichen Bereich, abgeschlossen durch den Betrieb; **Berufshaftpflichtversicherung:** Haftpflichtversicherung für den beruflichen Bereich, abgeschlossen durch den Arbeitnehmer

c) **Strafrecht:** Freiheits- und Geldstrafe; **Zivilrecht:** Schadenersatzansprüche; **Arbeitsrecht:** Abmahnung, Schadenskündigung

d) Expertenstandards sind im Zusammenhang mit Haftungsfragen in der Pflege vorausgenommene Expertengutachten; Expertenstandards dienen als Grundlage für Sorgfaltspflichten der Pflegenden und können bei Haftungsfragen zur Absicherung der Pflegekraft dienen

e) Altenpfleger haben über innerbetriebliche schutzwürdige Inhalte (z. B. Krankheitsgeschichte) auch nach Beendigung ihres Arbeitsverhältnisses zu schweigen

f) **Einwilligung oder Zustimmung** des Kranken/Pflegebedürftigen; **Notstand** (die Gefahr für Leib und Leben ist dann ein höheres Rechtsgut als der Wunsch auf Verschwiegenheit); **Bekanntwerden von gravierenden Straftaten** (z. B. Mord); zur **Wahrung eigener Interessen** (z. B. eigene Verteidigung, Durchsetzen zivilrechtlicher Ansprüche)

g) **einfaches Zeugnis:** Tätigkeitsnachweis ohne Bewertung der Leistung; **qualifizierte Zeugnis:** Tätigkeitsbeschreibung mit Leistungsbewertung

h) **Arbeitete selbstständig:** Note 3; **Zeigte Belastbarkeit:** Note 4; **Stets zu unserer vollsten Zufriedenheit:** Note 1; **Ist gründlich, gewissenhaft und sorgfältig:** Note 2; **Hat die Aufgaben in seinem Interesse gelöst:** negativ (hier: Diebstahl)

Transfer

a) individuelle Lösung möglich, Stichpunkte müssten weitestgehend mit APH III/5.2.1 (Inhalte des Arbeitsvertrags) übereinstimmen

b) individuelle Lösung

III/6 Betriebswirtschaftliche Rahmenbedingungen

Grundlagen

a) Pflegeleistungen und Nicht-Pflegeleistungen; vgl. auch Abb. LIII/6.0

b) abstraktes Schema der Aufbauorganisation eines Betriebes (Darstellung der einzelnen Betriebsteile)

c) Der Pflegeschlüssel ist der Zusammenhang zwischen der Pflegebedürftigkeit der Heimbewohner (ausgedrückt in Pflegestufen) und dem zugestandenen Personalbedarf

d) Direkte Pflege wird unmittelbar am Bewohner durchgeführt (z. B. Vitalzeichenkontrolle); **indirekte Pflege** sind alle Aufgaben, die sich auf Bewohner oder Mitarbeiter beziehen (z. B. Dienstplanerstellung)

Vertiefung

a) Fachkräfte (nach *HeimPersV*): 17,9 Fachkräfte (Fachkraftquote von 50 % beachten!) Rechenweg: $10{,}5 + 12{,}3 + 12{,}4 + 0{,}6 = 35{,}8$, davon 50 % = 17,9

b) Bruttojahresarbeitszeit: 1.934,5 Stunden
Rechenweg: 365 Tage $\times$ 5,3 Stunden $=$ 1.934,5 Stunden

c) 218 Nettoarbeitstage, Nettojahresarbeitszeit: 1.155,4 Stunden
Rechenweg:
$365 - 134 - 5 - 8$ Tage $=$ 218 Nettoarbeitstage, Nettojahresarbeitszeit: $218 \times 5{,}3 = 1.155{,}4$ Stunden

d) Pflegeanteil: 63,60 %, Unterkunft: 14,97 %, Verpflegung: 12,24 %, Investitionskosten: 8,11 %, Ausbildungsumlage: 1,08 %
Beispielhafter Rechenweg: Pflegeanteil geteilt durch Summe aller Kosten $\times$ 100

$$54{,}59 \div (54{,}59 + 12{,}58 + 10{,}51 + 6{,}96 + 0{,}93) \times 100$$
$$= 63{,}60 \ \%$$

Transfer

Ambulante Pflege kann finanziert werden durch

- **Pflegesachleistungen** (Geld für häusliche Pflege durch professionelle Anbieter)
- **Pflegegeld** (private Pflegeperson übernimmt die Pflege)
- **Kombination** aus Pflegegeld und Pflegesachleistung
- **Hilfsmittel**
- **Selbstzahlung**

III/7 Qualitätsmanagement und -sicherung

Grundlagen

Strukturqualität: umfasst Bedingungen und Voraussetzungen, unter denen Pflege erbracht wird (z. B. Anzahl der Mitarbeiter); **Prozessqualität:** Abläufe, mittels derer eine gute Pflegequalität erreicht werden soll; **Ergebnisqualität:** Grad, in dem die angestrebten Ziele erreicht werden

Vertiefung

a) § 112 SGB XI Qualitätsverantwortung; § 114 und 114a SGB XI Durchführung von Qualitätsprüfungen; § 11 HeimG Anforderungen an den Betrieb eines Heims; § 15 HeimG Überwachung

b) Der MDK (Medizinische Dienst der Krankenkassen) und die Heimaufsicht

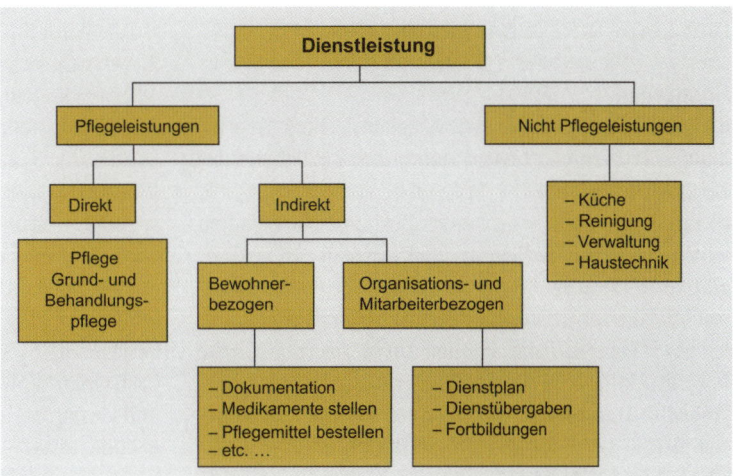

Abb. LIII/6.0 Dienstleistungen in einem Pflegeheim.

c) Die Pflegenoten werden kritisch betrachtet, weil sie 1. nicht vergleichbar erscheinen, 2. nicht geeignet zur Abbildung der Pflegequalität scheinen und 3. die Pflegenoten zu wenig differenzierte Aussagen über die tatsächliche Pflege geben (für einen Laien zu plakativ und wenig verständlich)

d) Ein Leitbild fasst die wesentlichen Kriterien zur Pflege zusammen und dient so als äußerer Rahmen für die Erbringung der Pflegequalität

e) Nationale Expertenstandards geben einen äußeren Qualitätsrahmen vor, der für jede Einrichtung noch individuell umzusetzen ist. Sie gelten einrichtungsübergreifend als wissenschaftlich begründetes Qualitätsniveau zu zentralen Problemen der Pflege, weil sie den aktuellen Stand der Pflegewissenschaft beschreiben

f) Eigentlich gilt in Krankenhäusern nur das SGB V, doch auch die Pflege in Krankenhäusern muss nach dem aktuellen Stand des Wissens erbracht werden. In den Expertenstandards ist dieser aktuelle Stand niedergelegt

Transfer

a) individuelle Lösung

b) Die Fachaufsicht umfasst den Verantwortungsbereich und die systematischen Tätigkeiten der verantwortlichen Pflegefachkraft, um die Struktur-, Prozess- und Ergebnisqualität zu überwachen, zu steuern und zu sichern

c) **Ausbildungsabschluss** als Gesundheits- und Krankenpfleger, Gesundheits- und Kinderkrankenpfleger oder Altenpfleger; praktische **Berufserfahrung** im erlernten Ausbildungsberuf von zwei Jahren innerhalb der letzten fünf Jahre; erfolgreich abgeschlossene **Weiterbildung** für leitende Funktionen mit einer Mindeststundenzahl von 460 Stunden

IV/1 Lern- und Arbeitsmethoden

Grundlagen

a) auditiver Lerntyp (Hören), visueller Lerntyp (Sehen), haptischer Lerntyp (Tasten), motorisch kinästhetischer Lerntyp (Bewegung)

b) Ein Grund dafür, dass bereits Bekanntes beibehalten wird, auch wenn das Neue sachlich korrekter ist = **Assoziative Hemmung;** Starke emotionale Erregung beeinträchtigt die Lernleistung = **Affektive Hemmung;** Wenn ich etwas gelernt habe, können zuvor gelernte Inhalte unterdrückt und weniger präzise erinnert werden = **Retroaktive Hemmung;** Wenn ein Lernstoff einem anderen gleicht, wird das zuerst Gelernte oft unterdrückt = **Ähnlichkeitshemmung**

Vertiefung

a) **Survey** (einen Überblick gewinnen); **Question** (den Text befragen); **Read** (den Text noch einmal lesen); **Recite** (den Text mit eigenen Worten wiedergeben); **Review** (den Text mit eigenen Worten zusammenfassen/ rekapitulieren)

b) Der eigene Lernprozess wird vertieft, indem er nachvollzogen und hinterfragt wird und Entdeckungen, Gedanken, Gefühle und Überlegungen einfließen. Es ist ein flexibles Instrument, das sich jeder nach seinen Bedürfnissen anpassen kann. Eigene Stärken und Schwächen im Lernprozess werden eher sichtbar

c) Beispiele: Musik hören, Sport, Spazierengehen, bewusstes Atmen, Muskelentspannung, Fantasiereise

Transfer

a) individuelle Lösung

b) individuelle Lösung

IV/2 Zeitmanagement

Grundlagen

a) Erst wenn die Ziele klar sind, kann man Prioritäten bei einzelnen Aufgaben setzen. Hierbei ist der persönliche Anteil genauso wichtig wie der betriebliche

b) In 20 % der Zeit können 80 % der anfallenden Arbeiten erledigt werden. Für die restlichen 20 % der Aufgaben benötigt man 80 % der restlichen Zeit

c) Klassifizierung von Aufgaben: **A:** sehr wichtig, hohe Priorität; **B:** mittlere Priorität; **C:** geringe Priorität. **Nutzen für den Alltag:** Im Pflegealltag können so die wichtigen Aufgaben erkannt und gezielt angegangen werden

d) **1.** Schwierigkeit, „nein" zu sagen (Beispiel: eine Kollegin wälzt Teile ihrer Arbeit auf eine andere Kollegin ab, die dann ihre eigenen Aufgaben nicht mehr schafft); **2.** Versuch, zu viel auf einmal zu tun (Beispiel: zwei Bewohner klingeln, die Pflegekraft versucht sie gleichzeitig zufriedenzustellen und wendet sich keinem von beiden richtig zu); **3.** Keine oder unrealistische Tagesplanung (Beispiel: trotz genügender Aufgaben für den Tag wird spontan beschlossen bei allen Bewohnern eine Gewichtskontrolle durchzuführen); **4.** Kleben an Detailfragen (Beispiel: beim Dokumentieren hält sich die Pflegekraft übermäßig lange mit der Formulierung im Pflegebericht auf); **5.** Aufgaben nicht zu Ende führen (Beispiel: nach einem Vollbad wird die Badewanne nicht gereinigt und desinfiziert, was später zeitaufwändig nachgeholt werden muss)

Vertiefung

Tab. LIV/2.1

Glaubenssatz (Antreiber)	Erlaubnis für den besseren Umgang mit meiner Zeit
Sei immer perfekt!	• Ich bin gut genug, so wie ich bin • 80 % sind meistens auch ausreichend
Strenge dich immer an!	• Arbeit darf auch Spaß machen • Ich darf auch Pausen machen • Ich kann Aufgaben auf Zeiten legen, in denen mir die Erledigung leichter fällt
Sei immer anderen gefällig!	• Ich darf auch für mich sorgen • Ich werde auch respektiert, wenn ich mal „Nein" sage • Ich sorge für mich, wenn ich Konflikte konstruktiv austrage
Beeil dich immer!	• Ich nehme mir einfach die nötige Zeit • Ich darf zwischen „wichtig" und „weniger wichtig" unterscheiden • Ich darf Aufgaben auf einen späteren Termin legen • Ich muss terminierte Aufgaben erst am Endtermin fertig haben
Sei immer stark!	• Es ist in Ordnung, wenn ich meine Gefühle, Wünsche und Interessen ausdrücke • Ich darf anderen zeigen, dass es im Moment nicht geht • Ich darf mir Unterstützung holen

Transfer

a) Begrenzung der Zeit am Schreibtisch, optimale Tourenplanungen, Optimierung der EDV-Dokumentation; weitere Lösungen möglich

b) individuelle Lösung

c) individuelle Lösung; mögliche Schlagworte: Ausgleich, Entspannung, Kraft schöpfen, den Beruf Beruf sein lassen, Abstand

IV/3 Geschichte der Pflegeberufe

Grundlagen

a) ➤ Abb. LIV/3.1

b) Die Medizin wurde von Aberglauben und dogmatischen Vorurteilen befreit, Kenntnisse über Narkose und Asepsis gewannen an Einfluss

c) Der erste Weltkrieg hinterließ die meisten Menschen in Europa in unbeschreiblichem Leid und Elend

d) Im Nationalsozialismus wurde Alte und Kranke oft als lebensunwert bezeichnet und getötet

e) 1. Mehr Alterserkrankungen konnten erkannt und behandelt werden, dadurch wurden die pflegerischen Aufgaben komplexer. 2. Pflegeeinrichtungen entwickelten sich von Verwahranstalten zu Einrichtungen zur Versorgung alter Menschen

f) 3. und 4. stimmt

g) Der demografische Wandel, die damit verbundenen gesundheitspolitischen Veränderungen und berufspolitischen Diskussionen haben dazu beigetragen, dass die bundeseinheitliche Altenpflegeausbildung in Kraft getreten ist

Vertiefung

individuelle Antwort je nach Standpunkt; kein Standpunkt ist als einzig richtig zu sehen

IV/4 Berufsgesetze

Grundlagen

a) 1976

b) Der Altenpflegeberuf wurde als ein „anderer Heilberuf" bezeichnet

c) Die Berufsbezeichnungen „Altenpflegerin" und „Altenpfleger" werden geschützt

d) 1. Wie ist die Ausbildung geregelt? 2. Wer darf die Ausbildung durchführen? 3. Wer finanziert die Ausbildung? 4. Wer ist für die Ausbildungsangelegenheiten zuständig?

e) Realschulabschluss oder ein anderer als gleichwertig anerkannter Bildungsabschluss oder eine andere zehnjährige Schulbildung, die den Hauptschulabschluss erweitert oder Hauptschulabschluss oder ein als gleichwertig anerkannter Bildungsabschluss, sofern eine erfolgreich abgeschlossene, mindestens zweijährige Berufsausbildung oder die Erlaubnis als Krankenpflegehelferin/ Krankenpflegehelfer oder eine landesrechtlich geregelte, erfolgreich abgeschlossene Ausbildung von mindestens einjähriger Dauer in der Altenpflegehilfe oder Krankenpflegehilfe nachgewiesen wird

Vertiefung

a) Die Ausbildungs- und Prüfungsverordnung beschreibt die Unterrichtsinhalte, die in der Ausbildung zu vermitteln sind sowie die Prüfungsmodalitäten. Konkrete Inhalte zur Prüfungsvorbereitung sind hier nicht zu finden, Jens bekommt also nur einen groben Überblick und kann die Prüfungen nicht konkret vorbereiten

b) Kenntnis der Prüfungsmodalitäten und der Bildung der Vornoten, Überblick über die Unterrichtsinhalte in den Lernbereichen und Lernfeldern

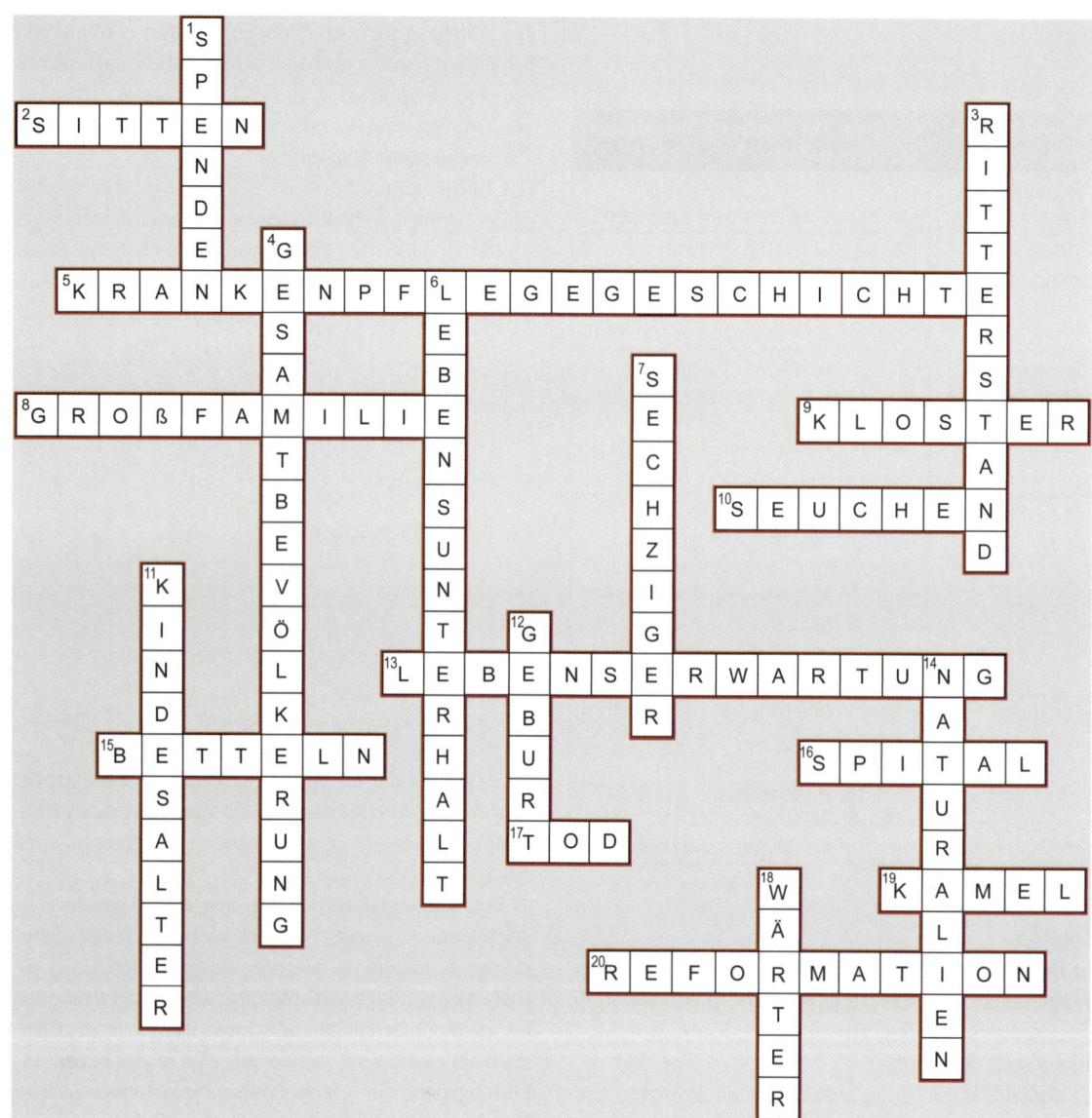

Abb. LIV/3.1 Kreuzworträtsel „Mittelalter bis 18. Jahrhundert". [L143]

IV/5 Professionalisierung der Altenpflege: Berufsbild und Arbeitsfelder

Grundlagen

a) **Unterstützung** zur Erhaltung und Gestaltung des persönlichen Lebensraums; **Förderung** der Kontakte zwischen alten Menschen und zwischen den Generationen; **Schutz** von Kompetenzen und Erhalt bzw. Förderung von Fähigkeiten; **Orientierung** an individuellen Lebensverläufen; **Akzeptanz** und Förderung der Einzigartigkeit und Individualität eines jeden Pflegebedürftigen; **Hilfe** zur Sicherung eines anerkannten Platzes für alte Menschen in der Gesellschaft

b) **Fortbildung:** Aktualisierung, Vertiefung und Erweiterung von vorhandenem beruflichen Wissen. Kein beruflicher Aufstieg, keine höhere Bezahlung; **Weiterbildung:** Erwerb von neuem Wissen und von neuen Fähigkeiten. Beruflicher Aufstieg, evtl. höheres Gehalt

Vertiefung

a) Sie haben bereits viele berufliche Situationen erlebt und zahlreiche Hinweise durch Praxisanleiter verarbeitet. Wahrnehmung und Bewusstsein sind für bedeutsame, sich häufig wiederholende Praxissituationen geschärft. Erste Zusammenhänge in realen Praxissituationen werden erkannt. Das heißt, nach der Ausbildung

Tab. LIV/5.1

Pflegemanagement	Pflegelehre	Pflegepraxis	Wissenschaft	Weitere Möglichkeiten
• Wohnbereichsleiter • Pflegedienstleiter • Heimleiter	• Praxisanleiter • Mentor • Pflegepädagoge	• Aromatherapie • Basale Stimulation® • Bobath-Konzept • Kinästhetik • Validation® • Palliative Care • Fachaltenpfleger in der Gerontopsychiatrie	• Dozent an Hochschulen • Wissenschaftlicher Mitarbeiter an Hochschulen • Forschung • Professur	• Selbstständigkeit (z. B. Gründung eines ambulanten Dienstes) • Selbstständiger Pflegeberater • Gutachter beim MDK • Pflegeberater bei Pflegekassen • Referent bei Wohlfahrtsorganisationen

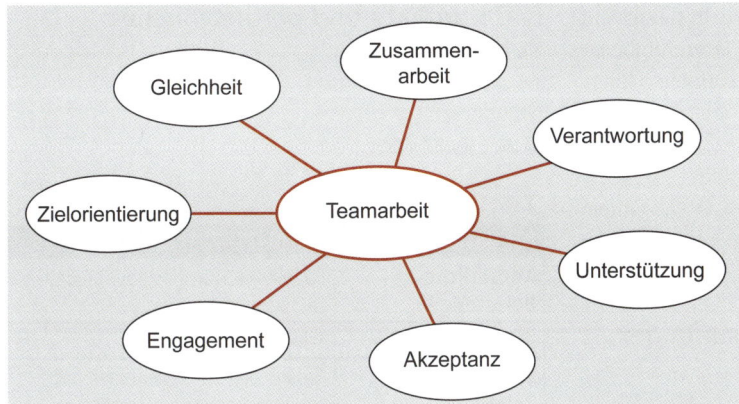

Abb. LIV/7.1 Mindmap Teamarbeit (nach R. Breuer). [L143]

steht man am Anfang, um berufliche Praxissituationen zu meistern, ist aber nicht darin geübt

b) ➤ Tab. LIV/5.1

IV/6 Berufsverbände und Organisationen der Altenpflege

Grundlagen

a) Öffentlichkeitsarbeit – Lohnfortzahlung – Rentenversicherung – Organisation von Veranstaltungen – Beratung der Mitglieder – Konkurrenz zu anderen Berufsständen – Förderung der Aus-, Fort- und Weiterbildung

b) aktives Berufsverständnis, Selbstbewusstsein der Berufsgruppe, Attraktivität gegenüber Arbeitgebern durch ein anerkanntes, einheitliches Qualitätsprädikat, Professionalisierung des Berufsstands, Stärkung der Position der Profession Pflege, Zahlen zur Leistungsfähigkeit der Pflege, aktiver Umgang mit gesundheitspolitischen Herausforderungen

Vertiefung

Gewerkschaften helfen, Arbeitsplätze zu schaffen und zu sichern. Sie handeln Tarifabschlüsse aus, verbessern die Arbeitsbedingungen und sichern die berufliche Fort- und Weiterbildung

IV/7 Teamarbeit und Zusammenarbeit mit anderen Berufsgruppen

Grundlagen

a) ➤ Abb. LIV/7.1

b) individuelle Antwort

c) Die Mitglieder eines Teams haben gemeinsame Ziele und arbeiten zusammen. Sie tragen gemeinsam Verantwortung und ergänzen sich in ihren Fähigkeiten. Abläufe und Aufgabenverteilungen werden von den Teammitgliedern innerhalb ihrer Möglichkeiten selbst geregelt

Vertiefung

a) individuelle Antwort

b) individuelle Antwort

c) individuelle Antwort

Tab. LIV/7.1

Teamrolle	Teammitglied	Fachliche/persönliche Kompetenzen
Der Macher		Z. B. Initiativkraft,
Der Beobachter		Z. B. Fähigkeit zur Zurückhaltung
Der Spezialist		Z. B. hohe Fachkompetenz

Tab. LIV/7.1 *(Forts.)*

Teamrolle	Teammitglied	Fachliche/persönliche Kompetenzen
Der Perfektionist		Z. B. Ausdauer
Der Umsetzer		Z. B. ausgeprägte praktische Kompetenz

d) Der Kommunikationsstil in einem Team sollte von Offenheit und aktivem Zuhören geprägt sein. Jedem Mitglied des Teams wird Wohlwollen entgegengebracht. Über Fehler muss ohne Angst gesprochen werden können, und wenn Kritik erforderlich ist, bezieht sie sich auf die Sache und nicht auf die Person. Die Teammitglieder respektieren sich gegenseitig und akzeptieren Unterschiede

Transfer

individuelle Antwort, vgl. auch APH Abb. IV/7.7 (Interdisziplinäres Team)

IV/8 Ethische Herausforderungen in der Altenpflege

Grundlagen

a) individuelle Antwortmöglichkeit, Beispiel: ein Pflegebedürftiger hat Bettruhe verordnet bekommen und will aufstehen
b) individuelle Antwortmöglichkeit
c) individuelle Antwortmöglichkeit

Vertiefung

Tab. LIV/8.1

Personale Entscheidung	8. Welche der genannten Handlungsoptionen kann als die bestmögliche begründet werden? 7. Welche Handlungsoptionen sind möglich? 6. Auf welches Ziel soll das Handeln ausgerichtet sein?
Gemeinwohlorientierung	5. Welche allgemeinen Aussagen sind zu beachten?
Situationsklärung	4. Was ist das ethische Problem? 3. Wer erwartet was?
Voraussetzung und Grundlage	2. Verstehe ich den anderen? 1. Bin ich handlungsmächtig?

Transfer

„Wer erwartet was?": Der Bewohner hat einen Willen zur Freiheit und das Recht auf Selbstbestimmung. Das Pflegepersonal hat die Sorge um den Bewohner und will ihn vor Verletzungen schützen. Gleichzeitig will es fachlich und rechtlich richtig handeln. **„Was ist das ethische Problem?":** Unabhängig von der Rechtslage kollidiert hier die Fürsorge des Pflegepersonals mit dem Selbstbestimmungsrecht des Bewohners. Das Pflegepersonal will „das Gute", wobei nicht klar ist, was genau das Gute ist

IV/9 Konflikte und berufstypisches Befinden

Grundlagen
a) ➤ Tab. LIV/9.1

Tab. LIV/9.1

Art der Belastung	Beispiel
Körperliche Belastungen	Schwierige Transfers oder großes Laufpensum
Arbeitszeiten	Schichtdienst
Zeitdruck und Zeitmangel	Gefühl, den alten Menschen nicht genügend gerecht zu werden
Psychische Belastungen	Begegnung mit Leid, Sterben und Tod
Fehlende Qualifikation	Zu wenig Fachpersonal, vermehrte administrative Aufgaben
Mangelnde gesellschaftliche Anerkennung	Beruf wird nicht als Fachberuf gesehen
Belastungen durch die Organisationsstruktur	Wenig Mitbestimmung, unklare Absprachen
Belastungen durch das Team	Rivalitäten, unzureichende Informationsweitergabe

b) Psychosomatisch: Rückenschmerzen, Muskelverspannungen, Kopfschmerzen, Schlafstörungen, Magenschmerzen …; **Psychisch-emotional:** Nervosität, Alpträume, Selbstzweifel …; **Sozialverhalten:** Schnelles Aufbrausen, Streit und Konflikte mit Kollegen und Vorgesetzten, Aggressionen …; **Sonstige individuelle Reaktionen:** Steigende Fehlerhäufigkeit, Konzentrationsschwäche, Leistungsschwankungen, erhöhter Genuss- oder Suchtmittelkonsum wie Alkohol, Nikotin, Tabletten

c) Akuter oder chronischer Zustand totaler psychischer und körperlicher Erschöpfung

d) **1. Enthusiastische Phase:** Begeisterung für den Beruf, Identifikation mit der Aufgabe; **2. Stagnationsphase:** Nichtvorankommen, Selbstzweifel, reduziertes Engagement; **3. Schuldzuweisungen:** Selbstbeschuldigungen oder Schuldzuweisungen an Andere für die Situation; **4. Frustrationsphase:** Negative Haltung, Zweifel an der Richtigkeit des eigenen Berufs, Machtlosigkeitsgefühle; **5. Apathische Phase:** Verflachung des emotionalen, geistigen und sozialen Lebens; **6. Verzweiflung:** Gefühle von Sinn- und Hoffnungslosigkeit können in Suizid münden

e) aktive und passive Vernachlässigung; körperliche, psychische und soziale Misshandlung

Vertiefung

a) **Innere Kündigung:** durch Frustration bedingtes geringes Engagement im Beruf, lediglich Dienst nach Vorschrift ohne produktive Initiative; **Äußere Kündigung:** Beendigung eines Arbeitsverhältnisses

b) Ist es wahr? Ist es wichtig? Ist es nützlich? Der Filter des Sokrates kann Selbstdisziplin fördern und dabei helfen, Mobbing zu vermeiden

c) Steigerung von leichten Formen der Vernachlässigung bis schlimmstenfalls zur Tötung; Unterbrechung durch Prävention, Intervention, Mitspracherecht, Vertrauensperson

Transfer

a) individuelle Antwort

b) individuelle Antwort

IV/10 Persönliche Gesundheitsförderung

Grundlagen

a) Objektive Belastungen, subjektive Wahrnehmung und Bewertung der Belastungen, individuelle Bewältigung

b) **Eustress:** positiver Stress, der für das Überleben und die Selbsterhaltung notwendig ist. Nach der Aktivierung folgt die Entspannung; **Distress:** krankmachender Stress, der zur Überforderung und zur Dauerbelastung führt. Körper und Seele sind andauernd in Alarm versetzt; **Beide** Stressformen machen auf Dauer krank

Vertiefung

a) **Kollegen:** Vielleicht braucht die das. Uns kann es recht sein, dann haben wir schon weniger Stress. Vielleicht muss sie sich profilieren. (Andere Lösungen sind möglich); **Pflegebedürftiger:** Die bekommt ja alles hin, zu der kann ich Vertrauen haben. Endlich mal eine, die sofort kommt, wenn ich sie brauche. Es geht aber ganz schön flott

b) Wenn er in sich folgende Konstellationen verspürt: empfindet ein starkes Bedürfnis nach Anerkennung; hat Angst vor Kritik; nimmt eine Wettbewerbshaltung ein; ist in Leistungssituationen gern unabhängig; ist bereit, sich zu verausgaben; ignoriert Entspannungsbedürfnis; ist sehr genau, gewissenhaft, planungsbedürftig; fühlt sich häufig gehetzt und unter Zeitdruck; ist ungeduldig und durch Störungen irritierbar; ist sehr verantwortungsbewusst; ist unfähig, sich beruflich zu distanzieren; identifiziert sich stark mit selbst gegeben Zielen

c) Durch die Persönlichkeit der Pflegenden verursachte, übertriebene und aufopfernde Pflege, die sich nicht an den Bedürfnissen des Pflegebedürftigen orientiert, sondern das Bedürfnis des Pflegenden nach Anerkennung befriedigt; Ursachen: Mangel an Anerkennung der Persönlichkeit in der Kindheit durch die Eltern

d) **Arbeitsmethode:** das Modell des vollständigen Handelns im beruflichen Leben anwenden können und dadurch eine höhere Arbeitszufriedenheit erreichen; **Lernfähigkeit:** Fähigkeit, eigenes Lernverhalten zu kennen und zu verbessern, sowie die Bereitschaft, Neues zu lernen; **Beziehungsfähigkeit:** Fähigkeit, eine professionelle Beziehung zu gestalten im Spannungsfeld von Nähe und Distanz

e) Die Pause strukturiert die Arbeit, bringt Abwechslung und eine kleine Auszeit und dient der Förderung sozialer Kontakte

f) individuelle Antwort

Transfer

individuelle Antwort vor dem Hintergrund der dargestellten Tätigkeitsschwerpunkte

IV/11 Supervision und kollegiale Beratung

Grundlagen

a) Sonderform von Beratung für den beruflichen Bereich. Durch die Reflexion der beruflichen Arbeit während der Supervision können die Ratsuchenden neue Perspektiven entwickeln

b) Strukturiertes Beratungsgespräch in einer Gruppe, in dem ein Teilnehmer von den übrigen Teilnehmern nach einem feststehenden Ablauf mit verteilten Rollen beraten wird. Ziel ist es, Lösungen für eine konkrete berufliche Schlüsselfrage zu entwickeln

Vertiefung

a) freundliches Umfeld für das Beratungssetting schaffen, alle Beteiligten begrüßen; Selbstkundgabe in Form eines kurzen „Blitzlichts"; Besprechung von Absichten, Zielen und Regeln für die Beratung; Frage nach dem ak-

Tab. LIV/11.1

Methode der kollegialen Beratung	Ziel	Leitfrage
Brainstorming	Lösungsideen für den Fallerzähler sammeln	Was könnte man in einer solchen Situation alles tun?
Kopfstandmethode	Ideen in die Gegenrichtung der Schlüsselfrage produzieren	Wie könnte der Falldarsteller die Situation verschlimmern?
Ein erster kleiner Schritt	Den Anfang für einen Lösungsweg finden	Was könnte der nächste kleine Schritt für den Falldarsteller sein?
Sharing	Bezug zu eigenen ähnlichen Erlebnissen herstellen	An welche eigenen Erfahrungen erinnert mich die Falldarstellung?
Zwei wichtige Informationen	Die Informationen der Fallschilderung neu gewichten	Was sind für mich die beiden wichtigsten Informationen?
Resonanzrunde	Feedback in Bezug auf die Spontanerzählung	Was löst die Falldarstellung bei mir an inneren Reaktionen aus?
Erfolgsmeldung	Faktoren beschreiben, die zum Erfolg geführt haben	Wie hat der Falldarsteller seinen Erfolg wohl erreicht?
„Reflecting Team"	Eine Beratergruppe findet sich zusammen und tauscht Gedanken und Lösungen aus. Der Falldarsteller kann diesen Prozess mit Distanz betrachten.	Welche Ideen und Gedanken hat eine Beratergruppe zu diesem Fall?

tuell wichtigsten Thema; gemeinsame Entscheidung in der Gruppe, welche Themen von welchen Teilnehmern in welcher Reihenfolge bearbeitet werden; Rollenverteilung; nochmalige Erinnerung an Grundsätze

b) ➤ Tab. LIV/11.1

Transfer
individuelle Antwort

Beispielprüfung

Lernfeld 1.1/1.2

Fallbeispiel

Im städtischen Altenpflegeheim wird Herr Moor aufgenommen. Er benötigt dringend Unterstützung, da seine Frau, die ihn bisher versorgt hat, vor zwei Monaten gestorben ist. Sein Sohn, der 30 Kilometer entfernt wohnt, kommt ihn ab und zu besuchen. Auf diese Momente freut sich Herr Moor schon den ganzen Tag und lebt immer regelrecht auf. Herr Moor kann wegen allgemeiner Schwäche, starken, tumorbedingten Schmerzen und einer Unterschenkelamputation rechts nicht alleine aus dem Bett aufstehen.

Die Wohnbereichsleitung führt ein Aufnahmegespräch mit ihm und notiert sich wesentliche Einzelheiten. Leider ist bei den mitgebrachten Papieren keinerlei Arztmitteilung dabei. So kann für Herrn Moor vorerst kein Medikament gerichtet werden, da er hierüber keine Auskunft erteilen kann. Später soll die Pflegedokumentation vervollständigt und eine Pflegeplanung angelegt werden. Dazu werden weitere Gespräche mit Herrn Moor geführt und Beobachtungen bei der täglichen Arbeit gemacht, inwieweit er Hilfe benötigt. Es wird festgestellt, dass Herr Moor immer wieder versucht, aus dem Rollstuhl aufzustehen, in den er täglich gesetzt wird, obwohl er das Gleichgewicht nicht halten kann und ihm die Stabilität in den Beinen fehlt. Ergänzend zu den Beobachtungen werden Assessmentinstrumente angewendet, die in der Einrichtung gängig sind. Bei den weiteren Gesprächen wird deutlich, dass Herr Moor sehr gläubig ist und auf ein tägliches Abendgebet Wert legt. Dennoch hat er Angst vor dem Sterben. Der Tod seiner Ehefrau hat ihm sehr zugesetzt.

Zur Eingewöhnung beschließen die Altenpflegerinnen eine Bezugspflege für ihn einzurichten.

Aufgaben

1. Für die Planung der Pflege ist eine Abfolge von verschiedenen Schritten kennzeichnend. Wie heißen die Schritte des Pflegeprozesses nach *Fiechter/Meier*? **(6 Punkte)**
2. Welches sind die die verschiedenen Bereiche, aus denen Daten für die Erfassung der gesamten Lebenssituation erhoben werden? **(12 Punkte)**
3. Erklären Sie die Funktionsweise eines Assessmentinstruments anhand eines Beispiels. **(6 Punkte)**
4. *M. Krohwinkel* spricht in ihrem ABEDL®-Modell von dem Lebensbereich „Mit existenziellen Erfahrungen umgehen und sich dabei entwickeln können". Schreiben Sie die entsprechenden Informationen aus dem Fallbeispiel heraus und ordnen Sie sie den drei Unterkategorien zu. **(8 Punkte)**
5. Beschreiben Sie drei Merkmale der Bezugspflege. **(6 Punkte)**
6. Die Pflegedokumentation wird oft noch papiergestützt erstellt. Nennen Sie hierfür vier Regeln. **(8 Punkte)**
7. Sie finden im Pflegebericht folgenden Eintrag: „Herr Moor nervt heute wieder, S. ang." Wie beurteilen Sie diesen Eintrag? Verbessern Sie ggf. **(8 Punkte)**
8. Erläutern Sie für die Pflegedokumentation den Aspekt der Professionalisierung. **(4 Punkte)**
9. Erklären Sie die drei Pflegesysteme nach *D. Orem* und geben Sie für ein System ein Beispiel aus den Informationen des Fallbeispiels. **(8 Punkte)**
10. Erläutern Sie die Problematik in der Aussage: „Die Pflegedokumentation wird in der Praxis häufig als notwendiges Übel denn als hilfreiche Notwendigkeit erlebt" und beziehen Sie eine eigene begründete Position. **(6 Punkte)**

Lösungen

Zu 1. (vgl. APH I/7)

Informationssammlung, Ermittlung von Ressourcen und Pflegeproblemen, Formulierung von Zielen, Planung von Maßnahmen, Durchführung, Evaluation

Zu 2. (vgl. APH I/7)

Persönliche Daten, Daten zur sozialen Situation, Analyse der physischen und psychischen Verfassung und der Gewohnheiten, Lebensgeschichte

Zu 3. (vgl. APH I/7; I/9)

Standardisiertes Schema, mit dessen Hilfe ein Zustand strukturiert und eindeutig erfasst werden kann; ermöglicht objektivere Beobachtung und Einschätzung; Beispiel Bradenskala: verschiedene Stichpunkte werden abgefragt (Alter, Hautzustand, Scherkräfte, ...), um einen Punktwert zu erlangen, der einem Dekubitusrisiko entspricht

Zu 4. (vgl. APH I/2; I/18)

- *die Existenz fördernde Erfahrungen:* Freude wegen dem Besuch des Sohnes, persönlicher Glaube, Ritual des Abendgebets
- *die Existenz gefährdende Erfahrungen:* tumorbedingte Schmerzen, Unterschenkelamputation, Verlust der Ehefrau, Angst vor dem Sterben, Abhängigkeit, Verlust der selbst bestimmten Mobilität

Zu 5. (vgl. APH I/11)

- Jeder Pflegebedürftige hat eine feste Bezugsperson, die für die Pflege und Betreuung rund um die Uhr zuständig ist
- Eine Vertretung kann eingerichtet werden, die sich dann an die Vorgaben der Bezugspflegenden hält
- Die Bezugspflegende organisiert die komplette Pflege und erstellt auch die Pflegeplanung

Zu 6. (vgl. APH I/11)

- dokumentenechte Kugelschreiber
- Dokumentationsfehler durchstreichen, dass sie erkennbar bleiben
- keine Radierungen, keine Überklebungen, kein Tipp-Ex®
- Eintragungen mit Datum und Handzeichen versehen

Zu 7. (vgl. APH I/11)

- unzulässig: verletzender, wertender Eintrag, dazu ungebräuchliche Abkürzung
- besser: „Herr Moor äußerte mehrfach seinen Unmut. Sohn wurde angerufen und kam nachmittags"

Zu 8. (vgl. APH I/11)

- stellt den eigenständigen Charakter der pflegerischen Handlungen gegenüber anderen Berufsgruppen dar
- macht transparent, dass pflegerische Handlungen ein eigenes Berufswissen benötigen

Zu 9. (vgl. APH I/2)

- *vollständig kompensierendes System:* Person kann die Selbstpflege gar nicht mehr durchführen, Tätigkeiten werden vollständig übernommen
- *teilweise kompensierendes System:* Selbstpflege kann teilweise selbst durchgeführt werden, Hilfe ist nur in Teilbereichen nötig; Beispiel: Herr Moor will immer wieder aus dem Rollstuhl aufstehen, was nur mit Hilfestellung gelingt
- *unterstützend-erzieherisches System:* Selbstpflege kann selbst durchgeführt werden, Information und Schulung sind notwendig

Zu 10. (vgl. APH I/7; I/11)

Die Pflegedokumentation ist einerseits ein unverzichtbares Arbeitsmittel (Informationsfunktion innerhalb der eigenen Arbeitsabläufe, Nachweisfunktion gegenüber MDK, Heimaufsicht, Gerichten, etc.; Darstellung der eigenen beruflichen Leistung, Planungsinstrument für eine gelingende Pflege, Element der innerbetrieblichen Qualitätssicherung), andererseits hat der Arbeitsaufwand für die Pflegedokumentation erheblich zugenommen (Pflegebürokratie), sodass längst Bestrebungen im Gang sind, die Bürokratie in der Pflege wieder schrittweise abzubauen, denn der Zeitaufwand für Pflegedokumentation kommt zwar auf Umwegen den Klienten zugute (z.B. gute Pflegeplanung), doch es ist eben ein hoher Zeitaufwand.

Danach: eigene Position beziehen (stichhaltig begründet).

Lernfeld 1.3/1.5

Fallbeispiel

Frau Jakob, eine noch rüstige ältere Dame, lebt mit ihrem Mann am Rand einer Kleinstadt in einem kleinen Haus. Im Alltag kam sie bisher ganz gut zurecht. Sie legt Wert auf gesunde Ernährung und ein gepflegtes Äußeres. Über ihre Unabhängigkeit ist sie sehr froh. Allerdings bemerkt sie in letzter Zeit, dass ihr, gerade beim Niesen und Treppensteigen, tropfenweise Urin in ihre Unterhose abgeht. Das ist ihr unangenehm und peinlich. Sie fürchtet, dass andere Menschen den Urin riechen könnten. Das Lachen ist ihr verleidet, sie fühlt sich unsicher und unwert. Sie überlegt genau, ob sie aus dem Haus gehen soll und mit wem sie sich trifft. Sie ist verzweifelt, denn sie weiß nicht recht, wem sie sich anvertrauen kann. Ihrem Mann sagt sie nichts, was ihr doppelt unangenehm ist. Nach einiger Zeit vertraut sie sich doch ihrer besten Freundin an. Diese arbeitet in einem Altenpflegeheim als Reinigungskraft und meint, es müsse sich um eine Inkontinenz handeln. Das käme im Alter häufig vor. Im Pflegeheim leere sie immer die Abfalleimer, die regelmäßig mit Einlagen voll seien.

Frau Jakob überlegt nun, was sie tun kann: Sie wechselt häufiger die Unterwäsche und wäscht sich vermehrt den Intimbereich mit Seife, manchmal vier Mal am Tag. Ihr Urin riecht streng, aber dem schenkt sie keine besondere Bedeutung. Ab und zu klagt sie auch über ein leichtes Brennen beim Wasserlassen. Aus Angst trinkt sie in letzter Zeit nur noch maximal eine Flasche Wasser (0,75 l) und zwei Tassen Kaffee am Tag. Wenigstens hält sie ihr Gewicht von 60 kg. Allerdings zögert sie noch, zum Arzt zu gehen. Ihre Freundin meint, sie solle sich doch mal unverbindlich in einem Sanitätshaus beraten lassen.

Aufgaben

11. Welche Inkontinenzform liegt hier vor? (**3 Punkte**) Nennen Sie fünf pflegerisch-therapeutische Interventionen, die bei dieser Inkontinenzform Erfolg versprechend angewandt werden können. (**5 Punkte**)
12. Erklären Sie die Begriffe Polyurie, Oligurie, Anurie und Nykturie und geben Sie je zwei Ursachen an. (**12 Punkte**)
13. Wie beurteilen Sie die Trinkmenge von Frau Jakob? Was würden Sie ihr in Bezug auf ihre Ausscheidungsproblematik raten? (**8 Punkte**)

14. Welche Beratung geben Sie Frau Jakob in Bezug auf ihre Intimhygiene? **(4 Punkte)**

15. Das Brennen beim Wasserlassen weist bei Frau Jakob auf eine Harnwegsinfektion hin. Welche Pflegehinweise sollte Frau Jakob berücksichtigen? **(8 Punkte)**

16. Bei der beobachtbaren Veränderung der Urinausscheidung soll eine Diagnostik durchgeführt werden. Beschreiben Sie die Gewinnung von Mittelstrahlurin. **(6 Punkte)**

17. Sie sind Mitarbeiterin im Sanitätshaus und suchen für Frau Jakob eine individuelle Lösung für ihre Ausscheidungsprobleme. Nennen Sie sechs Faktoren zur Auswahl von aufsaugenden Hilfsmitteln für Frau Jakob. **(12 Punkte)**

18. Warum fällt es Frau Jakob so schwer, mit anderen Menschen über ihre Ausscheidungsprobleme zu sprechen? **(4 Punkte)**

19. Welche Regeln gelten für die Pflege bei einem liegenden Verweilkatheter? Nennen Sie sechs Regeln. **(12 Punkte)**

Lösungen

Zu 1. (vgl. APH I/25)
- Stressinkontinenz (Belastungsinkontinenz)
- Gestaltung der Umgebung; Toilettentraining; Blasentraining; Beckenbodentraining, Versorgung mit Hilfsmitteln

Zu 2. (vgl. APH I/25)
- *Polyurie:* erhöhte Urinmenge > 3000 ml/24 Std; Ursachen: erhöhte Flüssigkeitszufuhr, hohe BZ-Werte bei entgleistem Diabetes mellitus
- *Oligurie:* verminderte Urinmenge < 500 ml/24 Std.; Ursachen: erhöhter Flüssigkeitsverlust, Nierenerkrankungen, Erkrankungen der ableitenden Harnwege
- *Anurie:* verminderte Urinmenge < 100 ml/24 Std; Ursachen wie bei Oligurie, nur verstärkt
- *Nykturie:* vermehrtes nächtliches Wasserlassen; Ursachen: erhöhte Trinkmenge abends, Herzinsuffizienz

Zu 3. (vgl. APH I/24)
Die Trinkmenge ist zu gering (notwendig sind 1,5–2 l pro Tag). Mit massiver Flüssigkeitseinschränkung kann Frau Jakob die Dranginkontinenz verstärken (konzentrierter Urin reizt die Blasenwand, was das Gefühl verstärkt Wasser lassen zu müssen)

Zu 4. (vgl. APH I/23)
Die Intimhygiene von Frau Jakob (Häufigkeit, mit Seife) schädigt auf Dauer die Haut. Günstiger sind ph-neutrale Waschzusätze oder Syndets. Die Intimpflege sollte maximal zwei Mal pro Tag durchgeführt werden

Zu 5. (vgl. APH I/37)
- reichliches Trinken spült Keime aus der Blase; Blasentees haben zusätzliche eine bakterienhemmende Wirkung
- sofortiges Aufsuchen der Toilette bei Harndrang mindert das Risiko einer aufsteigenden Infektion
- Wärme auf den Unterbauch, auch warme Wäsche
- Harnansäuerung durch Cranberry oder Medikamente

Zu 6. (vgl. APH I/33)
- letzter Toilettengang sollte mindestens drei Stunden zurückliegen
- äußere Genitale werden mit Wasser gereinigt
- erste Harnportion wird entleert und verworfen
- zweite Portion wird in sauberem Gefäß aufgefangen
- übriger Urin wird wieder in die Toilette entleert

Zu 7. (vgl. APH I/25)
- Inkontinenzform
- Menge der Ausscheidung
- Mobilität
- geistiger und körperlicher Zustand der Betroffenen
- Hautbeschaffenheit
- Anforderungen an Dichtigkeit gegen Ausscheidungen und Gerüche

Zu 8. (vgl. APH I/25)
- die Ausscheidung ist ein mit Scham verbundenes Tabuthema
- wenn es mit einer Fehlfunktion (Verlust der Kontrolle des willkürlichen Wasserlassens) verbunden ist, verstärkt sich die Scham
- die Scham wird auch durch unangenehm empfundene Gerüche bzw. die Angst davor schlecht zu riechen verstärkt

Zu 9. (vgl. APH I/35)
- vor allen Katheter-Pflegemaßnahmen Hände desinfizieren
- zwei Mal täglich Intimbereich und Katheter mit Waschemulsion reinigen
- Harnableitungen immer geschlossen halten um Infektionen vorzubeugen
- Urinbeutel nie über Blasenniveau heben, da Urin in die Blase zurücklaufen kann; aktuelle Systeme haben eine Rückflusssperre
- Urinbeutel bei Bedarf mittels Ventil leeren; dabei Handschuhe tragen und nach dem Entleeren den Ablasshahn mit Flächendesinfektionsmittel desinfizieren (sprühen)
- Katheter nicht abklemmen (auch nicht für „Blasentraining")

Lernfeld 2.1

Fallbeispiel

Herr Heinz Weber wurde am 24.10.1922 in Buchen/ Odenwald als jüngstes von sechs Kindern geboren. Mit seinen 91 Jahren ist er heute der letzte noch lebende der Geschwister. Trotz schwerer Zeiten wurde in seiner Familie immer gut für ihn gesorgt und er wuchs mit dem Glauben an Gottes Schutz und der Gewissheit, dass alles im Leben einen Sinn hat, auf. Als junger Bursche hat er manchmal den Dorfpfarrer vertreten und diese Zeit sehr genossen.

In einer Schuhmacherfamilie groß geworden, hatte er wenig Interesse, sich in der Realschule von einem rabiaten Lehrer verprügeln zu lassen. Er beendete stattdessen die Volksschule und machte eine Lehre als kaufmännischer Angestellter in einer Schuhfabrik. Bald aber wechselte er in die Autobranche. Im Büro seiner neuen Stelle lernte er seine zukünftige Frau kennen. Weil er Talent hatte und Stenografie schreiben konnte, wurde er von einer Münchner Firma abgeworben. Dort machte er Karriere bis zum Beginn des 2. Weltkriegs. Auch nach dem Krieg musste er sich auf Grund dieser Anstellung finanziell keine Sorgen machen.

Schon 1941, während des Krieges, heiratete er. Der Kriegsbeginn war ein erschütternder Moment für ihn, den er – nach der Information im Radio – mit seiner Frau in einem Restaurant bei einem „Abschiedsessen" verdaute, denn bald darauf musste er einrücken.

Den Krieg erlebte er in einer berittenen Kapelle mit 28 Kameraden. Dort spielte er die erste Trompete. Gleich zu Kriegsbeginn wurden sie nach Russland geschickt, um dort die Soldaten „zu erfreuen". Dann spielten sie überall, wo ein Sieg errungen wurde. Am Kriegsende erlebte er eine anstrengende Zeit in Gefangenschaft, die er unversehrt überstanden hat.

Ein bewegender Moment für ihn war seine Hochzeit mitten im Krieg, zu der er seine Uniform trug. 1949 bekam er mit seiner herzensguten Frau, die ihn immer tadellos umsorgte, eine Tochter. Der Kontakt zur Tochter ist immer noch sehr gut. Ein letzter Familienurlaub 1997 (Kreuzfahrt auf dem Mittelmeer) bleibt für alle eine schöne Erinnerung.

Bis zum 3.6.2010 lebte er beschwerdefrei mit seiner Frau, die durch Arthrose in den Beinen geschwächt war. An jenem Tag stürzte er so schwer, dass nicht einmal seine Frau ihm helfen konnte. Er möchte nicht noch einmal riskieren, dass er hilflos zu Hause warten muss, bis jemand kommt, zumal ein halbes Jahr nach diesem Sturz seine geliebte Frau verstarb. In seiner Wohnung fühlt er sich seither alleine und etwas unsicher.

Bis zu deren Tod hat sich die Tochter um die von Arthrose geplagte Mutter gekümmert. Jetzt braucht aber auch Herr Weber Unterstützung bei der Bewältigung seines Alltags, besonders im Haushalt; auch das Treppensteigen macht ihm immer noch zu schaffen. Im Vollbesitz seiner geistigen Kräfte möchte er sich beim Pflegestützpunkt über die Möglichkeiten altersgerechten Wohnens erkundigen.

Aufgaben

20. Nennen Sie die im Fallbeispiel genannten Ressourcen, die Herr Weber in seinem aktuellen Lebensabschnitt zur Verfügung hat und begründen Sie, warum dies jeweils eine Ressource ist. Wie sind diese Ressourcen lebensgeschichtlich bedingt? **(8 Punkte)** Beschreiben Sie drei verschiedene Wohnformen im Alter (Zielgruppe, typische Merkmale, Vor- und Nachteile). **(12 Punkte)**

21. Im Zuge einer Pflegeberatung besprechen Sie mit Herrn Weber seine individuellen Möglichkeiten der Wohn- und Versorgungsform im Alter. Entwickeln Sie zwei Vorschläge, wie Herr Weber seinen letzten Lebensabschnitt entsprechend seiner Bedürfnisse gestalten könnte und wägen Sie jeweils Vor- und Nachteile ab. **(20 Punkte)**

22. Erstellen Sie für Herrn Weber eine ressourcenorientierte Tagesstrukturierung für die von Ihnen vorgeschlagene Wohn- und Versorgungsform. Berücksichtigen Sie hierbei u.a. biografische Prägungen, Einschränkungen in ABEDL®-Bereichen (mindestens sechs Nennungen mit kurzer Begründung) **(16 Punkte)**

23. Beschreiben Sie Grundzüge der demografischen Entwicklung in Deutschland und stellen Sie mindestens zwei Folgen für den Sektor der Altenpflege dar. **(8 Punkte)**

Lösungen

Zu 1. (vgl. APH II/4, II/5)

- Glaube an Gottes Schutz, optimistische Einstellung zum Leben (... gibt Kraft und Halt bei allen Einschränkungen, die das Alter mit sich bringt) – die Lebenseinstellung ist biografisch bedingt
- keine finanziellen Sorgen (... ermöglicht eine freiere Befriedigung individueller Bedürfnisse im Alter) – materielle Absicherung ist begründet durch das Bildungsniveau und den beruflichen Werdegang
- Ehefrau, Heirat, Familie, letzter Familienurlaub (... positive Lebenserinnerungen, im Alter kann davon gezehrt werden) – soziale Beziehungen wurden gelebt und gepflegt

- Trompete (… Musik – möglicherweise ein Beschäftigungsfeld/Bedürfnis im Alter) – begründet in der Biografie
- guter Kontakt zur Tochter (… kann ihn im Alter unterstützen bei der Befriedigung seiner Bedürfnisse) – intakte Familienbeziehung
- bis 2010 beschwerdefrei (… relativ positiver Gesundheitszustand auch im Alter) – ggf. begründet mit ausgeprägten Widerstandskräften
- Vollbesitz der geistigen Kräfte (… kann selbst bestimmt eigene Bedürfnisse befriedigen) – kognitive Fähigkeiten werden benutzt und damit trainiert

Zu 2. (vgl. APH II/9.3)
- **Beispiel 1:** Alten-WG (Zielgruppe: „junge" Alte mit nicht zu starken krankheitsbedingten Einschränkungen, oft freiwillig entstanden; Merkmale: auf Vereinbarung beruhende Wohnform, Leistungen werden von den Mitgliedern ggf. autonom eingekauft; Vorteile: starke Selbststeuerung, kann früh geplant werden, oft hohe Zufriedenheit; Nachteile: man muss miteinander auskommen, darf nicht zu pflegebedürftig sein, benötigt solide finanzielle Verhältnisse)
- **Beispiel 2:** Altenpflegeheim (Zielgruppe: meist stärker pflegebedürftige alte Menschen, meist mit Selbstversorgungsdefiziten im eigenen Wohnumfeld; Merkmale: Institution mit einem umfassenden Wohn- und Betreuungsangebot, festes Vertragsverhältnis; Vorteile: Hilfsangebot ist konzentriert in der Einrichtung, Angebot rund um die Uhr, auch bei Verschlechterung ist Betreuung weiter möglich, gesetzliche Regelungen zum Schutz der Pflegebedürftigen; Nachteile: Eigenständigkeit und Individualität sind im Pflegeheim tendenziell bedroht (totale Institution), fremde Umgebung, in die man sich erst einfinden muss (Umgewöhnungsschwierigkeiten)
- **Beispiel 3:** Wohnen daheim mit Unterstützung durch den ambulanten Dienst (Zielgruppe: leichter pflegebedürftige alte Menschen, zum Teil mit Unterstützung durch Angehörige; Merkmale: Leistungen werden modular je nach Bedürfnis eingekauft; Vorteile: Verbleib im gewohnten Umfeld [Stabilisierung], Pflegeleistung ist individuell zugeschnitten; Nachteile: Gefahr der Isolation, Rund-um-die-Uhr-Betreuung schwierig)

Zu 3. (vgl. APH II/9)
Zwei Vorschläge werden auf dem Hintergrund der Ressourcen und Probleme entwickelt und Vor- und Nachteile aufgezeigt:
- **Vorschlag 1:** Verbleib in der eigenen Wohnung mit Versorgung durch ambulanten Dienst kombiniert durch Funknotruf, Einbindung der Tochter. Entspricht dem Bedürfnis nach Autonomie und Sicherheit; Vorteile: Selbstbestimmtheit, vertraute Umgebung; Nachteile: Treppensteigen schwierig, Restrisiko durch Alleinsein, ggf. Isolationsgefahr
- **Vorschlag 2:** z.B. Tagespflege und Versorgung durch die Tochter, ergänzt durch ambulanten Dienst; Vorteile: Selbstbestimmtheit, bekommt Kontakt, könnte sein Trompetenspiel einbringen, Sicherheit durch kontinuierliche Versorgungsstruktur; Nachteile: Treppensteigen, hoher Aufwand (Gewährleistung von Transporten etc.)

Zu 4. (vgl. APH II/10)
- Je nach Auswahl des Vorschlags aus Frage 3 können unterschiedliche Antworten erfolgen
- Wichtig: sechs Nennungen mit kurzer Begründung, ABEDL®-Bezug, Berücksichtigung des Ressourcen/Problem-Profils von Herrn Weber; z.B. ABEDL® sich beschäftigen, Lernen, sich entwickeln: Transport zum wöchentlichen Gemeindenachmittag mit Ermunterung, dort Trompete zu spielen (Begründung: die Förderung von Kontakten sollte mit gezielter Intervention einhergehen, diese Intervention sollte sinnvollerweise biografische Bezüge haben)

Zu 5. (vgl. APH II/2)
- Verjüngung des Alters, Entberuflichung des Alters, Feminisierung des Alters, Singularisierung des Alters, Hochaltrigkeit
- Umkehr der Alterspyramide durch steigende Lebenserwartung (anteilmäßig mehr alte Menschen und weniger junge Menschen in der Bevölkerungsentwicklung); **Folgen:** ältere multimorbide/pflegebedürftige Menschen, weniger Pflegende = Umstrukturierung der Pflegelandschaft, Wandlung der Aufgaben der Pflege: erhebliches Beratungs- und Rehabilitationspotenzial